1000 QUESTIONS ON
CARDIOVASCULAR NURSING KNOWLEDGE

心血管 护理知识 1000题

主 审 储爱琴 陈 霞				
主 编 曹教育 魏 艳 周晓娟				
副主编 韦学萍 姚勋霞 王月平				
参 编 白 璐	吴红心	叶婷婷	叶 祺	吴小丽
	刘满静	方 妍	方储馨	李杰云	陶金华
	桂蕾鸣	赵 玲	宋莹莹	代世坤	黄玲玲
	王苹苹	左 婕	李倩云	周足金	张小雪
	方 媛	杨贝贝	张理想	陆 朦	方 静
	闫红丽	孔珊珊	孙 瑞	姜传威	詹 玲
	王教媛	欧安平	左辉辉	钱萍萍	孟婷婷

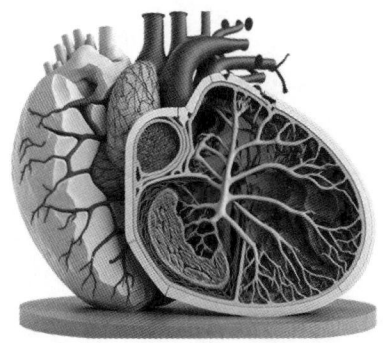

U0257031

中国科学技术大学出版社

内 容 简 介

本书为2017年中央引导地方项目"心血管病介入诊疗技术规范化实施推广项目"的阶段性成果,收集、整理了近5年来心血管疾病医护领域发布的心血管疾病重要指南、专家共识等,围绕心血管疾病护理人员应该掌握的心血管系统疾病基础理论知识、专科护理技能及护理新理念、新进展进行编写,旨在为各级医院心血管疾病护理人员,尤其是心血管科新入职人员,提供有效指导。

图书在版编目(CIP)数据

心血管护理知识1000题/曹教育,魏艳,周晓娟主编. —合肥:中国科学技术大学出版社,2023.12

ISBN 978-7-312-05790-8

Ⅰ.心… Ⅱ.①曹… ②魏… ③周… Ⅲ.心脏血管疾病—护理—习题集 Ⅳ.R473.5-44

中国国家版本馆 CIP 数据核字(2023)第 191912 号

心血管护理知识 1000 题

XIN-XUEGUAN HULI ZHISHI 1000 TI

出版　中国科学技术大学出版社
　　　安徽省合肥市金寨路96号,230026
　　　http://press.ustc.edu.cn
　　　https://zgkxjsdxcbs.tmall.com
印刷　安徽省瑞隆印务有限公司
发行　中国科学技术大学出版社
开本　787 mm×1092 mm　1/16
印张　16.75
字数　364 千
版次　2023 年 12 月第 1 版
印次　2023 年 12 月第 1 次印刷
定价　48.00 元

序

《中国心血管健康与疾病报告(2021)》指出,我国正面临人口老龄化和代谢危险因素持续流行的双重压力,心血管病负担仍将持续增加。目前我国约有3.3亿人患有心血管病,城乡居民疾病死亡构成比中,心血管疾病占首位,每5例死亡中就有2例死于心血管病。心血管病给居民和社会带来的经济负担日渐加重。因此,对于心血管疾病进行预防、治疗和管理势在必行。

心血管疾病的特点是高龄、并发症多,病情复杂且病情变化快,危重患者多。同时,心血管疾病诊疗技术飞速发展,尤其是心血管疾病治疗中的介入治疗技术发展迅速;心血管疾病度过急性期的治疗后,疾病的长期管理和康复也成为社会关注的重点。护理人员在心血管疾病高水平高质量医疗救治、为患者提供全生命周期关爱中发挥着非常重要、不可替代的作用。

《全国护理事业发展规划(2021—2025年)》指出,以人民健康为中心,以群众需求为导向,以高质量发展为主题,以改革创新为动力,进一步加强护士队伍建设。为增强护士对心血管疾病的护理能力,中国科学技术大学附属第一医院组织相关专家编写了《心血管护理知识1000题》。该书结合心血管专业领域的重要指南及专家共识等,涉及心血管疾病的基础知识、专业知识、介入治疗及护理知识、专科技能知识四个方面的内容,采用一问一答的表述方式,言简意赅,便于护理人员理解和记忆,临床实用性强。

该书的出版将为心血管疾病护理人员提升专业知识水平、更好地服务临床提供有力帮助,为患者全生命周期的健康管理提供有力保障。希望广大临床心血管疾病护理工作者认真学习、不断深化理解,立足于心血管疾病护理专业创新与发展,践行"健康中国2030"战略,在提升专业素养的同时不断满足人民群众对医疗服务和健康生活的需求,助力全民健康。

中华护理学会心血管专业委员会主任委员

中国医学科学院阜外医院护理部主任

2023年6月

前　言

　　《中国心血管健康与疾病报告(2022)》指出,我国心血管疾病发病率和死亡率仍在升高,疾病负担下降的拐点尚未出现,居民和社会的疾病负担日渐加重。为促进从"以治病为中心"向"以人民健康为中心"转变,围绕疾病预防和健康促进两大核心,《"健康中国2030"规划纲要》和《健康中国行动(2019—2030年)》相继发布,中国卫生健康事业进入了一个由高速发展向高质量发展转变的新阶段,中国的心血管疾病防控事业由过去着眼于规模式增长转向更聚焦于战略层面和关键技术层面上的高质量发展,从而遏制心血管疾病发病率和死亡率增长的趋势。

　　我国心血管疾病防控坚持"以预防为主、以基层为主"的方针,施以预防高血压、血脂异常、糖尿病发生为目标的"零级预防",构建以提升"三高"控制率为核心目标的危险因素控制一级预防,院后提供康复和二级预防的护理服务体系,以降低大量心血管病存活患者复发、再住院和失能的风险。

　　护理工作贯穿人们生老病死的全过程,是卫生健康事业发展重要的基础工作,作为呵护人民群众全生命周期健康的主力军,在协助诊疗、救治生命、减轻痛苦、促进康复等方面均发挥了不可替代的作用。随着心血管诊疗技术、心脏康复护理及心脏重症护理等领域的发展,心血管专科护理人员必须不断强化自身素质和服务能力,紧跟专业发展方向、掌握最新护理知识,以满足患者健康需求。

　　经过前后近两年的努力,编者广泛回顾国内外文献,依据最新的心血管疾病诊疗护理指南,如《中国心血管病一级预防指南》《中国心力衰竭诊断和治疗指南(2018)》《中国经皮冠状动脉介入治疗指南》《中国心血管病预防指南(2017)》《中国心脏康复与二级预防指南(2018)》《急性ST段抬高型心肌梗死诊诊断和治疗指南(2019)》等,以及专家共识、高校教材,结合临床实际,经反复讨论和征求多位护理专家意见,最终编写成《心血管护理知识1000题》一书,其内容主要针对心血管疾病临床护理基本知识与技能进行介绍,综合了心血管疾病基础知识、心血管疾病专业知识、心血管疾病介入治疗及护理知识、心血管专科技能知识四大部分。参与本书编写的人员,均是来自心血管内科临床一线的护理工作者,将知识点以问答形式进行介绍,便于读者检索和学习。本书取材广博,命题准确,回答精练,重点突出,讲解深入浅出,便于记忆和掌握,融知识性、科学性、技术先进性和临床指导性于一体,能帮助护理人员快速掌握心血管疾病临床护理知识和技能。本书适合护理专业的学生、心内科新进护士、进修护士、专科护士以及相关专业的护理工作人员阅读参考,对社区护理、家庭护理、卫生保健也具有很好的指导意义。

　　本书在编写过程中得到了中国科学技术大学附属第一医院护理部的大力支持和帮助,在此表示感谢!同时感谢各位编者的辛勤付出!

　　由于学识和精力有限,书中难免存在缺陷和不足之处,诚恳希望各位读者、专家提出宝贵意见,以供再版时修正、完善,使其更好地服务于临床一线,指导临床护理工作,促进心血管疾病护理事业的持续发展。

编者
2023 年 8 月 25 日

目　　录

第二部分　心血管疾病专业知识

第三部分　心血管疾病介入治疗及护理知识

第四部分　心血管专科技能知识

第一部分　心血管疾病基础知识

1. 什么是脉压?

答:脉压指的是收缩压和舒张压之间的差值,正常范围是 30～40 mmHg。

2. 什么是平均动脉压?

答:平均动脉压＝舒张压＋1/3 脉压,正常值为 70～105 mmHg。平均动脉压能够反映心脏功能以及外周大动脉的阻力情况。

3. 什么是血压的"双峰双谷"?

答:大多数人的血压在凌晨 2～3 时最低,在上午 6～10 时及下午 4～8 时各有一个高峰,晚上 8 时后血压呈缓慢下降趋势,表现为"双峰双谷",这一现象被称为"动脉血压的日节律"。老年人动脉血压的日高夜低现象更为显著,有明显的低谷与高峰。

4. 脉压明显增大多见于哪些疾病?

答:多见于主动脉瓣关闭不全、先心病(如动脉导管未闭)、动静脉瘘、甲状腺功能亢进症、重度贫血和老年主动脉硬化。

5. 脉压减小多见于哪些疾病?

答:多见于主动脉瓣狭窄、严重心力衰竭、低血压、心包积液、缩窄性心包炎。

6. 影响血压的生理因素有哪些?

答:(1) 每搏输出量、心率、外周阻力。

(2) 主动脉和大动脉管壁的弹性。

(3) 循环血量与血管容量。

7. 影响血压测量的因素有哪些?

答:(1) 袖带过紧、肱动脉高于心脏水平测得血压值均偏低。

(2) 袖带过松、肱动脉低于心脏水平测得血压值均偏高。

(3) 立位血压高于坐位血压,坐位血压高于卧位血压。

(4) 右上肢血压高于左上肢 10~20 mmHg,下肢血压高于上肢 20~40 mmHg。

8. 高血压患者的生活指导包含哪些内容?

答:(1) 良好环境。提供温湿度适宜、通风良好、照明合理、整洁安静的环境。

(2) 合理饮食。选择易消化、低脂、低胆固醇、低盐、高维生素、富含纤维素的食物。高血压患者应减少钠盐摄入,逐步降至世界卫生组织(World Health Organization,WHO)推荐的每人每日食盐 6 g 的标准。

(3) 规律生活。良好的生活习惯是保持健康、维持正常血压的重要条件,如保证足够的睡眠、养成定时排便的习惯、注意保暖、避免冷热刺激等。

(4) 控制情绪。精神紧张、情绪激动、烦躁、焦虑、忧愁等都是诱发高血压的精神因素,因此高血压患者应加强自我修养,及时调整情绪,保持心情舒畅。

(5) 坚持运动。积极参加力所能及的体力劳动和适当的体育运动,以改善血液循环,增强心血管功能。鼓励高血压患者采用每周 3~5 次、每次持续 30 分钟左右中等强度的运动,如步行、快走、慢跑、游泳、练气功、打太极拳等,运动中应注意量力而行,循序渐进。

(6) 加强监测。密切观察血压者应做到"四定",即定时间、定部位、定体位、定血压计;合理用药,注意对药物治疗效果和不良反应的监测;观察有无并发症发生。

(7) 健康教育。教会患者测量和判断血压异常的方法,生活有度、作息有时、修身养性、合理营养、戒烟限酒。

9. 测量血压的注意事项有哪些?

答:(1) 测量前检查并确保血压计玻璃管无裂损、刻度清晰;加压气球和橡胶管无老化、不漏气;袖带宽窄合适;水银充足、无断裂;检查听诊器:橡胶管无老化、衔接紧密,听诊器传导正常;电子血压计有检验合格标识。

(2) 需持续观察血压者,应做到"四定",即定时间、定部位、定体位、定血压计,有助于测定的准确性和对照的可比性。

(3) 若出现血压听不清或异常等情况,应重测。

(4) 避免由测量装置(血压计、听诊器等)或测量者、受检者、测量环境等因素引起的测量误差,以保证测量血压的准确性。

（5）对血压测量的要求：应间隔 1～2 分钟重复测量，取 2 次读数的平均值记录。如收缩压或舒张压的 2 次读数相差 5 mmHg 以上，则应再次测量，取 3 次读数的平均值记录。首诊时要测量两上臂血压，之后通常测量较高读数一侧的上臂血压。

10. 测量脉搏血氧饱和度的干扰因素有哪些？

答：干扰因素有涂抹指甲油、灰指甲、肢体温度过低、末梢循环不良等。

11. 测量脉搏的部位有哪些？

答：身体浅表、靠近骨骼的大动脉的地方均可作为测量脉搏的部位。例如，颞动脉、颈动脉、肱动脉、桡动脉、股动脉、腘动脉、胫骨后动脉、足背动脉。临床上最常选择的诊脉部位是桡动脉。

12. 记录 24 小时出入量的意义是什么？

答：24 小时出入量是反映机体内水、电解质、酸碱平衡的重要指标，记录这些数据可为及时了解患者病情动态变化、协助明确诊断、制定治疗方案提供依据。

13. 24 小时出入量中的出量与入量分别包括哪些内容？

答：（1）出量：大小便量、呕吐量、咯血量、痰量、胃肠减压量、各种引流、渗出量等。
（2）入量：每日的饮水量、食物含水量、静脉输液量、输血量等。

14. 尿量正常值为多少？

答：正常情况下，每次尿量为 200～400 mL，24 小时尿量为 1 000～2 000 mL，平均在 1 500 mL 左右。

15. 多尿的定义与原因分别是什么？

答：多尿指的是 24 小时尿量超过 2 500 mL。
原因：正常情况下饮用大量液体；妊娠。病理情况下多由内分泌代谢障碍或肾小管浓缩功能不全引起，常见于糖尿病、尿崩症、急性肾功能不全（多尿期）等患者。

16. 少尿的定义与原因分别是什么？

答：少尿指的是 24 小时尿量少于 400 mL 或每小时尿量少于 17 mL。

原因:发热、液体摄入过少、休克等导致患者体内血液循环血量不足。常见于心脏、肾脏、肝脏功能衰竭患者。

17. 什么是无尿?

答:无尿或尿闭指的是24小时尿量少于100 mL或12小时内无尿液产生者。常见于严重休克、急性肾功能衰竭及药物中毒等患者。

18. 调节循环系统的体液因素有哪些?

答:肾素-血管紧张素-醛固酮系统、血管内皮因子、某些激素和代谢产物等。肾素-血管紧张素-醛固酮系统是调节钠钾平衡、血容量和血压的重要因素。血管内皮细胞生成的收缩物质,如内皮素、血管收缩因子等具有收缩血管作用;内皮细胞生成的舒张物质,如前列环素、一氧化氮等具有扩张血管的作用。这两类物质的平衡对维持正常的循环功能起着重要作用。

19. 各脏器无氧缺血的耐受时间为多久?

答:大脑为4~6分钟,小脑为10~15分钟,延髓为20~25分钟,心肌和肾小管细胞为30分钟,肝细胞为1~2小时,肺组织大于2小时。

20. 缺氧分几种类型?

答:(1) 低张性缺氧:主要特点为动脉血氧分压降低,使动脉血氧含量减少,组织供氧不足。由吸入气体中氧分压过低、外呼吸功能障碍、静脉血分流入动脉血所致。常见于高山病、慢性阻塞性肺部疾病、先天性心脏病等患者。

(2) 血液性缺氧:由血红蛋白数量减少或性质改变,造成血氧含量降低或血红蛋白结合的氧不易释放所致。常见于贫血、一氧化碳中毒、高血红蛋白血症等患者。

(3) 循环性缺氧:由组织血流量减少使组织供氧量减少所致。其原因为全身性循环性缺氧和局部性循环性缺氧。常见于休克、心力衰竭、栓塞等患者。

(4) 组织性缺氧:由组织细胞利用氧异常所致。其原因为组织中毒、细胞损伤、呼吸酶合成障碍。常见于氰化物中毒、受大量放射线照射等患者。

21. 如何判断缺氧程度?

答:根据临床表现及动脉血氧分压(PaO_2)和动脉血氧饱和度(SaO_2)来确定。

(1) 轻度低氧血症:$PaO_2 > 6.67$ kPa(50 mmHg),$SaO_2 > 80\%$,无发绀,一般不需氧疗。

如有呼吸困难,则可给予低流量低浓度(氧流量 1~2 L/min)氧气。

(2) 中度低氧血症:PaO_2 为 4~6.67 kPa(30~50 mmHg),SaO_2 为 60%~80%,有发绀、呼吸困难,需氧疗。

(3) 重度低氧血症:$PaO_2 < 4$ kPa(30 mmHg),$SaO_2 < 60\%$,显著发绀、呼吸极度困难、出现"三凹征",是氧疗的绝对适应证。

22. 氧疗的目的是什么?

答:(1) 纠正各种原因造成的缺氧状态,提高动脉血氧分压(PaO_2)和动脉血氧饱和度(SaO_2),增加动脉血氧含量(CaO_2)。

(2) 促进组织的新陈代谢,维持机体生命活动。

23. 如何判断缺氧好转?

答:(1) 缺氧好转表现:患者由烦躁不安变为安静、心率变慢、血压上升、呼吸平稳、皮肤红润温暖、发绀消失,说明缺氧症状改善。

(2) 观察实验室指标:可作为氧疗监护的客观指标。主要观察氧疗后 PaO_2(正常值为 12.6~13.3 kPa 或 95~100 mmHg)、$PaCO_2$(正常值为 4.7~5.0 kPa 或 35~45 mmHg)、SaO_2(正常值 ≥95%)的指标。

24. 使用氧气筒吸氧应注意什么?

答:(1) 用氧前,检查氧气装置有无漏气,是否通畅。

(2) 严格遵守操作规程,注意用氧安全,切实做好"四防",即防震、防火、防热、防油。氧气瓶搬运时要避免倾倒、撞击。氧气筒应放置于阴凉处,周围严禁烟火及易燃品,距明火至少 5 m,距暖气至少 1 m,以防引起燃烧。氧气表及螺旋口勿上油,也不用带油的手装卸。

(3) 使用氧气时,应先调节流量后应用。停用氧气时,应先拔出导管,再关闭氧气开关。中途改变流量时,先分离鼻氧管与湿化瓶连接处,调节好流量再接上,以免一旦开关出错,大量氧气进入呼吸道而损伤肺部组织。

(4) 常用湿化液灭菌蒸馏水。急性肺水肿用 20%~30% 乙醇,具有降低肺泡内泡沫的表面张力,使肺泡泡沫破裂、消散,改善肺部气体交换、减轻缺氧症状的作用。

(5) 氧气筒应分别悬挂"有氧"或"无氧"标识。筒内氧气勿用尽,压力表至少要保留 0.5 mPa(5 kg/cm²),以免灰尘进入筒内,再充气时引起爆炸。

(6) 用氧过程中,应加强监测。

25. 氧疗的副作用有哪些? 如何预防?

答:当氧浓度高于 60%、持续时间超过 24 小时时,会出现氧疗副作用。

(1) 氧中毒:其特点是肺实质的改变,表现为胸骨下不适、疼痛、灼热感,继而出现呼吸增快、恶心、呕吐、断续的干咳。预防措施是避免长时间、高浓度氧疗,动态监测血气分析,观察氧疗的治疗效果。

(2) 肺不张:吸入高浓度氧气后,肺泡内氮气被大量置换,一旦支气管有阻塞,其所属肺泡内的氧气被肺循环血液迅速吸收,就会引起吸入性肺不张。表现为烦躁,呼吸、心率增快,血压上升,继而出现呼吸困难、发绀、昏迷。预防措施是鼓励患者做深呼吸,多咳嗽和经常改变卧位姿势,以防止分泌物阻塞。

(3) 呼吸道分泌物干燥:氧气是一种干燥气体,吸入后可导致呼吸道黏膜干燥,分泌物黏稠,不易咳出,且有损纤毛运动。因此,氧气吸入前一定要先湿化再吸入,以此减轻刺激作用,并定期雾化吸入。

(4) 晶状体后纤维组织增生:仅见于新生儿,以早产儿多见。因为视网膜血管收缩、视网膜纤维化,最后出现不可逆转的失明,所以新生儿应控制氧浓度和吸氧时间。

(5) 呼吸抑制:见于 II 型呼吸衰竭者(PaO_2降低、$PaCO_2$ 增高),由于 $PaCO_2$ 长期处于高水平,呼吸中枢失去了对二氧化碳的敏感性,呼吸的调节主要依靠缺氧对外周化学感受器的刺激来维持,吸入高浓度氧,解除缺氧对呼吸的刺激作用,使呼吸中枢抑制加重,甚至呼吸停止。因此,II 型呼吸衰竭患者应给予低浓度、低流量(1~2 L/min)持续吸氧,维持 PaO_2 在 8 kPa 即可。

26. 氧分压、二氧化碳分压的正常值分别为多少?

答:氧分压(PaO_2):80~100 mmHg。

二氧化碳分压($PaCO_2$):35~45 mmHg。

27. 呼吸衰竭分几种类型?

答:呼吸衰竭分两种类型: I 型呼衰,$PaO_2 < 60$ mmHg、$PaCO_2 < 50$ mmHg; II 型呼衰,$PaO_2 < 60$ mmHg、$PaCO_2 > 50$ mmHg。

28. 低氧血症和高碳酸血症对循环系统的影响有哪些?

答:(1) 缺氧和二氧化碳潴留均可引起反射性心率加快、心肌收缩力增强、心排血量增加。同时,可使交感神经兴奋,引起皮肤和腹腔器官血管收缩,而冠状血管主要受局部代谢产物的影响而扩张,血流量增加。

(2) 严重缺氧和二氧化碳潴留可直接抑制心血管中枢,造成心脏活动受抑制和血管扩张、血压下降和心律失常等严重后果。

(3) 急性严重缺氧可导致心室颤动或心脏骤停。

（4）长期慢性缺氧可导致心肌纤维化、心肌硬化、肺动脉高压，最终发展为肺源性心脏病。

29. 电解质的作用是什么？

答：（1）维持体液渗透压和水平衡。

（2）维持体液的酸碱平衡。

（3）维持神经、肌肉的应激性。

（4）维持细胞正常的新陈代谢。

30. 血钾的正常值是多少？

答：参考值为 $3.5 \sim 5.5$ mmol/L。

31. 低钾血症的病因有哪些？

答：（1）钾摄入不足，如长期禁食、偏食、厌食等。

（2）钾排出过多，如呕吐、腹泻、利尿剂使用、某些肾脏疾病、大量出汗等。

（3）钾从细胞外向细胞内转移，如低钾性周期性麻痹、碱中毒、过量胰岛素。

32. 低钾血症的临床表现有哪些？

答：（1）骨骼肌表现：临床表现为肌无力，先是四肢软弱无力，以后可延及躯干和呼吸肌，还可以有软瘫、腱反射减退或消失。

（2）消化系统表现：肠蠕动减慢、厌食、腹胀、恶心、便秘，严重时可引起麻痹性肠梗阻。

（3）中枢神经系统表现：表情淡漠、反应迟钝、记忆力和定向力减退或丧失、嗜睡或昏迷。

（4）循环系统表现：早期心肌应激性增强，心电图表现为窦性心动过速，可有房性、室性期前收缩；当血钾降至 3.5 mmol/L 时，T 波宽而低，QT 间期延长，出现 U 波，ST 段下移，出现多源性期前收缩或室性心动过速；更严重者可因心室扑动、心室颤动、心脏停搏或休克而猝死。

33. 低钾血症的处理方法有哪些？

答：（1）积极治疗原发病，给予饮食及药物补钾。

（2）轻者给予富含钾的食物、口服补钾；严重者需静脉补钾。

34. 补钾的注意事项有哪些?

答:(1) 补钾时须检查肾功能和尿量,尿量>500 mL/d 或尿量>30 mL/h 则补钾安全,否则应慎重补钾以免引发高血钾。

(2) 低钾血症时将氯化钾加入生理盐水中静滴,补钾浓度以不超过 40 mmol/L 为宜。外周静脉浓度不超过 0.3%,中心静脉微泵泵入浓度不超过 0.6%。

(3) 一般静脉补钾的速度以 $20\sim40$ mmol/h 为宜。

(4) 对于输注较高浓度钾溶液的患者,应持续心电监护和每小时测定血钾,避免引起严重高钾血症和(或)心脏停搏。

(5) 钾进入细胞内较为缓慢,细胞内外的钾平衡时间约需 15 小时或更久,故应特别注意输注中和输注后的严密观察,防止发生一过性高钾血症。

(6) 难治性低钾血症需注意纠正碱中毒和低镁血症。

(7) 补钾后可加重原有的低钙血症,出现手足抽搐,应及时补给钙剂。

(8) 不宜长期使用氯化钾肠溶片,以免小肠处于高钾状态,从而引发小肠狭窄出现梗阻等并发症。

35. 高钾血症的原因有哪些?

答:(1) 肾排钾减少,如急、慢性肾衰竭,应用保钾利尿剂(螺内酯、氨苯蝶啶等),盐皮质激素不足等。

(2) 进入体内的钾太多,如口服含钾药物或静脉输入过多钾,以及大量输入保存期较久的库存血等。

(3) 细胞内钾的移出,如溶血、组织损伤(挤压综合征),以及酸中毒等。

36. 高钾血症的临床表现有哪些?

答:(1) 循环系统:可以引起窦性心动过缓、房室传导阻滞或快速性心律失常,最危险的是心室颤动或心脏停搏。早期心电图改变为 T 波高而尖、QT 间期缩短、QRS 波增宽伴幅度下降、P 波波幅下降并逐渐消失。

(2) 神经肌肉系统:可有动作迟钝、嗜睡,肌肉轻度震颤,手足感觉异常,肢体软弱无力,腱反射减退或消失,甚至出现延缓性麻痹。

(3) 其他症状:可引起恶心、呕吐和腹痛。均有不同程度的氮质血症和代谢性酸中毒。

37. 高钾血症的处理方法有哪些?

答:(1) 减少钾的来源:

① 停止高钾饮食或含钾药物。

② 供给高糖高脂饮食或采用静脉营养，以确保足够热量，减少分解代谢所释放的钾。

③ 清除体内积血或坏死组织。

④ 避免应用库存血。

⑤ 控制感染，减少细胞分解。

（2）促进排钾：

① 高钠饮食或静脉输入高钠溶液，应用呋塞米、依他尼酸、氢氯噻嗪等排钾利尿药，但肾衰竭时效果不佳。

② 使用阳离子交换树脂，降钾树脂 15 g 口服，每日 2～3 次，无法口服者可灌肠。

③ 透析疗法，适用于肾衰竭伴急重症高钾血症者，以血液透析为最佳，也可使用腹膜透析。

（3）对抗钾的心脏抑制作用：

① 5%碳酸氢钠 250 mL 静脉滴注。

② 用 10%葡萄糖酸钙 10～20 mL 稀释后缓慢静脉注射。

③ 常用 3%～5%氯化钠液 100～200 mL 静脉滴注，效果迅速，但可增加循环血容量，应注意监护心肺功能，若尿量正常，也可应用等渗盐水。

④ 10 U 胰岛素加入 10%葡萄糖溶液 300～500 mL 中静脉滴注，持续 1 小时通常可以降低血钾 0.5～1.2 mmol/L。

⑤ 选择性 β2 受体激动剂可促进钾转入细胞内，如沙丁胺醇等。

38. 低钙血症的定义及处理办法是什么？

答：低钙血症指的是血钙浓度<2.25 mmol/L。

处理方法：（1）10%葡萄糖酸钙 10～20 mL 稀释后静脉缓慢推注。然后可将 10%葡萄糖酸钙稀释于 5%GS 溶液中滴注，调整滴注速度直至血清钙浓度达到正常值下限。

（2）补钙效果不佳，应注意有无低血镁，必要时可补充镁。

（3）慢性低钙血症首先要治疗原发病，如维生素 D 缺乏、甲状腺功能减退，通常推荐联合应用钙和维生素 D 制剂。

39. 心脏的血液循环途径有哪两种？

答：（1）肺循环：右心室→肺动脉→肺毛细血管网→肺静脉→左心房。

（2）体循环：左心室→主动脉→各级动脉→全身各器官的毛细血管网→各级静脉→上下腔静脉→右心房。

40. 心脏传导系统由哪些部分组成?

答:心脏传导系统由负责正常心电冲动形成与传导的特殊心肌组成,包括窦房结,结间束,房室结,希氏束,左、右束支和浦肯野纤维网。

41. 心肌细胞的生理特性有哪些?

答:心肌细胞具有自律性、兴奋性、传导性、收缩性四种生理特性。

42. 心脏各部分心肌细胞的自动节律性是多少?

答:窦房结的自律性为每分钟60~100次,房室结的自律性为每分钟40~60次,心室的自律性小于每分钟40次。

43. 心肌动作电位过程分几期?

答:(1)除极过程(0期)。

(2)复极过程:1期(快速复极初期);2期(平台期);3期(快速复极末期);4期(静息期)。

44. 心血管病有哪些分类?

答:心血管病可按病因、病理解剖和病理生理分类。

(1)按病因分类:根据致病因素可将心血管病分为先天性和后天性两类。先天性心血管病由心脏、大血管在胚胎期发育异常所致,如动脉导管未闭、房间隔缺损、室间隔缺损、法洛四联症等。后天性心血管病是因出生后心脏、大血管受外界因素或机体内在因素作用而导致的,如冠状动脉粥样硬化性心脏病、风湿性心脏瓣膜病、原发性高血压、肺源性心脏病、感染性心内膜炎、甲状腺功能亢进性心脏病、贫血性心脏病等。

(2)按病理解剖分类:不同病因的心血管病可同时或分别引起心内膜、心肌、心包或大血管具有特征性的病理解剖变化。按病理解剖可分为心内膜病(心内膜炎、心瓣膜狭窄或关闭不全等)、心肌病(心肌炎症、肥厚、缺血、坏死等)、心包疾病(心包炎症、积液、缩窄等)、大血管疾病(动脉粥样硬化、夹层分离、血栓形成或栓塞、血管炎症等)。

(3)按病理生理分类:按不同心血管病引起的病理生理变化可分为心力衰竭、心律失常、心源性休克、心脏压塞等。

45. 心血管病常见症状有哪些?

答:呼吸困难、咳嗽、咯血、胸闷、胸痛、心悸、少尿、头痛、头昏或眩晕、昏厥和抽搐、上腹胀痛、恶心、呕吐、声音嘶哑等。

46. 心血管病常见体征有哪些?

答:心脏增大征、心音异常变化、额外心音、心脏杂音和心包摩擦音、心律失常征、脉搏异常变化、动脉杂音和"枪击声"、毛细血管搏动征、静脉充盈或异常搏动、肝大或有搏动、水肿、发绀和杵状指/趾等。

47. 心血管病常用的辅助检查有哪些?

答:(1) 侵入性检查:如心导管检查、选择性心血管造影(包括选择性冠状动脉造影)、临床心脏电生理检查、心内膜心肌活组织检查、血管腔内超声显像、心血管内镜检查等。

(2) 非侵入性检查:如心电图(静息心电图、24 小时动态心电图、食管导联心电图、心电图运动负荷试验),24 小时动态血压监测,超声心动图、超声多普勒血流图检查,数字减影法心血管造影,放射性核素心肌和血池显像,单光子发射体层显影,磁共振显影等。

48. 心血管病常用的实验室检查有哪些?

答:主要包括血常规、尿常规、各种生化检查、血脂检查;心肌损伤标志物血肌钙蛋白、肌红蛋白和心肌酶的测定;心力衰竭标志物脑钠肽的测定等。此外,还有微生物和免疫学检查,如感染性心脏病时微生物培养、病毒核酸及抗体等检查;风湿性心脏病时有关链球菌抗体和炎症反应(如抗"O"、血沉、C 反应蛋白)检查。

49. 血流动力学监测指标有哪些?

答:无创血压、有创动脉压、左心房压、中心静脉压、肺动脉压、肺动脉毛细血管楔压等。

50. 中心静脉压由哪几部分组成?

答:(1) 右心室充盈压。

(2) 静脉内壁压力,即静脉内血容量。

(3) 作用于静脉外壁的压力,即静脉收缩压和张力。

(4) 静脉毛细血管压。

51．中心静脉压监测的目的是什么?

答:(1) 了解有效血容量、心功能及周围循环阻力的综合情况。

(2) 对不明原因的急性循环衰竭进行鉴别。

(3) 在危重患者、大手术及紧急情况下,需大量输血、补液时,观察血容量的动态变化,避免循环超负荷造成危险。

52．中心静脉压的正常值及常用穿刺部位有哪些?

答:(1) 正常值:5~12 cmH$_2$O。

(2) 常用穿刺部位:锁骨下静脉、颈内静脉、股静脉、外周静脉。

53．中心静脉压监测的适应证有哪些?

答:(1) 原因不明的严重休克。

(2) 严重水、电解质紊乱。

(3) 原因不明的少尿或无尿。

(4) 大量补液、输血时,可作为有效的补液途径,也可监护补液量及速度。

(5) 指导输液和输血以及判定血管活性药物的治疗效果。

(6) 了解血容量、心功能,是否有心脏压塞。

54．中心静脉压过低的原因有哪些?

答:(1) 血容量不足:失血,缺水。

(2) 血管扩张。

(3) 血管收缩扩张功能失常:败血症。

55．中心静脉压过高的原因有哪些?

答:(1) 补液量过多或过快。

(2) 右心衰竭。

(3) 血管收缩。

(4) 机械通气。

(5) 肺动脉高压。

56. 中心静脉压与血压联合监测的临床意义有哪些?

答:(1)中心静脉压低、血压低,提示血容量不足。

(2)中心静脉压低、血压正常,提示血容量轻度不足。

(3)中心静脉压高、血压低,提示心功能不全,容量相对过多。

(4)中心静脉压高、血压正常,提示容量血管收缩,肺循环阻力高。

(5)中心静脉压正常、血压低,提示心输出量低,容量血管过度收缩。

57. 中心静脉压监测零点校正的位置是什么?

答:(1)零点位置:与右心房保持在同一水平。

(2)平卧位:第4肋间腋中线。

(3)半坐卧位:锁骨中线第2肋间或腋中线第2肋间。

(4)坐位:右侧第2肋间。

58. 中心静脉导管透明敷料更换的时机是什么?

答:(1)敷料卷边、破损,怀疑污染时立即更换。

(2)患者出汗多、敷料潮湿松脱或穿刺局部渗血、渗液时立即更换。

(3)至少每7天更换1次。

59. 中心静脉导管标准换药的每日评估五步骤是什么?

答:(1)导管置入深度。

(2)穿刺局部情况。

(3)各管腔通畅情况。

(4)敷料情况。

(5)拔管指征。

60. 如何做好中心静脉导管患者的宣教工作?

答:(1)第一个24小时内穿刺点容易渗血,渗血多时及时告知责任护士。

(2)在护士的协助下更换衣服,防止导管滑出或连接处松动。

(3)应避免剧烈运动,翻身、坐起或站起时应注意管路,防止拖拽。

(4)若患者剧烈咳嗽,可能导致管路位置改变。

(5)因出汗较多或贴膜不能粘贴于皮肤上时,应及时告知护士处理。

61. 中心静脉导管的维护方法是什么?

答:(1) 维护时间:不宜空置中心静脉管腔,未使用的管腔24小时评估和冲封管一次。

(2) 评估(A):应采用抽回血的方式评估中心静脉。

(3) 冲管(C):应使用生理盐水对中心静脉进行冲管。

(4) 封管(L):宜使用肝素盐水对中心静脉进行封管。输液完毕后,应用导管容积加延长管容积2倍的生理盐水或肝素盐水正压封管。

62. 中心静脉置管常见的并发症及护理措施有哪些?

答:(1) 感染:如患者出现体温升高,且在置管周围部位出现炎症和化脓情况时,则应高度怀疑患者发生导管相关性感染。应立即拔除中心静脉导管,进行导管尖端细菌培养。加强手卫生、严格无菌操作、正确选择消毒剂、合理更换敷料等措施可以降低导管相关性感染的发生率。

(2) 导管堵塞:经中心静脉导管输液时,尤其是输入脂肪乳、血制品时可形成纤维,粘连阻塞导管。输液完成时及时进行冲管,保证管道内有液体充盈。每天回抽中心静脉导管查看有无回血,如无回血,则怀疑发生导管堵塞。

(3) 导管脱出、断裂:向患者讲解导管脱出的预防措施,嘱患者活动度不要过大,不要触摸导管穿刺部位。对意识不清的患者,应及时给予保护性约束。

63. 冠心病监护病房收治指征有哪些?

答:(1) 确诊或可疑急性冠状动脉综合征(acute coronary syndrome,ACS),如不稳定型心绞痛、ST段抬高性心肌梗死、非ST段抬高性心肌梗死,伴或不伴有严重并发症患者。

(2) 恶性心律失常(室速、高度房室传导阻滞等),伴或不伴阿-斯综合征发作患者。

(3) 心肺复苏后患者。

(4) 晕厥待查患者。

(5) 心源性休克患者。

(6) 主动脉夹层患者。

(7) 各种心脏介入治疗术后,包括急诊经皮冠状动脉介入治疗(percutaneous coronary intervention,PCI)、主动脉内球囊反搏(intra-aortic balloon pump,IABP)术等,需要继续观察的患者。

(8) 其他心血管病急症:如急性重症心肌炎、急性肺水肿、急性肺栓塞、高血压危象、急性心脏压塞等患者。

(9) 冠心病监护病房(cardiac care unit,CCU)医师认为需要严密监测的其他患者:使用血管活性药物、电解质严重紊乱的患者等。

64. 冠心病监护病房环境有哪些要求?

答:冠心病监护病房室温以 22~24 ℃ 为宜,湿度为 50%~60%。为了保证各种仪器的正常使用,减少交叉感染,方便技术操作,床间距不小于 1.2 m,最好配备一个单间,占地面积不少于 18 m²。

65. 特级护理适应证有哪些?

答:(1) 病情危重,随时可能发生病情变化需要进行抢救的患者。

(2) 重症监护患者。

(3) 各种复杂或者大手术后的患者。

(4) 严重创伤或大面积烧伤的患者。

(5) 使用呼吸机辅助呼吸,并需要严密监护病情的患者。

(6) 实施连续性肾脏替代治疗(continuous renal replacement therapy,CRRT),并需要严密监护生命体征的患者。

(7) 其他有生命危险的且需要严密监护生命体征的患者。

66. 特级护理的内容有哪些?

答:(1) 严密观察患者病情变化,监测生命体征。

(2) 根据医嘱,正确实施治疗、给药措施。

(3) 根据医嘱,准确记录出入量。

(4) 根据患者病情,正确实施基础护理和专科护理,如口腔护理、压疮护理、气道护理及管路护理等,实施安全措施。

(5) 保持患者的舒适和功能体位。

67. 什么是心悸?

答:心悸是指患者自觉心跳或心慌伴有心前区不适感。

68. 心悸发生的原因有哪些?

答:(1) 心律失常:这是引起心悸的重要因素,如各种原因导致的心动过速、心动过缓、期前收缩、心房纤颤等。

(2) 心脏搏动增强:多见于贫血、高热、甲状腺功能亢进症以及各种疾病所致的心室肥大患者。

（3）心脏神经官能症。

（4）生理性因素：如剧烈运动、精神紧张或情绪激动，过量吸烟、饮酒、饮浓茶或咖啡。

（5）应用某些药物：如肾上腺素、阿托品、氨茶碱等会引起心率加快、心肌收缩力增强从而导致心悸。

69. 什么是发绀？

答：发绀一般是指血液中还原血红蛋白增多，导致皮肤与黏膜呈现青紫色的现象。常见发绀部位有口唇、甲床、颊部等。

70. 发绀可分为哪几类？

答：（1）中心性发绀：多由肺淤血、肺水肿等原因造成肺氧合不足，使体循环毛细血管中还原血红蛋白增多引起。

（2）周围性发绀：由于周围循环血流障碍，血流缓慢，毛细血管血液中的氧气在组织中过多消耗从而引起周围性发绀，常见于右心衰竭、缩窄性心包炎、严重休克等。

（3）混合性发绀：临床上，充血性心力衰竭的患者发生发绀时既可为中心性，也可为周围性，称之为混合性发绀。

71. 几种常见疾病的胸痛各有什么特点？

答：（1）心绞痛：多位于胸骨后，呈发作性压榨样痛，常于体力活动或情绪激动时诱发，休息或含服硝酸甘油后可缓解。

（2）急性心肌梗死（acute myocardial infarction，AMI）：疼痛多无明显诱因，程度较重，持续时间较长，可伴心律、血压改变，含服硝酸甘油多不能缓解。

（3）梗阻性肥厚型心肌病：含服硝酸甘油无效，甚至加重。

（4）急性主动脉夹层：可出现胸骨后或心前区撕裂样剧痛或烧灼痛，可向背部放射。

（5）急性心包炎：疼痛可因呼吸或咳嗽而加剧，呈锐痛，持续时间较长。

（6）心血管神经症：可出现心前区针刺样疼痛，但部位常不固定，与体力活动无关，且多在休息时发生，伴神经衰弱症状。

72. 体液过多患者的护理措施有哪些？

答：（1）体位：端坐呼吸者可使用床上小桌，让患者伏桌休息；有明显呼吸困难者给予高枕卧位或半卧位；伴胸腔积液或腹水者宜采取半卧位；下肢水肿者如无明显呼吸困难，可抬高下肢，以利于静脉回流，增加回心血量。注意患者体位的舒适与安全，必要时可加用床栏，防止坠床。

（2）饮食护理：给予患者低盐、低脂、易消化饮食，并少量多餐；伴低蛋白血症者可静脉补充白蛋白，钠摄入量<2 g/d；心衰伴营养不良风险者应给予营养支持。

（3）控制液体入量：严重心衰患者液体摄入量限制在 1.5～2.0 L/d，有利于减轻症状和充血。

（4）遵医嘱正确使用利尿剂，注意药物的不良反应和预防。

（5）病情监测：每天在同一时间、着同类服装、用同体重计测量体重，时间安排在患者晨起排尿后、空腹时最适宜。准确记录 24 小时液体出入量，若患者尿量<30 mL/h，应报告医生。有腹水者应每天测量腹围。

（6）保护皮肤。

73. 体液过多患者皮肤的护理措施有哪些？

答：（1）保持床褥清洁、柔软、平整、干燥，严重水肿者可使用气垫床。

（2）定时协助或指导患者变换体位，膝部及踝部、足跟处可垫软枕以减轻局部压力。心衰患者常因呼吸困难而被迫采取半卧位或端坐位，最易发生压疮的部位是骶尾部，可用减压敷料保护局部皮肤，并保持会阴部清洁干燥。

（3）使用便盆时动作要轻巧，勿强行推、拉，避免擦伤皮肤。

（4）嘱患者穿着柔软、宽松的衣服。

74. 心源性水肿分几种程度？

答：心源性水肿可分为轻度、中度和重度。在脚踝以下的水肿称为轻度水肿；膝关节以下的水肿称为中度水肿；如果水肿已经到了大腿根部，或者伴有胸腔积液或者腹腔积液，就是重度水肿。

75. 心源性水肿的主要病因及其发生机理是什么？

答：（1）主要病因：最常见的病因为右心衰竭或全心衰竭，也可见于渗液性心包炎或缩窄性心包炎。

（2）发生机理：

① 右心功能不全，使静脉压升高，毛细血管内的静水压亦随之升高，引起水肿。

② 心功能不全，使肾血流量减少，肾小球滤过率降低，而使肾素-血管紧张素-醛固酮系统活性增加，致使体内钠、水潴留。

③ 心功能不全，致静脉淤血，心排出量降低，使血液中氧含量降低，毛细血管内皮细胞因缺氧而受损，致使毛细血管渗透性增高，引起水肿。

④ 长期体循环淤血,使消化和肝脏功能降低致血浆蛋白减少,血浆胶体渗透压降低而产生水肿。

76．心源性水肿的特点是什么？

答：水肿先出现在身体下垂部位,一般患者易出现在双下肢,卧床患者常出现于枕部、肩胛部及腰骶部等,严重水肿患者可出现胸腔和(或)腹腔的积液。

77．什么是心源性呼吸困难？

答：心源性呼吸困难是指各种心血管疾病引起的呼吸困难。最常见的病因是左心衰竭引起的肺淤血,亦见于右心衰竭、心包积液、心脏压塞时。

78．心源性呼吸困难的类型有哪些？

答：(1) 劳力性呼吸困难:在体力活动时发生或加重,休息后会缓解或消失,常为左心衰竭最早出现的症状。

(2) 夜间阵发性呼吸困难:心源性呼吸困难的特征之一,即患者在夜间入睡后因突然胸闷、气急而憋醒,被迫坐起,呼吸深快。轻者数分钟至数十分钟后症状逐渐缓解;重者可伴有咳嗽、咳白色泡沫痰、气喘、发绀、肺部哮鸣音,称为"心源性哮喘"。

(3) 端坐呼吸:为严重肺淤血的表现,即静息状态下患者仍觉呼吸困难,不能平卧。

79．什么是脉搏短绌？

答：在同一单位时间内脉率少于心率的现象,称为脉搏短绌。其特点是心律完全不规则,心率快慢不一,心音强弱不等。其发生机制是由于心肌收缩力强弱不等,使有些心输出量少的搏动发生心音,但不会引起周围血管的搏动,而造成脉率低于心率。常见于心房纤颤患者。

80．什么是奇脉？

答：奇脉是桡动脉搏动呈吸气性显著减弱或消失、呼气时复原的现象。可通过血压测量来诊断,即吸气时动脉收缩压较吸气前下降 10 mmHg 或更多,而正常人吸气时收缩压仅稍有下降。常见于心包积液和缩窄性心包炎患者。

81．什么是血脂？

答：血脂是指血浆或血清中所含的脂类,是临床经常用到的检测项目,主要包括检测胆固醇、甘油三酯、磷脂和游离脂肪酸等。其中甘油三酯的主要携带者是乳糜微粒和极低密度脂蛋白；胆固醇的主要携带者是低密度脂蛋白（low-density lipoprotein，LDL）和高密度脂蛋白（high-density lipoprotein，HDL）。

82. 血脂异常包括哪些？

答：总胆固醇（total cholesterol，TC）、低密度脂蛋白胆固醇（low-density lipoprotein cholesterol，LDL-C）和甘油三酯（triglycerides，TG）升高，或者高密度脂蛋白胆固醇（high-density lipoprotein cholesterol，HDL-C）降低，都是血脂异常。

83. 血脂检查前应注意什么？

答：（1）禁食：采血前一天晚上 10 点开始禁食。

（2）取血化验前的最后一餐忌高脂食物，不可饮酒，因为酒精能明显升高血浆富含甘油三酯的脂蛋白及高密度脂蛋白的浓度，导致化验结果有误差。

（3）在生理和病理状态比较稳定的情况下进行，因为血脂水平可随一些生理及病理状态变化，如创伤、急性感染、发热、妇女月经和妊娠等。

（4）不要服用以下药物，如避孕药、β受体阻滞剂、激素类药物等，否则会影响血脂水平。

84. 高脂血症患者的饮食应注意什么？

答：（1）控制胆固醇和饱和脂肪酸含量高的食品摄入。

（2）控制饮酒：对于高甘油三酯血症患者而言，少量饮酒也会导致甘油三酯水平的明显升高。

（3）限制高糖食品：食糖可以在肝脏中转化为内源性的甘油三酯而导致甘油三酯升高。

（4）鼓励食用膳食纤维多的食物。

85. 什么是低盐低脂饮食？

答：（1）低盐饮食：每日食盐量<2 g，不包括食物内自然存在的氯化钠。禁食腌制食物，如咸菜、皮蛋、火腿、香肠、咸肉、虾米等。

（2）低脂肪饮食：饮食清淡、少油，禁食肥肉、动物内脏等；高脂血症及动脉硬化患者不必限制植物油（椰子油除外）；脂肪含量少于 50 g/d，尤其应限制动物脂肪的摄入。

86. 高脂血症患者的生活方式干预有哪些？

答：（1）医学营养治疗（medical nutritional therapy，MNT）：是治疗血脂异常的基础，需长期坚持。可根据患者血脂异常的程度、分型及性别、年龄和劳动强度等制定食谱。高胆固醇血症要求低饱和脂肪酸、低胆固醇饮食,增加不饱和脂肪酸;外源性高甘油三酯血症要求严格的低脂肪饮食,脂肪摄入量小于总热量的30%;内源性高甘油三酯血症要注意限制总热量及糖类,减轻体重,并增加多不饱和脂肪酸的摄入。

(2) 增加有规律的体力活动,控制体重,保持合适的体重指数。

(3) 其他:戒烟、限酒、限盐,禁烈性酒。

87. 临床上降脂药物分为哪几种?

答:(1) 降低胆固醇药物:他汀类、胆固醇吸收抑制剂(依折麦布)、普罗布考、胆酸螯合剂(树脂类)。

(2) 降甘油三酯药物:贝特类、烟酸类、高纯度鱼油制剂(n-3脂肪酸)。

(3) 新型调脂药物:微粒体甘油三酯转移蛋白抑制剂、载脂蛋白B100合成抑制剂、前蛋白转化酶枯草溶菌素9(proprotein convertase subtilisin/kexin type 9,PCSK9)抑制剂。

(4) 调脂药物联合应用:他汀与依折麦布、他汀与贝特类、他汀与PCSK9、他汀与n-3脂肪酸。

88. 他汀类药物的药理作用及适应证分别是什么?

答:(1) 药理作用:竞争性抑制胆固醇合成过程的限速酶活性,从而阻断胆固醇的生成,上调细胞表面的LDL受体,加速血浆LDL的分解代谢。

(2) 适应证:高胆固醇血症和以胆固醇升高为主的混合性高脂血症。

第二部分　心血管疾病专业知识

一、高　血　压

89. 什么是高血压?

答:未使用降压药的情况下,非同日 3 次测量,收缩压≥140 mmHg 和(或)舒张压≥90 mmHg。既往有高血压史,现在正服降压药的,虽血压<140 mmHg/90 mmHg,仍可诊断为高血压。

90. 高血压分几类?

分类	收缩压(mmHg)	关系	舒张压(mmHg)
正常血压	<120	和	<80
正常高值血压	120~139	和(或)	80~89
高血压	≥140	和(或)	≥90
1 级高血压(轻度)	140~159	和(或)	90~99
2 级高血压(中度)	160~179	和(或)	100~109
3 级高血压(重度)	≥180	和(或)	≥110
单纯收缩期高血压	≥140	和(或)	<90

注:当收缩压和舒张压分属于不同分级时,以较高的级别作为标准。以上标准适用于任何年龄的成年男性和女性。

91. 高血压的病因有哪些?

答:(1) 遗传因素:可能存在主要基因显性遗传和多基因关联遗传两种方式。高血压具有明显的家族聚集性,父母均有高血压,子女的发病概率高达46%;约有60%高血压患者可询问到有高血压家族史。

(2) 环境因素:

① 饮食方面,钠盐平均摄入量与血压呈正相关,钾摄入量与血压呈负相关。

② 脑力劳动者高血压患病率超过体力劳动者,从事精神紧张度高的职业者发生高血压的可能性较大,故认为精神应激与血压有关。

③ 吸烟可使交感神经末梢释放去甲肾上腺素导致血压增高;同时,吸烟所引发的氧化应激可通过损害氧化氮介导的血管舒张引发血压增高。

(3) 其他因素:

① 体重增加是血压升高的重要危险因素。

② 药物:服避孕药妇女的血压升高发生率及程度与服药时间长短有关,其他如麻黄碱、肾上腺皮质激素、非甾体类抗炎药、甘草等也可使血压增高。

92. 高血压的发病机制是什么?

答:(1) 交感神经系统活性亢进。

(2) 肾性水钠潴留。

(3) 肾素-血管紧张素-醛固酮系统(renin-angiotensin-aldosterone system, RAAS)激活。

(4) 细胞膜离子转运异常。

(5) 胰岛素抵抗。

93. 高血压患者心血管危险分层标准是什么?

其他危险因素和病因	高血压		
	1级	2级	3级
无	低危	中危	高危
1~2个其他危险因素	中危	中危	很高危
≥3个其他危险因素或靶器官损害	高危	高危	很高危
临床并发症或合并糖尿病	很高危	很高危	很高危

94. 影响高血压患者心血管预后的重要因素有哪些?

心血管危险因素	靶器官损害	伴随临床疾患
高血压(1~3级) 年龄(男性>55岁,女性>65岁) 吸烟 糖耐量受损和(或)空腹血糖受损 血脂异常 　　TC≥5.7 mmol/L(220 mg/dL) 　　或 LDL-C > 3.3 mmol/L 　　(130 mg/dL) 或 HDL-C < 　　1.0 mmol/L(40 mg/dL) 早发心血管病家族史(一级亲属 　　发病年龄:男性<55岁,女性 　　<65岁) 腹型肥胖(腰围:男性≥90 cm, 　　女性≥85 cm;肥胖:BMI① ≥ 　　28 kg/m²) 血同型半胱氨酸升高(≥ 　　10 μmol/L)	左心室肥厚 颈动脉超声:颈动脉内膜中层厚 　　度≥0.9 mm 或动脉粥样硬化 　　斑块 颈-股动脉脉搏波传导速度 　　>12 m/s 踝/臂血压指数<0.9 肾小球滤过率降低〔eGFR< 　　60 mL/(min1.73 m)〕或血清 　　肌酐轻度升高:男性 115~ 　　133 μmol/L(1.3~1.5 mg/dL) 　　女性 107~124 μmol/L(1.2~ 　　1.4 mg/dL) 尿微量白蛋白:30~300 mg/24 　　小时或白蛋白/肌酐≥30 mg/g 　　(3.5 mg/mmol)	脑血管病(脑出血、缺血性脑卒中、 　　短暂性脑缺血发作) 心脏疾病(心肌梗死、心绞痛、冠状 　　动脉血运重建、慢性心力衰竭) 肾脏疾病、糖尿病肾病、肾功能受 　　损、肌酐(男性≥133 μmol/L, 　　女性≥124 μmol/L)、每24小时 　　蛋白尿≥300 mg 外周血管疾病 视网膜病变(出血、渗出或视乳头 　　水肿) 糖尿病

注:① BMI 全称 body mass index,身体质量指数。

95. 继发性高血压可分为哪些类型?

答:(1) 肾实质性高血压:是最常见的继发性高血压,包括急性肾小球肾炎、慢性肾小球肾炎、糖尿病肾病、慢性肾盂肾炎、多囊肾、肾移植后等多种肾脏病变引起的高血压。

(2) 肾血管性高血压:单侧或双侧肾动脉主干或分支狭窄引起的高血压。

(3) 原发性醛固酮增多症:肾上腺皮质增生或肿瘤分泌过多醛固酮所致。

(4) 嗜铬细胞瘤。

(5) 皮质醇增多症。

(6) 主动脉缩窄。

96. 原发性高血压的并发症有哪些?

答:(1) 脑血管并发症:是最常见的原发性高血压并发症,包括出血性或缺血性脑卒中、高血压脑病等,多属于高血压急症范畴。

（2）心脏并发症：高血压性心脏病、急性左心衰、冠心病较为常见。

（3）肾脏并发症：高血压肾病及慢性肾衰竭。

（4）其他：眼底改变及视力视野异常、鼻出血、主动脉夹层。

97. 不同人群的血压控制目标值是多少？

答：目前主张血压控制目标值至少低于 140/90 mmHg。糖尿病或者慢性肾病合并高血压者，控制目标值低于 130/80 mmHg；老年收缩期高血压降压目标值为 140～150/90 mmHg，但舒张压不低于 65～70 mmHg。

98. 高血压患者治疗性生活方式干预内容有哪些？

答：以下干预方式适用于所有高血压患者。

（1）减轻体重：将 BMI 尽可能控制在 24 kg/m² 及以下；体重降低对改善胰岛素抵抗、糖尿病、血脂异常和左心室肥厚均有益。

（2）减少钠盐摄入：因为膳食中约 80% 的钠盐来自烹调用盐和各种腌制品，所以应减少烹调用盐，每人每日食盐量以不超过 6 g 为宜。

（3）补充钾盐：每日吃新鲜蔬菜和水果。

（4）减少脂肪摄入：减少食用油摄入，少吃或不吃肥肉和动物内脏。

（5）戒烟限酒。

（6）增加运动：运动有利于减轻体重和改善胰岛素抵抗，提高心血管调节适应能力，稳定血压水平。

（7）减轻精神压力，保持心态平衡。

（8）必要时补充叶酸制剂。

99. 哪些高血压患者需要进行降压药物治疗？

答：（1）高血压 2 级或以上，收缩压持续>160 mmHg 或舒张压持续>100 mmHg 者。

（2）高血压合并糖尿病，或者已经有心、脑、肾靶器官损害或并发症患者。

（3）血压持续升高，改善生活方式后仍未获得有效控制者。

100. 降压药物的应用基本原则是什么？

答：使用降压药物应遵循以下四项原则，即小剂量开始，优先选择长效制剂，联合用药及个体化。

（1）小剂量开始：初始治疗时通常应采用较小的有效治疗剂量，根据需要逐步增加剂量。

（2）优先选择长效制剂：尽可能每天服用 1 次具有持续 24 小时降压作用的长效药物，从而有效控制夜间血压与晨峰血压，更有效预防心脑血管并发症。如使用中、短效制剂，则需每天给药 2～3 次，以达到平稳控制血压的目的。

（3）联合用药：可增加降压效果又不增加不良反应，在低剂量单药治疗效果不满意时，可以采用两种或两种以上降压药物联合治疗。2 级以上高血压为达到目标血压常需联合治疗。对血压≥160/100 mmHg 或高于目标血压 20/10 mmHg 或高危及以上患者，起始即可采用小剂量两种药物联合治疗或用固定复方制剂。单片固定复方制剂普遍使用有利于提高血压达标率。简单有效而且性价比高的药物使用方案，有利于基层高血压的管理。

（4）个体化：根据患者具体情况、药物有效性和耐受性，兼顾患者经济条件及个人意愿，选择适合患者的降压药物。

101. 主要降压药物的分类、代表药物及其主要副作用有哪些？

答：（1）钙通道拮抗剂：可以分为二氢吡啶类，以硝苯地平、氨氯地平为代表；非二氢吡啶类，如地尔硫䓬和维拉帕米。

常见不良反应：心跳加快、面部潮红、下肢水肿、头痛等。

（2）血管紧张素转换酶抑制剂（angiotensin converting enzyme inhibitors，ACEI）：卡托普利、贝那普利、依那普利。

常见不良反应：刺激性干咳和血管性水肿。双侧肾动脉狭窄、妊娠女性、高钾血症者禁用。

（3）血管紧张素 II 受体拮抗剂（angiotensin receptor blocker，ARB）：缬沙坦、氯沙坦、厄贝沙坦、坎地沙坦。

常见不良反应：不良反应少见，不良反应为头晕、与剂量有关的直立性低血压、皮疹、血管神经性水肿、腹泻，长期服用可升高血钾，应注意监测血钾及肌酐水平变化。双侧肾动脉狭窄、妊娠女性、高钾血症者禁用。

（4）利尿剂：氢氯噻嗪、呋塞米、螺内酯。

常见不良反应：噻嗪类利尿剂可引起低血钾，长期应用者应定期监测血钾，并适量补钾。痛风者禁用，高尿酸血症以及明显肾功能不全者慎用。

（5）β 受体阻滞剂：美托洛尔、普萘洛尔、阿替洛尔。

常见的不良反应：心动过缓、乏力、四肢发冷等，还可能影响糖脂代谢。房室传导阻滞、SSS、急性心力衰竭患者禁用。

102. 硝酸甘油、硝酸异山梨酯的起效时间及维持时间分别是多少？

答：（1）硝酸甘油：0.5 mg 舌下含服，1～2 分钟内效果显著，约 30 分钟后作用消失；每隔 5 分钟可重复一次,但一般连续服用不超过 3 次。

（2）硝酸异山梨酯:5～10 mg 舌下含服,2～5 分钟见效,作用维持 2～3 小时。

103. 硝酸甘油初始剂量为多少？最大剂量为多少？

答:初始剂量 5～10 μg/min,最大剂量为 200 μg/min。

104. 乌拉地尔的药理作用有哪些？

答:扩张外周血管(阻断 α_1 受体)和中枢性降压(激活 5 -羟色胺受体)的双重作用。

特点:口服和静脉给药均有效;降压同时,心率不增快;对肺血管床的舒张作用大于体循环。

105. 乌拉地尔起始剂量为多少？严重高血压者可缓慢静脉注射多少？

答:起始剂量为 100～400 μg/min,严重高血压者可缓慢静脉注射 12.5～25 mg。

106. 钙通道拮抗剂的常见副作用有哪些？

答:(1) 二氢吡啶类:代表药物有硝苯地平、非洛地平、氨氯地平等,这类药物最常见的不良反应有心率增快、面颈部潮红、头痛、下肢踝部水肿等,这些副反应尤其是在使用短效制剂时容易出现。

（2）非二氢吡啶类:代表药物有维拉帕米、地尔硫䓬等,其不良反应有心动过缓、心脏传导阻滞、心衰加重等。

107. 降压药物联合治疗的机理是什么？

答:(1) 单药治疗只能控制 40%～50%患者的血压达到目标水平,联合治疗可达到 80%以上。

（2）单药治疗只干预一种升压机理,联合治疗干预多种机理。

（3）减少或抵消不良反应。

（4）不同峰效应时间的药物联合有可能延长降压作用时间。

（5）增强逆转靶器官损害的效果。

108. 降压药物联合治疗方式有哪几种？

答:(1) 如果第一个药物的疗效不理想,通常宜加用小剂量的第二种降压药(不同类型),而不是加大第一种药物的剂量。

（2）采取各药的按需剂量配比处方，其优点是可以根据临床需要调整品种和剂量。

（3）采用固定配比复方，其优点是方便，有利于提高患者的依从性。

109．降压药的联合用药方案有哪些？

答：我国临床中优先推荐的六种联合用药方案如下：

（1）二氢吡啶类钙通道拮抗剂和 ACEI。

（2）二氢吡啶类钙通道拮抗剂和 ARB。

（3）ACEI 和小剂量噻嗪类利尿药。

（4）ARB 和小剂量噻嗪类利尿药。

（5）二氢吡啶类钙通道拮抗剂和小剂量噻嗪类利尿药。

（6）二氢吡啶类钙通道拮抗剂和小剂量 β 受体阻滞剂。

110．高血压患者的护理要点包括哪些？

答：（1）保持情绪稳定。

（2）低盐饮食（每日盐摄入量＜6 g），限制总热量，营养均衡，保持大便通畅。

（3）遵医嘱按时按量服药，观察药物的不良反应。

（4）家庭血压监测，观察血压变化。

（5）适当运动，控制体重，戒烟限酒。

111．高血压患者头痛时的护理措施有哪些？

答：（1）减少引起或加重头痛的因素：为患者提供安静、温暖、舒适的环境，尽量减少探视。护士操作应相对集中，动作轻巧，防止过多干扰患者。患者头痛时嘱其卧床休息，抬高床头改变其体位时动作要慢。避免患者劳累、情绪激动、精神紧张以及环境嘈杂等不良因素。向患者解释头痛主要与高血压有关，血压恢复正常且平稳后，头痛症状即可减轻或消失。指导患者使用放松技术，如心理训练、音乐治疗、缓慢呼吸等。

（2）用药护理：遵医嘱应用降压药物治疗，密切监测血压变化以判断疗效，并注意观察药物的不良反应，如利尿药可引起低钾血症和影响血脂、血糖、血尿酸代谢；β 受体阻滞剂可导致心动过缓、乏力、四肢发冷；钙通道拮抗剂可引起心率增快、面部潮红、头痛、下肢水肿等；ACEI 主要是可引起刺激性干咳和血管性水肿。

112．如何对高血压患者进行用药指导？

答：（1）由于高血压是一种慢性病，需要长期服药治疗，而这种治疗需要患者自己或家属配合进行，因此患者及家属要了解服用药物的种类及用药剂量、用药方法、药物的不良反应、服用药物的最佳时间,以便发挥药物的最佳作用和减少不良反应。

(2) 出现不良反应要及时报告主诊医生,以便调整药物及采取必要的处理措施。切不可血压降下来就停药,血压上升又服药。血压反复波动,对健康极为不利。

(3) 由于这类患者大多年纪较大,容易遗忘服药,可建议患者在家中醒目之处做标记,以起到提示作用。

(4) 血压显著增高多年的患者,血压不宜下降过快,因为患者往往不能适应,并可导致心、脑、肾血液的供应不足以从而引起脑血管意外。如用可引起明显直立性低血压药物时,应向患者说明平卧起立或坐位起立时,动作要缓慢,以免血压突然下降,出现晕厥而发生意外。

113. 高血压患者出院后的健康指导有哪些?

答:(1) 饮食:控制总热量,饮食应低盐、低脂、低胆固醇、多食水果蔬菜,避免饮酒、浓茶、咖啡等刺激性食物。不宜饮食过饱,过饱可使膈肌位置上移,即影响心肺的正常活动。另外,消化食物需要大量血液集中到胃肠道,就会导致心脑供血相对减少。

(2) 戒烟限酒:吸烟会导致血管收缩,血压增高,动脉硬化;过量饮酒会使血压升高,尤其是对肝脏解毒能力较差的患者,引起肝硬化及心脏疾病等。

(3) 避免诱因:需避免劳累、情绪激动、精神紧张、吸烟酗酒、噪音。因为一切不良刺激及精神紧张和疲劳均可使交感神经兴奋,血液中儿茶酚胺等活性物质增加,可引起全身血管收缩,心跳加快,血压升高,甚至引起脑出血。

(4) 保持大便通畅:切忌屏气用力排便,否则有导致血压急剧增高引发脑出血的危险,或因心脏负荷加重,诱发心绞痛的发生。大便时,蹲位易疲劳,坐便最适宜。

(5) 劳逸结合:活动量力而行,适可而止,不宜剧烈活动。

(6) 监测血压:定时间、定部位、定体位、定血压计,教会患者及家属,每日测血压2~4次。不宜使血压骤降,因为这会导致全身各组织供血不足,尤其是心、脑、肾等重要器官发生功能障碍,造成严重后果。

(7) 缓慢起床:早晨醒来,血压容易增高。可先在床上仰卧,活动一下四肢和头颈部,然后慢慢坐起,活动一下上肢,再下床活动,这样血压不会有大波动。

(8) 温水洗漱:过热、过凉的水都会刺激皮肤感受器,引起周围血管的舒缩,进而影响血压。

114. 如何对高血压患者进行心理健康指导?

答:高血压的发病机制除躯体因素外,心理因素占主导地位,强烈的焦虑、紧张、愤怒以及压抑常为高血压的诱发因素,因此提高患者的自我调节和自我控制能力是关键。护士要鼓励患者保持豁达、开朗愉快的心境和稳定的情绪,培养广泛的爱好和兴趣。同时指导家属为患者创造良好的生活氛围,避免引起患者情绪紧张、激动和悲哀等不良刺激。

115．患者居家如何自我监测血压?

答:(1)自我监测血压对于非精神焦虑者,可掌握自身血压情况及判断降压药物的疗效。应指导患者或家属正确测量血压,监测血压应在服降压药后2~6小时。

(2)短效制剂一般在服药后2小时达到最大程度的降压,中效及长效制剂分别在服药后4~6小时测量,此时段测血压基本反映了药物的最大降压效果。

(3)血压稳定者可每周监测1次,血压波动的患者每周监测2~3次,必要时每天测量。

116．什么是高血压危象? 分哪几类?

答:高血压危象是高血压病程中由于在某些诱因(紧张、疲劳、寒冷、突然停药)的作用下,小动脉发生强烈痉挛,血压急剧升高,尤以收缩压升高为主的一系列临床综合征。可诱发急性心肌梗死、脑出血、急性肾功能衰竭等严重并发症。可分为高血压急症和高血压亚急症。

117．高血压危象降压治疗的目标是多少?

答:(1)降压治疗第一目标:

① 30~60分钟内将血压降低至安全水平。

② 1小时内降低平均动脉压不超过25%。

③ 第1小时内降低约10%,随后2~4小时再降10%~15%,主动脉夹层例外。

(2)降压治疗第二目标:在此后的2~6小时内降压至160/100~160/110 mmHg,避免过度降压。

(3)降压治疗第三目标:

① 如果可以耐受该血压且病情稳定,此后的24~48小时内,降压至正常水平。

② 对于缺血性脑卒中,目前没有明确的证据支持快速降压。

③ 接受溶栓治疗者血压应低于180/110 mmHg,不应低于160/100 mmHg。

④ 主动脉夹层患者,如能耐受,收缩压应降至100 mmHg左右。

118．什么是高血压急症? 包括哪些?

答:(1)高血压急症是指原发性或者继发性高血压患者,在某些诱因的作用下,血压突然和明显升高(一般超过180/120 mmHg),伴有进行性心、脑、肾等重要靶器官功能不全的表现。

(2)高血压急症包括高血压脑病、颅内出血、脑梗死、急性心力衰竭、急性冠状动脉综合征、主动脉夹层、子痫、急性肾小球肾炎、胶原血管病所致肾危象等。

119. 高血压急症的处理原则是什么?

答:(1) 及时降压,选择适宜有效的降血压药物,静脉给药,同时应不断测量监测血压。

(2) 控制性降压:初始阶段(数分钟到 1 小时内)血压控制的目标为平均动脉压的降低幅度不超过治疗前水平的 25%,在随后的 2～6 小时内血压降至较安全水平,一般为 160/100 mmHg;如果可耐受,临床情况稳定,在随后 24～48 小时逐步降至正常水平。同时,针对不同的靶器官损害进行相应处理。

(3) 合理选择降血压药:药物要求起效迅速,短时间内达到最大作用;作用持续时间短,停药后作用消失较快。

(4) 避免使用的药物:如利血平;治疗开始时也不宜使用强力的利尿药。

120. 什么是高血压亚急症?

答:高血压亚急症是指血压显著升高但不伴靶器官损害。患者可以有血压明显升高的症状,如头痛、胸闷、鼻出血和烦躁不安等。高血压亚急症与高血压急症的唯一区别是有无新近发生的急性进行性严重靶器官损害。

121. 高血压亚急症的治疗原则是什么?

答:高血压亚急症患者,可在 24～48 小时内将血压缓慢降至 160/100 mmHg。大多数高血压亚急症患者可通过口服降压药控制,如口服钙通道阻滞剂(calcium channel blockers,CCB)、ACEI、ARB 和 β 受体阻滞剂,也可根据情况应用袢利尿药。

122. 什么是高血压脑病?

答:高血压脑病多见于高血压患者,是由于动脉内压力突然急剧升高,导致脑小动脉痉挛或者脑血管调节功能失控,脑供血发生急性障碍,产生严重脑水肿和颅内压增高,是一种急性的脑血管疾病。

123. 高血压脑病最常见症状有哪些?

答:严重头痛、呕吐、视力障碍、神志改变、血压严重升高眼底常有出血和视乳头水肿。

124. 什么是恶性高血压?

答:临床上起病急,进展快,血压升高明显,少数患者舒张压持续≥130 mmHg,并有头痛,视物模糊,眼底出血、渗出或视盘水肿,肾脏损害突出,持续蛋白尿、血尿与管型尿,称为恶性高血压。

125. 什么是顽固性高血压?

答:顽固性或难治性高血压是指尽管使用了三种以上合适剂量降压药物联合治疗(一般应该包括利尿剂),血压仍未能达到目标水平。使用四种或四种以上降压药物血压达标也应考虑为顽固性高血压。

126. 什么是假性难治性高血压?

答:(1) 由血压测量错误、"白大衣现象"或治疗依从性差等原因导致。血压测量错误包括袖带大小不合适,如上臂围粗大者使用了普通袖带、袖带置于有弹性阻力的衣服(毛线衣)外面、放气速度过快、听诊器置于袖带内、在听诊器上向下压力较大等。

(2) 假性难治性高血压可发生在广泛动脉粥样硬化和钙化的老年人,测量肱动脉血压时需要比硬化的动脉腔内压更高的袖带压力方能阻断血流。

(3) 以下情况应怀疑假性高血压:血压明显升高而无靶器官损害;降压治疗后在无血压过度下降时产生明显的头晕、乏力等低血压症状;肱动脉处有钙化证据;肱动脉血压高于下肢动脉血压;重度单纯收缩期高血压。

127. 什么是嗜铬细胞瘤?

答:嗜铬细胞瘤是发生于肾上腺髓质和交感神经节的内分泌肿瘤,因分泌过多的肾上腺素、去甲肾上腺素而致血压升高。90%的嗜铬细胞瘤发生于肾上腺,而仅少数发生于其他部位,包括膀胱、腹膜后主动脉旁、胸部纵隔、颅内、心肌组织中等。嗜铬细胞瘤通常为良性,也有少数为恶性。

128. 嗜铬细胞瘤的临床特点有哪些?

答:(1) 发作性血压显著增高或在持续血压增高的基础上出现发作性增高为其特点。

(2) 患者血压高而较难以控制,β受体阻滞剂加α受体阻滞剂可能更有效。

(3) 瘤体较大时会出现瘤体出血,这时患者可有局部疼痛,而更重要的是可能出现血压剧烈升高,收缩压>200 mmHg,甚至达300 mmHg,并伴有剧烈头痛、恶心呕吐、心慌、出汗。此时血压可能大幅度波动,甚至出现低血压、休克、电解质紊乱。持续血管痉挛可致器官缺血而出现急性肝肾功能损害、胰腺损害,尤其是心肌损害,会出现类似心肌梗死的表现。

129. 嗜铬细胞瘤的治疗方式有哪些?

答:(1)手术切除肿瘤:这是目前最主要的治疗方法。有随访研究证明,良性肿瘤患者预后良好,复发患者再次手术仍有效。

(2)血压控制:可使用α受体阻断剂和β受体阻滞剂治疗。

(3)急性发作期的血压控制和支持治疗:所谓急性发作期可能为肿瘤出血或破裂,这时血压大幅度波动,伴有剧烈疼痛、烦躁不安、头痛、恶心呕吐、电解质紊乱等。给予患者镇静、止痛药物,补液和纠正电解质紊乱,静脉给予降血压药物以便灵活调节。

130. 什么是直位性低血压?

答:正常的生活中血压是正常的,且在平躺或者是蹲下后,血压也是正常的,但会在突然站起时出现血压偏低甚至低血压的情况,这种情况称为直位性低血压。

131. 直立性低血压应如何预防和处理?

答:(1)应告诉患者直立性低血压的表现为乏力、头晕、心悸、出汗、恶心、呕吐等,在联合用药、服首剂药物或加量时应特别注意。

(2)指导患者预防直立性低血压的方法,即避免长时间站立,尤其在服药后最初几个小时,因长时间站立会使腿部血管扩张,血液淤积于下肢,脑部血流量减少;改变姿势,特别是从卧、坐位起立时,动作宜缓慢;服药时间可选在平静休息时,服药后继续休息一段时间再下床活动,如在睡前服药,夜间起床排尿时应注意;避免用过热的水洗澡或蒸气浴,更不宜大量饮酒。

(3)应指导患者在直立性低血压发生时采取下肢抬高位平卧,以促进下肢血液回流。

二、冠 心 病

132. 什么是动脉粥样硬化?

答:动脉粥样硬化(atherosclerosis,AS)因在动脉内膜积聚的脂质外观呈黄色粥样而得名,是以动脉管壁增厚变硬、失去弹性和血管腔缩小为共同特点的一种最常见、最重要的血管病变。动脉粥样硬化的特点是受累动脉的病变从内膜开始,先后有多种病变合并存在,包括局部脂质和复合糖类积聚、纤维组织增生和钙质沉着形成斑块,并有动脉中层的逐渐退变,继发性病变尚有斑块内出血、斑块破裂和局部血栓形成。

133．冠状动脉粥样硬化的主要危险因素有哪些？

答:(1) 年龄、性别:本病临床上多见于 40 岁以上的中、老年人,49 岁以后进展较快。男性与女性相比,女性发病率较低,但在更年期后发病率增加。年龄和性别属于不可改变的危险因素。

(2) 血脂异常:脂质代谢异常是动脉粥样硬化最重要的危险因素。总胆固醇、甘油三酯、低密度脂蛋白增高,高密度脂蛋白减低,新近又认为脂蛋白(a)[Lp(a)]增高是独立的危险因素。

(3) 高血压:血压增高与本病关系密切。60%～70%的冠状动脉粥样硬化患者有高血压,高血压患者患本病较血压正常者高 3～4 倍。

(4) 吸烟:吸烟者与不吸烟者比较,本病的发病率和病死率增高 2～6 倍,且与每日吸烟的支数成正比。被动吸烟也是危险因素。

(5) 糖尿病和糖耐量异常:患者中本病发病率较非糖尿病者高 2 倍。

134．动脉粥样硬化的次要危险因素有哪些？

答:(1) 肥胖。

(2) 从事脑力活动者,经常有工作紧迫感者。

(3) 饮食方式:常进食较高热量,含较多动物性脂肪、胆固醇、糖和盐的食物者。

(4) 遗传因素:家族中有在较年轻时患本病者,其近亲得病的机会可 5 倍于无这种情况的家族。常染色体显性遗传所致的家族性高脂血症是这些家族成员易患本病的因素。

(5) 性情急躁、好胜心和竞争性强、不善于劳逸结合的 A 型性格者。

(6) 近年发现的危险因素还有:

① 血中同型半胱氨酸增高。

② 胰岛素抵抗增强。

③ 血中纤维蛋白原及一些凝血因子增高。

④ 病毒、衣原体感染等。

135．促使冠脉斑块破裂出血及血栓形成的诱因有哪些？

答:(1) 晨起在 6～12 小时内交感神经活动增加,机体应激反应性增强,心肌收缩力、心率、血压增高,冠状动脉张力增高。

(2) 在饱餐特别是进食多量脂肪后,血脂增高,血黏稠度增高。

(3) 重体力活动、情绪过分激动、血压剧升或用力排便时,致左心室负荷明显加重。

（4）休克、脱水、出血外科手术或严重心律失常，致心排血量骤降，冠状动脉灌注量锐减。

136. 动脉粥样硬化的防治原则是什么?

答:首先应积极预防动脉粥样硬化的发生。如已发生,应积极治疗,防止病变发展并争取逆转。已发生并发症者,应及时治疗,防止其恶化,延长患者寿命。

137. 动脉粥样硬化发展过程中动脉壁的病理解剖分型有哪些?

答:美国心脏病学会根据其病变发展过程将其细分为以下六种类型:

（1）Ⅰ型:脂质点。

（2）Ⅱ型:脂质条纹。

（3）Ⅲ型:斑块前期。

（4）Ⅳ型:粥样斑块。

（5）Ⅴ型:纤维粥样斑块,其中进一步分为稳定斑块与不稳定斑块两种类型。

（6）Ⅵ型:复合病变,为严重病变。由纤维斑块发生出血、坏死、溃疡、钙化和附壁血栓所形成。粥样斑块可因内膜表面破溃而形成所谓的粥样溃疡。破溃后粥样物质进入血流成为栓子。

138. 冠状动脉心室肌血供主要分支供血情况有哪些?

答:（1）左前降支:提供左室前壁肌肉的血供。

（2）左回旋支:提供左室侧壁、下壁肌肉的血供。

（3）右冠状动脉(right coronary artery,RCA):提供右室壁、左室正后壁和下壁肌肉的血供。

139. 冠状动脉解剖-左冠状动脉及其分支有哪些?

答:（1）左主干(left main,LM):发自左冠状窦,LM 分支有左前降支(left anterior descending,LAD)、左回旋支(left circumflex,LCX)、中间支。

（2）左前降支:左主干延续,LAD 分支有对角支、间隔支、左圆锥支。

（3）左回旋支:走行于左房室沟内,LCX 主要分支有钝缘支、左室前支、左室后支、左房支、窦房结支(38%)。

140. 冠状动脉解剖-右冠状动脉及其分支有哪些?

答:右冠状动脉主干走行于右房室沟内,在后十字之前分为后降支动脉和左室后侧支,供应右心房、右心室前壁与心脏膈面大部分心肌。主要分支有:右圆锥动脉(为右冠状动脉第一分支)、右房动脉(分为前、中、后三支,前支又称窦房结支)、锐缘支、后降支、左室后侧支(判断优势型主要依据)、右室支。

141．冠状动脉如何分段?

答:(1)前降支:

① 近段:左主干末端到第一间隔支或第一对角支发出处。

② 中段:第一间隔支到左前降支转角处。

③ 远段:左前降支转角处以下部分。

(2)回旋支:

① 近段:开口部到第一钝缘支发出处。

② 远段:第一钝缘支发出处到回旋支动脉终末。

(3)右冠状动脉:

① 近段:开口到右冠状动脉第一个较大的右室支动脉发出处或第一个弯曲部。

② 中段:第一个较大的右室支动脉发出处到锐缘支动脉发出处。

③ 远段:锐缘支动脉到后室间沟止。

142．胸痛有哪四大"杀手"?

答:急性心肌梗死、主动脉夹层、肺动脉栓塞、张力性气胸。

143．什么是胸痛中心?

答:胸痛中心是为急性心肌梗死、主动脉夹层、肺动脉栓塞等以急性胸痛为主要临床表现的急危重症患者提供的快速诊疗通道。

144．胸痛中心的核心理念是什么?

答:胸痛中心通过多学科合作,提高胸痛的早期诊断和诊疗能力,减少误诊和漏诊,避免治疗不足或过度治疗,以降低胸痛患者的死亡率,改善临床预后。

145．胸痛中心救治的核心原则是什么?

答:先救治后收费。

146．胸痛患者应在首次医疗接触后多长时间内完成首份心电图检查?

答:10 分钟内。

147．胸痛中心对导管室护士有何要求?

答:至少具有 3 名经过专门介入辅助技术培训、熟悉导管室工作流程的导管室专职护士,且每年至少接受一次 4 学时以上的介入诊疗和急性冠脉综合征的新知识培训,并获得证书。

148．导管室激活时间要求控制在多长时间之内?

答:30 分钟内。

149．什么是首次医疗接触?

答:首次医疗接触(first medical contact,FMC)的定义为:医生、护理人员、护士或其他训练有素的急救医疗服务(emergency medical services,EMS)人员对患者进行心电图检查和解读,对患者进行评估并提供初步干预(如除颤)的时间点。FMC 可以在院前,也可以在患者到达医院时(如急诊科)。

150．如何解释 D to B 时间的涵义?

答:D to B 时间即 Door to Ballon 时间(门球时间),指患者从进入医院大门到急诊介入手术球囊扩张的时间,要求小于 90 分钟。

151．如何解释 D to N 时间的涵义?

答:D to N 时间即 Door to Needle 时间,指患者从进入医院大门到开始溶栓的时间,要求小于 30 分钟。

152．CT 室或彩超室应至少于多长时间内完成对急性胸痛患者的检查?

答:30 分钟内。

153. 极高危非 ST 段抬高型心肌梗死/不稳定型心绞痛(NSTEMI/UA)患者需在多长时间内实施紧急 PCI?

答:2 小时内。

154. 什么是冠心病?

答:冠状动脉粥样硬化性心脏病是指冠状动脉发生粥样硬化引起管腔狭窄或闭塞,导致心肌缺血、缺氧或坏死而引起的心脏病,简称冠心病,也称缺血性心脏病。

155. 冠心病的危险因素有哪些?

答:(1) 主要危险因素:年龄、性别、高血压、吸烟、血脂异常、糖尿病和代谢综合征。

(2) 次要危险因素:肥胖、西方饮食习惯、脑力劳动者、A 型性格和遗传因素等。

(3) 近年来发现的新危险因素:血中同型半胱氨酸增高、胰岛素抵抗增强,血中纤维蛋白原及一些凝血因子增高和病毒、衣原体感染。

156. 冠心病可以改变的危险因素是如何进展的?

答:(1) 高血压→左心室肥厚→冠心病→心力衰竭。

(2) 血脂异常→颈动脉增厚→脑卒中→脑卒中后遗症。

(3) 糖尿病→微量蛋白尿→肾损害→肾衰竭。

(4) 吸烟→血管斑块形成。

(5) 肥胖→血管顺应性降低。

157. 诊断冠心病的"金标准"是什么?

答:冠状动脉造影术(coronary arterial angiography,CAG)是临床诊断冠心病的"金标准"。因其可以提供冠状动脉病变的部位、性质、程度、范围、侧支循环状况等的准确资料,有助于选择最佳治疗方案和判断预后。

158. 什么是心血管疾病的一级预防?

答:指在心血管疾病尚未发生或处于亚临床阶段时采取的预防措施,以控制或减少心血管疾病危险因素,预防心血管事件,减少群体发病率。这些预防措施通常指改变不健康的生活习惯,如戒烟、限酒、减少钠盐摄入量、增加体力活动和控制体重及合理膳食等,同时配合药物控制代谢性危险因素(血压、血脂及血糖异常)的水平,以达到预防心脑血管疾病及其他相关疾病发生的目的。

159. 什么是冠心病的二级预防?

答:是对于已有冠心病的患者,严格控制危险因素,防止心血管事件复发和心力衰竭。其目的在于降低冠心病的致死率和致残率,改善生存和生活质量。冠心病二级预防措施包括非药物干预(治疗性生活方式改善和运动康复)与药物治疗,以及心血管危险因素的综合防控,这些措施相结合有助于最大限度地改善患者的预后。

160. 冠心病二级防护的 ABCDE 方案是什么?

答:(1) A:指抗血小板、抗心绞痛治疗和 ACEI。

(2) B:应用 β 受体阻滞剂和控制血压。

(3) C:控制血脂和戒烟。

(4) D:控制饮食和治疗糖尿病。

(5) E:运动和健康教育。

161. 冠心病分为哪五型?

答:(1) 隐匿型或无症状性冠心病。

(2) 心绞痛。

(3) 心肌梗死。

(4) 缺血性心肌病(ischemic cardiomyopathy,ICM)。

(5) 猝死。

162. 根据不同发病特点和治疗原则,冠心病可分为几类?

答:(1) 慢性冠心病,也称慢性心肌缺血综合征。

(2) 急性冠状动脉综合征,包括不稳定型心绞痛、非 ST 段抬高型心肌梗死、ST 段抬高型心肌梗死。

163. 冠心病合并高血压如何管理?

答:(1) 进行有效的血压管理(包括药物和非药物治疗措施)。

(2) 控制血压<140/90 mmHg(推荐类别 Ⅱ,证据等级 A)。

(3) 急性冠状动脉综合征患者降压药物建议首选 ACEI;不能耐受时,选择 ARB 和 β 受体阻滞剂。

（4）近期有心肌梗死病史的高血压患者，建议服用β受体阻滞剂和ACEI/ARB。

（5）对有心绞痛的高血压患者，应给予降压治疗，首选β受体阻滞剂和钙通道拮抗剂（推荐类别Ⅰ，证据等级A）。

164. 冠心病合并糖尿病如何管理？

答：（1）在积极控制饮食和改善生活方式的同时给予降糖治疗。

（2）降糖药物应尽量选择不易导致低血糖的药物，如二甲双胍、二肽基肽酶-4抑制剂、钠-葡萄糖协同转运蛋白2抑制剂等。

（3）推荐将糖化血红蛋白控制在7%以下（推荐类别Ⅰ，证据等级A）。

165. 冠心病合并心力衰竭如何管理？

答：（1）建议冠心病合并心力衰竭或心肌梗死后，左心室射血分数（left ventricular ejection fraction，LVEF）<40%的患者尽早服用ACEI（推荐类别Ⅰ，证据等级A），如不能耐受ACEI，建议选用ARB（推荐类别Ⅰ，证据等级A）。

（2）所有心力衰竭或左心室功能不全患者如无禁忌证，建议尽早服用β受体阻滞剂，至最大可耐受剂量（推荐类别Ⅰ，证据等级A），降低PCI后心肌梗死及心源性死亡发生率。

（3）症状（NYHA Ⅱ-Ⅳ级）持续且LVEF<35%，可在服用ACEI/ARB及β受体阻滞剂的基础上，给予醛固酮受体拮抗剂（推荐类别Ⅰ，证据等级A）。

166. 什么是缺血性心肌病？

答：缺血性心肌病属于冠心病的一种特殊类型或晚期阶段，是指由冠状动脉粥样硬化引起长期心肌缺血，导致心肌弥漫性纤维化，产生与原发性扩张型心肌病类似的临床表现。其病理生理基础是冠状动脉粥样硬化病变使心肌缺血、缺氧，以致心肌细胞减少、坏死、心肌纤维化、心肌瘢痕形成的疾病。

167. 缺血性心肌病包括哪两大类？

答：充血型缺血性心肌病和限制型缺血性心肌病。

168. 缺血性心肌病的诊断要点包括哪些？

答：肯定条件如下：

（1）有明确冠心病史，有1次或1次以上心肌梗死（有Q波或无Q波心肌梗死）。

（2）心脏明显扩大。

（3）心功能不全征象和（或）实验室依据。

否定条件如下：

（1）排除冠心病的某些并发症如室间隔穿孔，心室壁瘤和乳头肌功能不全所致二尖瓣关闭不全等。

（2）除其他心脏病或其他原因引起的心脏扩大和心衰。

169. 抗心肌缺血的药物治疗有哪些？

答：（1）抗血小板聚集药物，如拜阿司匹林。

（2）调脂药物，如阿托伐他汀、瑞舒伐他汀等。

（3）减缓心肌氧耗，避免恶性心律失常等的β受体阻滞剂，如琥珀酸美托洛尔等。

（4）扩张冠状动脉的药物，如单硝酸异山梨酯、硝酸甘油等。

（5）缓解心绞痛的药物，如钙拮抗剂如地尔硫䓬。

（6）改善心肌重构的药物，如 ACEI/ARB 类药物。

170. 什么是急性冠状动脉综合征？

答：急性冠状动脉综合征是一组由急性心肌缺血引起的临床综合征，主要包括不稳定型心绞痛（unstable angina，UA）、非 ST 段抬高型心肌梗死以及 ST 段抬高型心肌梗死。

171. 急性冠状动脉综合征的主要病理基础是什么？

答：动脉粥样硬化不稳定斑块破裂或糜烂导致冠状动脉内急性血栓形成，造成冠状动脉阻塞。

172. 急性冠状动脉综合征的新分型？

答：（1）ST 段抬高的急性冠状动脉综合征：ST 段抬高的急性心肌梗死（ST-segment elevated myocardial infarction，STEMI）、变异型心绞痛。

（2）非 ST 段抬高的急性冠状动脉综合征：非 ST 段抬高的心肌梗死（non-ST-segment elevated myocardial infarction，NSTEMI）、不稳定型心绞痛。

173. 急性冠状动脉综合征的辅助检查包括哪些？

答：心肌损伤标志物、心电图、超声心动图，以及其他影像学检查，如放射性核素检查、MRI 等。

174．急性冠脉综合征患者肌钙蛋白要求多长时间为获得结果？

答：20分钟内。

175．什么是稳定型心绞痛？

答：稳定型心绞痛是指在冠状动脉狭窄的基础上，由于心肌负荷的增加而引起心肌急剧的、暂时的缺血与缺氧的临床综合征。

176．心绞痛的常见诱发因素有哪些？

答：(1) 主要是劳力，如走路快、上楼、爬坡、顶风骑车等。

(2) 情绪激动和精神打击所诱发，如发怒、着急、过度兴奋。

(3) 寒冷刺激、饱食、吸烟的时候可发生。

(4) 贫血、心动过速或休克等。

177．稳定型心绞痛临床表现？

答：(1) 部位：主要在胸骨体之后，可波及心前区，常放射至左肩、左臂内侧，达无名指和小指，或至颈、咽或下颌部。

(2) 性质：疼痛常为压迫、发闷或紧缩性，也可有烧灼感，偶伴濒死感。

(3) 诱因：体力劳动、情绪激动、饱餐、寒冷、吸烟、心动过速、休克等。

(4) 持续时间：一般持续数分钟至十余分钟，多为3~5分钟，一般不超过半个小时。

(5) 缓解方式：一般在停止原来诱发症状的活动后即可缓解。舌下含服硝酸甘油等硝酸酯类药物也能在几分钟内使之缓解。

178．稳定型心绞痛的治疗原则是什么？

答：避免诱发因素；改善冠状动脉的血供和降低心肌的耗氧以改善患者症状，提高生活质量，治疗冠状动脉粥样硬化，预防心肌梗死和死亡，延长生存期。

179．不稳定型心绞痛的临床危险度如何分组？

答：(1) 低危组：新发的或是原有劳力性心绞痛恶化加重，发作时 ST 段下移小于等于 1 mm，持续时间小于 20 分钟。

(2) 中危组：就诊前一个月内(但 48 小时内未发)发作 1 次或数次，静息心绞痛及梗死后心绞痛，发作时 ST 段下移大于 1 mm，持续时间小于 20 分钟。

（3）高危组：就诊前48小时内反复发作，静息心绞痛ST段下移>1 mm，持续时间>20分钟。

180．不稳定型心绞痛严重程度分级（Braunwald分级）有哪些？

答：（1）Ⅰ级：严重的初发型心绞痛或者恶化型心绞痛，无静息型疼痛，这种程度的心绞痛患者1年内死亡或者发生心肌梗死的概率大概是7.3%。

（2）Ⅱ级：亚急性静息型心绞痛（1个月内发生过，但48小时内无发作），1年内死亡或者心肌梗死发生率大概是10.3%。

（3）Ⅲ级：急性静息型心绞痛（在48小时内有发生），在1年内死亡或者发生心肌梗死的发生率大概是10.8%。

181．不稳定型心绞痛分为哪几类？

答：静息型、初发型、恶化型、继发型、变异型。

182．稳定型心绞痛分级标准是什么？

答：（1）Ⅰ级：一般体力活动（如步行和登楼）不受限，仅在强、快或持续用力时发生心绞痛。

（2）Ⅱ级：一般体力活动轻度受限，快步、饭后、寒冷或刮风中、精神应激或醒后数小时内发作心绞痛。一般情况下平地步行200 m以上或登楼一层以上受限。

（3）Ⅲ级：一般体力活动明显受限，一般情况下平地步行200 m，或登楼一层引起心绞痛。

（4）Ⅳ级：轻微活动或休息时即可发生心绞痛。

183．心绞痛患者使用硝酸甘油的注意事项有哪些？

答：（1）使用后出现颜面潮红、头痛、心悸等症状，是药物造成头面部血管扩张引起的。为防止用药后出现直立性低血压，可嘱患者用药后卧床休息。

（2）静脉滴注硝酸甘油，可用输液泵严格控制输液速度，以防止意外发生，一般8~10 mg/min。输液过程中嘱患者在床上大小便，避免体位突然改变而出现血压下降、头晕、冷汗、心悸等症状。

（3）输液期间，需定时监测血压。

（4）观察并记录24小时出入量，便于及时调整输液量及观察肾脏代谢功能，避免加重心脏负担的情况发生。

184．心绞痛患者健康指导内容有哪些?

答:(1)疾病知识指导:生活方式的改变是冠心病治疗的基础。应指导患者:

① 合理膳食。宜摄入低热量、低脂、低胆固醇、低盐饮食,多食蔬菜、水果和粗纤维食物如芹菜、糙米等,避免暴饮暴食,注意少量多餐。

② 戒烟限酒。

③ 适量运动。运动方式应以有氧运动为主,要注意运动的强度和时间(因病情和个体差异而不同),必要时需要在监测下进行。

④ 心理平衡。调整心态,减轻精神压力,逐渐改变急躁易怒性格,保持心理平衡。可采取放松技术或与他人交流的方式缓解压力。

(2)避免诱发因素:过劳、情绪激动、饱餐、用力排便、寒冷刺激等都是心绞痛发作的诱因,应告知患者及家属尽量避免上述情况。

(3)病情监测指导:教会患者及家属心绞痛发作时的缓解方法,胸痛发作时应立即停止活动或舌下含服硝酸甘油。如服用硝酸甘油不缓解,或心绞痛发作比以往频繁、程度加重、疼痛时间延长,应立即到医院就诊,警惕心肌梗死的发生。不典型心绞痛发作时可能表现为牙痛、上腹痛等,为防止误诊,可先按心绞痛发作处理并及时就医。告知患者应定期复查心电图、血压、血糖、血脂、肝功能等。

(4)用药指导:患者出院后遵医嘱服药,不要擅自增减药量,自我监测药物的不良反应,外出时随身携带硝酸甘油以备急需。硝酸甘油见光易分解,应放在棕色瓶内存放于干燥处,以免潮解失效。药瓶开封后每6个月更换1次,以确保疗效。

185．什么是急性心肌梗死?

答:急性心肌梗死是冠状动脉急性、持续性缺血缺氧所引起的心肌坏死。临床上多有剧烈而持久的胸骨后疼痛,休息及含服硝酸酯类药物不能完全缓解,伴有血清心肌酶活性增高及进行性心电图变化,可并发心律失常、休克或心力衰竭,属于急性冠状动脉综合征的严重类型。

186．急性心肌梗死的诱因有哪些?

答:(1)大量吸烟,可导致冠状动脉内膜发生急性损伤,诱发急性心肌梗死。

(2)激烈的情绪变化,如过度高兴、悲伤等。

(3)暴饮暴食,近期食用大量含高脂肪食物后,容易诱发急性心肌梗死。

(4)突然的寒冷刺激。

(5)过度劳累,精神高度紧张。

（6）高血压、高血糖、高血脂、高龄等，容易导致冠状动脉产生斑块。

（7）感染因素，如急性感染、感冒、急性腹泻等，可能是发生破裂的危险因素。

（8）其他：刺激、惊吓、剧烈运动、用力排便等，也可能导致斑块破裂。

187．决定心肌耗氧的主要因素包括哪些？

答：（1）收缩期室壁张力（收缩期心室容量×心腔内压力/室壁厚度）。

（2）心肌收缩力。

（3）心率。

188．心肌梗死的临床分型有哪些？

答：我国推荐使用第三版"心肌梗死全球定义"，将心肌梗死分为5种类型：

（1）1型：自发性心肌梗死。

（2）2型：继发于心肌氧供需失衡的心肌梗死。

（3）3型：心脏性猝死。

（4）4型：① 4a型-经皮冠状动脉介入治疗相关心肌梗死；② 4b型-支架血栓形成引起的心肌梗死。

（5）5型：外科冠状动脉旁路移植术（coronary artery bypass grafting，CABG）相关心肌梗死。

189．急性心肌梗死分期及相应心电图表现是什么？

答：（1）超急性期：发病数小时以内可以出现异常高大的两侧不对称的T波。

（2）急性期：一般是在数小时以后出现ST段明显抬高，弓背向上与直立的T波连接形成单相曲线，1～2天内有可能会出现病理性Q波，同时R波降低，病理性Q波或者QS波常持久不退。

（3）亚急性期：ST段抬高持续数日，两周左右逐渐回归基线水平，T波平坦或倒置。

（4）恢复期：数周至数月以后T波会出现倒置，这种情况有可能永久存在，也有可能在数月数年以后恢复到T波低平或者T波正常。

190．ST段抬高型下壁心肌梗死的心电图特征是什么？

答：下壁心肌梗死时，Ⅱ、Ⅲ、aVF导联ST段呈损伤型抬高，抬高的程度STⅢ＞STavf＞STⅡ。对应导联V_1、V_2、V_3的ST段下降，有时Ⅰ、aVL导联也有ST段下降。

191. 前壁急性心肌梗死伴下壁导联 ST 段下降见于哪种情况？

答：在前壁 AMI 中，约有 40% 的患者伴有下壁 2 个或 3 个导联 ST 段下降。这种情况见于下壁心肌缺血或损伤，左前降支较长，绕到左室心尖部，供应部分下壁心肌。前降支阻塞引起前壁心肌梗死（myocardial infarction，MI）后，导致部分下壁心肌缺血或 MI。说明这部分患者是下壁导联 ST 段抬高的对应改变，并不是下壁心肌缺血 MI 的表现。

192. 前壁急性心肌梗死伴下壁导联 ST 段抬高见于哪些情况？

答：(1) 前壁 AMI 合并下壁心外膜下心肌损伤。

(2) 前壁 AMI 伴早期复极综合征。

(3) 原有下壁 MI 合并室壁瘤。

193. 前降支作为梗死相关血管的心电图特点是什么？

答：常导致前壁心肌缺血、损伤、坏死，发生急性前间壁、前壁（V_1-V_4）心肌梗死。有时患者侧壁 I、aVL、V_5、V_6 导联也表现 ST 段抬高。

194. 左回旋支作为梗死相关血管的心电图特点是什么？

答：回旋支闭塞造成的急性心肌梗死少见，而缺血的特异性高。回旋支病变作为梗死相关血管心电图表现 ST 段抬高，常见的导联是 II、III、aVF，其次是 V_5、V_6 及 I、aVL。回旋支和右冠状动脉作为梗死血管均可造成前壁 V_1-V_4 导联 ST 段下降。

195. 什么是泵衰竭？

答：指心肌收缩功能明显减退引起的一系列严重的临床表现。急性心肌梗死引起的心脏泵血功能减退是引起泵衰竭的最主要原因。

196. 泵衰竭的 Killip 分级是什么？

答：Killip 分级是用于 AMI 所致的心力衰竭的临床分级。

(1) I 级：尚无心力衰竭。

(2) II 级：有左心衰竭，肺部啰音小于 50% 肺野。

(3) III 级：有急性肺水肿，全肺大、小、干、湿啰音。

(4) IV 级：有心源性休克等不同程度或阶段的血流动力学变化。

197．血清心肌坏死标志物的特点是什么？

答：对心肌坏死标志物的测定应综合评价，建议于入院即刻、2～4 小时、6～9 小时、12～24 小时测定血清心肌坏死标志物。

（1）心肌肌钙蛋白 I（cTnI）或 T（cTnT），该心肌结构蛋白血清含量的增高是诊断心肌坏死最特异和敏感的首选指标，在起病 2～4 小时后升高，cTnI 于 10～24 小时达高峰，7～10 天降至正常，cTnT 于 24～48 小时达高峰，10～14 天降至正常。

（2）肌酸激酶同工酶（CK-MB），对判断心肌坏死的临床特异性较高，在起病后 4 小时内增高，16～24 小时达高峰，3～4 天恢复正常。由于首次 STEMI 后肌钙蛋白将持续升高一段时间（7～14 天），CK-MB 适于早期（4 小时内）AMI 诊断和再发 MI 诊断。

（3）肌红蛋白，有助于早期诊断，但特异性较差，于起病后 2 小时内即升高，12 小时内达高峰，24～48 小时内恢复正常。

（4）曾沿用多年的 AMI 心肌酶测定，包括肌酸激酶（creatine kinase，CK）、天门冬氨酸氨基转移酶（aspartate aminotransferase，AST）、乳酸脱氢酶（lactate dehydrogenase，LDH），其特异性及敏感性均远不如上述心肌坏死标志物，但仍有参考价值。三者在 AMI 发病后 6～10 小时开始升高，按序分别于 12 小时、24 小时及 2～3 天内达高峰，又分别于 3～4 天、3～6 天及 1～2 周内回降至正常。

198．肌酸激酶同工酶的动态测定对急性心肌梗死诊断的意义是什么？

答：肌酸激酶同工酶升高，在起病后 4 小时内增高，16～24 小时达高峰，3～4 天恢复正常，其增高的程度能较准确地反映梗死的范围，其高峰出现时间是否提前有助于判断溶栓治疗是否成功。

199．心肌梗死后临床症状的轻重与哪些因素有关？

答：梗死面积的大小、部位以及冠状动脉侧支循环以及治疗是否及时。

200．ST 段抬高的急性心肌梗死先兆临床表现有哪些？

答：多数患者在发病前数日有乏力，胸部不适，活动时心悸、气急、烦躁、心绞痛等前驱症状，其中以新发生心绞痛（初发型心绞痛）或原有心绞痛加重（恶化型心绞痛）为最突出。心绞痛发作较以往频繁、程度较剧、持续较久、硝酸甘油疗效差、诱发因素不明显。

201．急性心肌梗死患者常于发病后多长时间出现心律失常？最常出现的心律失常是什么？

答：（1）见于 75%～95% 的患者，多发生在起病 1～2 天，24 小时内最多见。

（2）各种心律失常中以室性心律失常最多，尤其是室性期前收缩，如室性期前收缩频发（每分钟 5 次以上），成对出现或呈非持续性室性心动过速，多源性或落在前一心搏的易损期时（R-on-T），常为心室颤动的先兆。室颤是 AMI 早期，特别是患者入院前的主要死因。下壁 AMI 易发生房室传导阻滞及窦性心动过缓；前壁 AMI 易发生室性心律失常，如发生房室传导阻滞表明梗死范围广泛，情况严重。

202．急性心肌梗死的并发症有哪些？

答：（1）乳头肌功能失调或断裂：总发生率可高达 50%，二尖瓣乳头肌因缺血、坏死等使收缩功能发生障碍，可引起心力衰竭。

（2）心脏破裂：少见，常在起病 1 周内出现，多为心室游离壁破裂，造成心包积血引起急性心脏压塞而猝死。

（3）栓塞：发生率为 1%～6%，见于起病后 1～2 周，如为左心室附壁血栓脱落所致，则引起脑、肾、脾或四肢等动脉栓塞。

（4）心室壁瘤：主要见于左心室，发生率为 5%～20%。

（5）心肌梗死后综合征：发生率为 1%～5%，于 MI 后数周至数月内出现，可反复发生，表现为心包炎、胸膜炎或肺炎，有发热、胸痛等症状。

203．出现乳头肌功能失调时，心脏听诊的特征是什么？

答：二尖瓣乳头肌因缺血或坏死等使收缩功能发生障碍，造成二尖瓣脱垂及关闭不全，心尖部出现收缩中晚期喀喇音和吹风样收缩期杂音，第一心音可不减弱，可引起心力衰竭。轻者可以恢复，其杂音可消失。

204．心肌梗死的预后与什么有关？

答：以下因素都决定了心肌梗死的预后：

（1）梗死的面积大小。

（2）是否已经形成了侧支循环。侧支循环是指大血管出现了堵塞导致心肌梗死，它的分支和其他血管及时开通以改善心脏的供血。

（3）抢救和治疗是否及时。

205．急性心肌梗死患者为何不能用力排便？

答：（1）增加心肌耗氧量，加重缺血症状。

（2）兴奋迷走神经，诱发心律失常。

（3）合并心室壁瘤的患者，可造成室壁瘤破裂。

206. 急性心肌梗死的治疗原则是什么？

答：急性心肌梗死的治疗一般可分为ST段抬高的急性心肌梗死和非ST段抬高的急性心肌梗死两大类：

（1）对有ST段抬高的急性心肌梗死强调及早发现、及早住院，并加强住院前的就地处理。治疗原则是尽快恢复心肌的血液灌注（到达医院后30分钟内开始溶栓或90分钟内开始介入治疗），以挽救濒死的心肌，防止梗死扩大或缩小心肌缺血范围，保护和维持心脏功能，及时处理严重心律失常、泵衰竭和各种并发症，防止猝死，使患者不但能度过急性期，且康复后还能保持尽可能多的有功能的心肌。

（2）非ST段抬高的急性心肌梗死也多是非Q波性，此类患者不宜进行溶栓治疗。其中低危险组（无并发症、血流动力稳定、不伴反复胸痛者）以阿司匹林和肝素尤其是低分子量肝素治疗为主，中危险组（伴持续或反复胸痛，心电图无变化或ST段压低1 mm上下者）和高危险组（并发心源性休克、肺水肿或持续低血压）则以介入治疗为首选。

207. ST段抬高的急性心肌梗死患者如何解除疼痛？

答：心肌再灌注治疗开通梗死相关血管、恢复缺血心肌的供血是解除疼痛最有效的方法，但在再灌注治疗前可选用下列药物尽快解除疼痛：

（1）吗啡或哌替啶：吗啡2~4 mg静脉注射或哌替啶50~100 mg肌内注射，必要时5~10分钟后重复使用，可减轻患者交感神经过度兴奋和濒死感。注意低血压和呼吸功能抑制的副作用。

（2）硝酸酯类药物：硝酸甘油0.3 mg或硝酸异山梨酯5~10 mg舌下含服或静滴，通过扩张冠状动脉、增加冠状动脉血流量以及增加静脉容量而降低心室前负荷。注意观察心率增快和血压降低。

（3）β受体阻滞剂：能减少心肌耗氧量，改善缺血区的氧供需失衡，缩小梗死面积，减少复发性心肌缺血、再梗死、室颤及其他心律失常，对降低急性期病死率有肯定的疗效。一般首选的药物如阿替洛尔、美托洛尔、比索洛尔等。

208. 急性心肌梗死24小时内避免使用洋地黄类药物的原因是什么？

答：在急性心肌梗死发作的24小时以内由于冠脉供血不足导致心肌细胞缺氧坏死，如此时再使用正性肌力药，心肌耗氧量会增加，进一步加重缺氧，增加坏死面积。

209. 什么是极化液疗法？

答：极化液疗法：氯化钾1.5 g，普通胰岛素10 U加入10%葡萄糖溶液500 mL中静滴，每天 1～2 次,7～14 天为一疗程。可促进心肌摄取和代谢葡萄糖,促使钾离子进入细胞内,恢复心肌细胞膜极化状态,利于心肌收缩、减少心律失常。

210. ST 段抬高的急性心肌梗死合并心源性休克的治疗原则是什么?

答:(1) 补充血容量:估计有血容量不足或中心静脉压和肺动脉楔压低者,用右旋糖酐 40 或 5%～10% 葡萄糖液静脉滴注,输液后如中心静脉压上升超过 18 cmH$_2$O,肺毛细血管楔压(plymonary capillary wedge pressure,PCWP)>15～18 mmHg,则应停止。右室梗死时,中心静脉压的升高则未必是补充血容量的禁忌。

(2) 应用升压药:补充血容量后血压仍不升,而 PCWP 和心脏指数(cardiac index,CI)正常时,提示周围血管张力不足,可用多巴胺,起始剂量 3～5 μg/(kg·min),或去甲肾上腺素 2～8 μg/min,亦可选用多巴酚丁胺,起始剂量 3～10 μg/(kg·min)静脉滴注。

(3) 应用血管扩张剂:经上述处理血压仍不升,而 PCWP 增高,CI 低或周围血管显著收缩以致四肢厥冷并有发绀时,硝普钠 15 μg/min 开始静脉滴注,每 5 分钟逐渐增量至 PCWP 降至 15～18 mmHg;硝酸甘油 10～20 μg/min 开始静脉滴注,每 5～10 分钟增加 5～10 μg/min,直至左心室充盈压下降。

(4) 其他:包括纠正酸中毒、避免脑缺血、保护肾功能,必要时应用洋地黄制剂等。为了降低心源性休克的病死率,有条件的医院应考虑用主动脉内球囊反搏术或左心室辅助装置进行辅助循环,然后做选择性冠状动脉造影,随即施行介入治疗或主动脉-冠状动脉旁路移植手术。

211. 急性心肌梗死并发心源性休克的急救及护理包括哪些?

答:心源性休克是急性心肌梗死的严重并发症之一,目前在充血性心力衰竭或低血压患者进行 PCI 手术治疗时,及早插入肺动脉导管,测量血流动力学参数,可以尽早诊断休克前状态;同时护士在治疗中要给予积极的护理,可以避免术中心源性休克的发生。一旦发生心源性休克,处理措施如下:

(1) 立即抗休克处理,遵医嘱给予扩容药,如右旋糖酐-40 等。

(2) 遵医嘱给予血管活性药物,如多巴胺等。

(3) 患者取平卧位,高流量吸氧或面罩吸氧。

(4) 严密观察呼吸及血氧饱和度,随时准备气管插管和使用呼吸机辅助呼吸。

(5) 准备使用 IABP 机器,及时准确供给导管材料,根据患者身高选择 IABP 球囊,放置到位,连接 IABP 机器,按需调节反搏频率。

(6) 做好抢救护理记录。

212．急性心肌梗死患者心肌再灌注的方法有哪些？

答：(1) 心肌再灌注治疗就是让心肌细胞重新得到血液供应,通常主要指的是心肌梗死的溶栓治疗或者急诊介入支架、介入取栓等措施,使闭塞的血管再次得到血液供应。

(2) 介入治疗失败或溶栓治疗无效有手术指征者,宜争取 6～8 小时内实施紧急 CABG 术。

213．急性心肌梗死溶栓治疗的适应证有哪些？

答：(1) 2 个或 2 个以上相邻导联 ST 段抬高,或病史提示 AMI 伴左束支传导阻滞,起病时间<12 小时,患者年龄不超过 75 岁。

(2) ST 段显著抬高的 MI 患者年龄超过 75 岁,经权衡利弊仍可考虑。

(3) ST 段抬高的 MI 发病时间在 12～24 小时,如有进行性缺血性胸痛,广泛 ST 段抬高者可考虑。

214．急性心肌梗死溶栓治疗的禁忌证有哪些？

答：(1) 既往发生过出血性脑卒中,6 个月内发生过缺血性脑卒中或脑血管事件。

(2) 中枢神经系统受损、颅内肿瘤或畸形。

(3) 近期(2～4 周)有活动性内脏出血。

(4) 未排除主动脉夹层。

(5) 入院时有严重且未控制的高血压(大于 180/110 mmHg)或有慢性严重高血压病史。

(6) 目前正在使用治疗剂量的抗凝药或已知有出血倾向。

(7) 近期(2～4 周)有创伤史,包括头部外伤、创伤性心肺复苏或较长时间(大于 10 分钟)的心肺复苏。

(8) 近期(3 周内)有外科大手术。

(9) 近期(2 周内)曾在不能压迫部位的大血管行穿刺术。

215．溶栓再通的判断标准有哪些？

答：(1) 胸痛 2 小时内基本消失。

(2) 心电图抬高的 ST 段 2 小时内回落大于 50%。

(3) 2 小时内出现再灌注性心律失常。

(4) 血清 CK-MB 酶峰值提前出现(14 小时内)。

216．常用的溶栓治疗的药物有哪些?

答:尿激酶、链激酶、重组组织型纤溶酶原激活剂。

217．急性心肌梗死静脉注射溶栓药物常用给药方法有哪些?

答:(1) 尿激酶(urokinase,UK)30 分钟内静脉滴注 150 万～200 万 U。

(2) 链激酶(streptokinase,SK)或重组链激酶(recombinant streptokinase,r-SK)以 150 万 U 静脉滴注,在 60 分钟内滴完。使用链激酶时,应注意寒战、发热等过敏反应。

(3) 重组组织型纤溶酶原激活剂(recombinant tissue plasminogen activator,rt-PA),建议剂量及用法为 100 mg 在90 分钟内静脉给予:先静脉注入 15 mg,继而 30 分钟内静脉滴注 50 mg,其后 60 分钟内再滴注 35 mg(国内有报告用上述剂量的一半也能奏效)。用 rt-PA 前先用肝素 5000 U 静脉注射,用药后继续以肝素 700～1000 U/h 持续静脉滴注共 48 小时,以后改为皮下注射 7500 U,12 小时注射 1 次,连用 3～5 天(也可用低分子量肝素)。

218．溶栓患者的护理观察要点有哪些?

答:(1) 观察患者有无出血,溶栓最大的并发症为出血风险,部分患者表现为微小出血,如皮肤青紫或穿刺点长时间渗血,但同样可印证抗栓效果较好;部分患者出血需高度警惕,如消化道出血、泌尿系统出血、颅内出血。

(2) 观察患者生命体征,严密监护心电图,患者易出现再灌注性心律失常,如未得到及时处理可危及患者生命。

(3) 注意一般护理,心梗急性期内避免下床活动,保持大便通畅,不可暴饮暴食。

219．急性心肌梗死溶栓常见的并发症有哪些?

答:(1) 会导致不同程度的出血,如皮肤黏膜的出血、大咯血、消化道出血以及颅内出血等。

(2) 出现再灌注心肌损伤导致心律失常。

(3) 过敏反应。

(4) 一过性低血压。

(5) 栓塞。

220．急性心肌梗死溶栓治疗的护理配合要点有哪些?

答:(1) 协助评估患者是否有溶栓禁忌证。

（2）溶栓前先检查血常规、出凝血时间和血型。

（3）迅速建立静脉通路，遵医嘱应用溶栓药物，注意观察有无不良反应：

① 过敏反应表现为寒战、发热、皮疹等。

② 低血压（收缩压<90 mmHg）。

③ 出血，包括皮肤黏膜出血、血尿、便血、咯血、颅内出血等，一旦出血，应紧急处理。

（4）溶栓疗效观察。可根据下列指标间接判断溶栓是否成功：

① 胸痛2小时内基本消失。

② 心电图ST段于2小时内回落>50%。

③ 2小时内出现再灌注性心律失常，如窦性心动过缓、加速性室性自主心律、房室传导阻滞或束支传导阻滞突然改变或消失。

④ cTnI或cTnT峰值提前至发病后12小时内，血清CK-MB峰值提前出现（14小时以内）。

上述4项中，②和④最重要。也可根据冠状动脉造影直接判断溶栓是否成功。

221. 急性心肌梗死合并室间隔穿孔患者的临床表现是什么？

答：室间隔穿孔的先兆多为心肌梗死后持续或反复发作的胸痛、恶心、呕吐，破裂前心电图可出现ST段抬高或压低、T波高耸或由倒置变为直立等。室间隔穿孔后可表现为胸痛、呼吸困难、右心功能不全和心源性休克。绝大多数患者可在胸骨左缘闻及粗糙响亮的收缩期杂音，向心底、心尖和胸骨右缘传导，但很难与二尖瓣关闭不全等相鉴别。在急性心肌梗死合并室间隔穿孔中，超声心动图是室间隔穿孔明确诊断的重要辅助手段。

222. 急性心肌梗死合并室间隔穿孔的治疗策略是什么？

答：（1）内科保守治疗：主要是维持循环及呼吸功能的稳定。维持循环稳定包括应用利尿剂、血管扩张剂和正性肌力药物以及IABP等辅助支持。维持呼吸功能稳定包括面罩吸氧、持续气道内正压通气、双水平气道内正压通气或插管等方式机械通气治疗，提高氧分压及血氧饱和度。

（2）外科修补手术。

223. 急性心肌梗死患者早期合理运动有哪些意义？

答：目前主张早期运动，实现早期康复。向患者讲明活动耐力恢复是一个循序渐进的进程，既不能操之过急、过早或过度活动，也不能因担心病情而不敢活动。急性期卧床休息可减轻心脏负荷，减少心肌耗氧量，缩小梗死范围，有利于心功能的恢复。病情稳定后应逐渐增加活动量，有助于促进侧支循环的形成，提高活动耐力。适宜的运动能降低血中胆固醇浓度和血小板聚集率,减缓动脉硬化和血栓形成,避免再发 AMI,也能辅助调整 AMI 后患者的情绪,改善睡眠和饮食,增强其康复信心,提高生活质量,延长存活时间。

224. 急性心肌梗死常见并发症的护理要点有哪些?

答:(1)急性左心衰竭,其护理要点为:

① 端坐位。

② 高流量吸氧。

③ 应用镇静剂吗啡。

④ 利尿剂应用(右心室心梗慎用)。

(2)心律失常,其护理要点为:

① 密切监测心率、心律变化。

② 正确应用抗心律失常药物。

③ 备好除颤仪及临时起搏器。

(3)心源性休克,其护理要点为:

① 密切观察心率、心律、血压、神志变化。

② 准确记录出入量,保持水电解质平衡。

③ 注意尿量变化。

④ 高流量吸氧,改善心肌缺氧状态。

⑤ 应用升压药物。

(4)心脏破裂,其护理要点为:

① 消除诱因,保持情绪稳定。

② 保持大便通畅。

225. 急性心肌梗死胸痛的护理要点有哪些?

答:(1)休息:发病 12 小时内应绝对卧床休息,保持环境安静,限制探视,并告知患者和家属,卧床休息及有效睡眠可以降低心肌耗氧量和交感神经兴奋性,有利于缓解疼痛,以取得合作。

(2)饮食:起病后 4~12 小时内给予流质饮食,以减轻胃扩张。随后过渡到低脂、低胆固醇清淡饮食,提倡少量多餐。

(3)给氧:鼻导管给氧,以增加心肌氧的供应,减轻缺血和疼痛。

(4)止痛治疗的护理:遵医嘱给予吗啡或哌替啶止痛,注意有无呼吸抑制等不良反应。给予硝酸酯类药物时应随时监测血压的变化,维持收缩压在 100 mmHg 以上。

(5)溶栓治疗的配合与护理。

226．什么是 Wellens 综合征？

答：由 Hein J.J.Wellens 于 1982 年提出，是以一部分不稳定型心绞痛患者心电图胸前导联 T 波的特征性改变为特点，病情进展较快，易发生广泛前壁 MI 的临床综合征。此类特征性 T 波改变的病理基础为严重的左前降支近段狭窄，故也被称之为"前降支 T 波综合征"。

227．Wellens 综合征的心电图分型是什么？

答：（1）1 型 Wellens 综合征：ST 位于等电位线，或呈直线型、拱形轻度抬高（不超过 1 mm），伴有 T 波深入倒置。倒置的 T 波下降支与水平线的夹角一般在 60°～90°范围；这一类型较为常见，约占 3/4；有时候也被称为左前降支冠状 T 波综合征。

（2）2 型 Wellens 综合征：右胸到中胸导联 T 波双相，主要为 V_2-V_3 导联，有时也可包括 V_1 和 V_4 导联，这一类型约占 1/4，但致命危险性更大。

228．Wellens 综合征的临床表现有哪些？

答：（1）心绞痛症状与心电图改变呈非同步性：患者常先有不稳定型心绞痛发作的病史或心绞痛发作在前，心电图 T 波改变常出现在胸痛缓解后数小时或数天（多数在 24 小时）内，即心绞痛发作后的无症状期。

（2）心肌坏死生化标志物：大部分患者的心肌生化标记物正常，部分患者 cTnT（Ⅰ）轻度升高，诊断为急性非 ST 段抬高型心肌梗死。

（3）影像学检查：部分 Wellens 综合征患者可出现左室前壁运动障碍，可以在数天或数周内逐渐恢复正常。心脏磁共振延迟成像（CMR－MDE）检查可以发现小范围的心肌坏死。

（4）冠脉造影：多数患者冠脉造影提示狭窄程度在 50%～99%范围，多数伴有侧支供应前降支供血区心肌，但其中也有狭窄程度小于 50%者，而心电图出现典型 Wellens 综合征样 T 波改变，提示冠脉痉挛在患者的急性心肌缺血过程中起重要作用。

229．ST 段抬高的急性心肌梗死患者出院后如何进行有效的血压管理？

答：（1）STEMI 患者出院后应控制血压<140/90 mmHg（收缩压不低于 110 mmHg）。

（2）坚持使用他汀药物，使低密度脂蛋白胆固醇<2.07 mmol/L（80 mg/dL），且达标后不应停药或盲目减小剂量。对用较大剂量他汀类药物治疗后低密度脂蛋白胆固醇仍不能达标者可联合应用胆固醇吸收抑制剂。

230．心肌梗死患者康复期健康宣教要点有哪些？

答：（1）保持健康的生活方式，合理膳食，保持大便通畅，控制情绪，监测血压，控制血脂、血糖。

（2）在医护人员指导下进行适宜的有氧运动，如散步、打太极拳等。

（3）出现劳累、心悸、头晕等症状时，要立即停止运动。

（4）遵医嘱按时、坚持服药，定期复查，出现不适时立即就诊。

（5）随身携带急救药物，定期门诊复查。

231．什么是心电图运动负荷试验？

答：常用的方法有亚极量踏车运动试验和活动平板运动试验。

（1）阳性标准为在 R 波为主的导联中，ST 段水平型或下斜型压低大于等于 0.1 mv(J 点后 60～80 ms)，并持续 2 小时，或伴有胸痛发作，或收缩压下降超过 10 mmHg。运动耐力低，运动时 ST 段压低显著，同时伴血压下降者提示冠状动脉病变严重或预示存在多支病变。

（2）抗心绞痛药物，尤其是 β 受体阻滞剂，影响运动试验的敏感性。因此，如有可能，应停服抗心绞痛药物(尤其是 β 受体阻滞剂)后再进行运动试验，但具体患者是否停服药物应由医生做出判定。本试验有一定比例的假阳性或假阴性，单纯运动试验阳性或阴性不能作为诊断或排除冠心病的依据。

232．什么是多排螺旋冠状动脉 CT 造影检查？

答：多排螺旋冠状动脉 CT 造影(CT angiography，通常简称冠脉 CTA)检查是诊断冠心病的一种无创、有效的方法。目的显示心脏及冠状动脉的解剖结构，评估冠状动脉病变。

233．冠脉 CTA 检查前如何准备？

答：（1）检查前需禁食 6 小时，防止注射对比剂时引起恶心、呕吐。

（2）嘱患者检查前携带两周内血肌酐结果。

（3）告知患者检查前避免剧烈运动、情绪紧张，避免心率加快，心率过快(每分钟大于 70 次)影响 CT 机成像。

（4）检查时须有家属或医务人员陪同。

（5）糖尿病患者需在检查前、后停服二甲双胍 48 小时。

（6）甲状腺功能亢进、碘对比剂过敏者禁止做增强 CT 检查。

（7）告知患者对比剂注入后全身发热为正常现象，不用担心。

234．冠脉 CTA 检查后护理要点有哪些？

答：（1）嘱患者检查完成后需在候诊区观察 30 分钟，无不适后方可离开。

（2）在注射对比剂过程中，若出现对比剂渗出，引起局部肿胀，可使用 50% 硫酸镁湿敷，以减轻不适或遵医嘱处理。

（3）嘱患者检查后饮水 1500～2000 mL，以促进对比剂的排出。

（4）观察患者有无过敏反应，若患者出现面色潮红、打喷嚏、眼结膜充血、皮肤瘙痒、荨麻疹等症状，应及时通知医生，遵医嘱协助处理。重度过敏反应者，立即做好抢救准备。

（5）检查后 48～72 小时复查血肌酐。

235. 经皮冠状动脉介入术围手术期抗血小板治疗主要包括哪些药物？

答：（1）血栓素 A2（thromboxane A2，TXA2）抑制剂：阿司匹林。

（2）二磷酸腺苷（adenosine diphosphate，ADP）P2Y12 受体拮抗剂：氯吡格雷、替格瑞洛、普拉格雷。

（3）血小板膜糖蛋白 Ⅱb/Ⅲa 受体拮抗剂：阿昔单抗、依替巴肽、替罗非班。

（4）磷酸二酯酶抑制剂：西洛他唑。

236. 经皮冠状动脉介入术围手术期抗凝治疗主要包括哪些药物？

答：抗凝药物主要有普通肝素、依诺肝素、比伐芦定和磺达肝癸钠。

237. PCI 术后院外康复指导建议有哪些？

答：（1）按时复诊，出院后 1 月、3 月、6 月、1 年复诊。

（2）按时服药，勿私自停用药物。

（3）低盐低脂饮食，控制体重。

（4）控制危险因素，保持大便通畅。

（5）保持情绪稳定。

（6）戒烟戒酒。

（7）适当运动。

238. 介入术后随访的意义是什么？

答：（1）可以为治疗、教学、科研提供快捷可靠的资料（如生存情况、用药情况、治疗效果、不良事件发生等）。

（2）在疾病的二级预防中起到至关重要的作用（如提高患者遵医行为的依从性，从而提高患者的生存质量和远期生存率）。

239. 院外随访管理有哪些优势？

答：（1）提升患者的依从性。

（2）最小化医生的工作量。

（3）保证数据的完整、真实可用。

（4）保证了随访可持续性。

240．什么是冠状动脉钙化？

答：指钙质在冠状动脉管壁内或粥样硬化斑块内沉积，X 线透视显示沿冠状动脉走行分布的密度不均的高密度影像。普通 X 线透视仍是目前确定有无冠状动脉钙化的标准方法，但其不能确定钙化量，只能根据高密度影像越浓重钙化越严重来简单判断钙化程度。冠状动脉内超声检查可以准确地确定钙化位置，如钙化位于斑块表层、斑块边缘或底部等，可为选定不同的介入治疗方法提供重要参考。

241．什么是冠状动脉瘤样扩张？

答：指冠状动脉粥样硬化或先天因素改变破坏了血管壁内层及内弹力纤维层，冠状动脉造影显示冠状动脉管壁不同程度向外扩张，扩张的纵向长度＞7 mm，称为冠状动脉扩张（coronary artery ectasia，CAE）；扩张的纵向长度＜7 mm，称为冠状动脉瘤。

242．什么是冠状动脉扩张？

答：冠状动脉扩张是一种少见但容易识别的解剖形态学异常。一般是指心外膜下冠状动脉的弥漫性扩张，超过邻近正常节段的 1.5 倍，超过 2 倍的局限性扩张一般被称作冠状动脉瘤。CAE 可以单发，也可以多发，可为囊状（瘤体横径大于长径）或梭形（瘤体横径小于长径）。50% CAE 患者合并冠状动脉粥样硬化。单纯性 CAE 是指排除动脉粥样硬化、血管炎、川崎病、感染性疾病、先天性冠状动脉疾病等病因的不明原因所致者。

243．什么是冠状动脉瘘？

答：冠状动脉瘘是指冠状动脉主干及其分支与右侧心腔、冠状静脉（或冠状静脉窦）、肺动脉干及左侧心腔异常沟通的畸形。冠状动脉瘘最常累及右冠状动脉或其分支，约占 50%，心血管造影，包括升主动脉造影、选择性冠状动脉造影可以确诊及定位。其次为累及左冠状动脉的前降支、回旋支或其分支，约占 42.5%；左、右冠状动脉或其分支均受累者约占 5%，另有 3%的血管起源不清。冠状动脉造影是精确定位瘘口起源与分流部位的最可靠方法。

244．什么是冠状动脉痉挛？

答：冠状动脉痉挛是指由于冠状动脉一过性收缩造成管腔狭窄甚至完全闭塞，使冠状动脉血流减少甚至完全中断,从而引起心绞痛症状。

245. 冠状动脉痉挛发病特点有哪些?

答:冠状动脉痉挛大多持续短于半小时;少数患者可持续超过半小时,可发生急性心肌梗死。典型的由冠状动脉痉挛导致的心绞痛称为"变异型心绞痛",其发作特点是常于凌晨卧位时发病,胸痛程度较一般心绞痛为重,常持续半小时左右。引起急性心肌梗死发生的严重而持久的冠状动脉痉挛常有明显诱因,如酗酒、大量抽烟、熬夜、过度紧张和疲劳、寒冷刺激、暴怒等,中青年男性多见。

246. 冠状动脉痉挛的主要治疗用药包括哪两类?

答:(1) 钙通道拮抗剂,如地尔硫䓬、维拉帕米等。

(2) 硝酸酯类药物,如乌拉地尔。

247. 冠状动脉痉挛的心电图表现是什么?

答:若冠状动脉痉挛导致血管闭塞,则临床表现为静息性心绞痛伴心电图一过性 ST 段抬高。该类患者临床特点鲜明,因静息性发作与稳定型心绞痛不同,因 ST 段抬高与稳定型心绞痛、UA 和 NSTEMI 不同,因 ST 段抬高呈一过性与 STEMI 不同,因此可直接确立诊断(早先称为变异型心绞痛或 Pine 心绞痛)。

248. 冠状动脉痉挛如何介入处理?

答:(1) 冠状动脉内注射硝酸甘油每次 $200\sim300\ \mu g$,必要时可多次重复,多可迅速缓解痉挛。

(2) 撤出冠状动脉内器械:病变发生痉挛时,可撤出球囊、保留导引导丝并于冠状动脉内注射硝酸甘油。

(3) 钙通道拮抗剂:硝酸甘油无效可考虑应用钙通道拮抗剂,推注前备好临时起搏器。

(4) 球囊扩张:对于硝酸甘油和钙通道拮抗剂无效的病变内痉挛,可采用低压力、长时间球囊扩张法,以缓解痉挛。

249. 什么是冠脉夹层?

答:冠脉夹层指冠状动脉内膜撕裂,血液进入冠脉中膜,从而形成内膜下血肿,可导致管腔急剧变窄和血流严重受阻。X 线表现为血管腔的充盈缺损和管腔外造影剂滞留以及扩张部位继发的内膜撕裂片。

250．如何防治冠脉夹层？

答：(1) 严格规范操作。

(2) 选择相应手术器械(导引钢丝、球囊、支架)。

(3) 忌用较高压力反复扩张病变血管(尤其严重扭曲、钙化的病变血管)。

(4) 对无临床症状,无缺血心电图改变的小的损伤,预后良好,一般不需处理。

(5) 直径≥2.5 mm 的血管,一旦出现夹层,应及时植入支架以覆盖内膜撕裂片,稳定血管腔,防止夹层扩展。

(6) 直径≤2.5 mm 的血管发生夹层,尽量应用球囊扩张使之再通。

(7) 螺旋形夹层,特别是范围广泛的撕裂,首先应于撕裂的远端点植入支架,以防撕裂后继续向远端扩展,然后在近段植入支架。

(8) 必要时进行 CABG 术。

251．什么是主动脉夹层？

答：主动脉夹层又称主动脉夹层动脉瘤,是指主动脉内膜撕裂后,腔内的血液通过内膜破口进入动脉壁中层形成夹层血肿,并沿血管长轴方向扩展,形成动脉真、假腔病理改变的严重主动脉疾病。

252．主动脉夹层 De Bakey 分型有哪些？

答：根据破口位置及夹层累及范围,分为三型:

(1) Ⅰ型:破口位于主动脉瓣上 5 cm 内,近端累及主动脉瓣,远端累及主动脉弓、降主动脉、腹主动脉,甚至达髂动脉。

(2) Ⅱ型:破口位置同Ⅰ型相同,夹层仅限于升主动脉。

(3) Ⅲ型:破口位于左侧锁骨下动脉开口以远 2~5 cm,向远端累及至髂动脉。

253．主动脉夹层 Stanford 分型有哪些？

答：将主动脉夹层动脉瘤分为 A、B 两型。无论夹层起源于哪一部位,只要累及升主动脉者称为 A 型,相当于 De BakeyⅠ型和Ⅱ型;夹层起源于胸降主动脉且未累及升主动脉者称为 B 型,相当于 De BakeyⅢ型。

254．主动脉夹层的临床表现有哪些？

答：(1) 疼痛:前胸或胸背部持续性、撕裂样或刀割样剧痛。

（2）血压变化：高血压，且两上肢或上下肢血压相差较大。

（3）心血管系统：主动脉瓣关闭不全和心力衰竭、心肌梗死、心脏压塞。

（4）脏器和肢体缺血表现。

（5）夹层动脉瘤破裂：主动脉夹层动脉瘤可破入左侧胸膜腔引起胸腔积液；也可破入食管、气管内或腹腔，出现休克以及呕血、咯血等症状及相应体征。

255．主动脉夹层降压的注意事项有哪些？

答：降压首选静脉应用硝普钠，迅速将收缩压降至 100～120 mmHg 或更低，预防夹层血肿的延伸。必要时使用其他降压药，如 α 受体阻断剂、ACEI、利尿剂等药物。血压应降至能保持重要脏器灌注的最低水平，避免出现少尿、心肌缺血及精神症状等重要脏器灌注不良的症状。

256．什么是心脏神经症？

答：心脏神经症亦称心脏神经官能症或心血管神经症，是神经症的一种特殊类型，以心血管系统功能失常为主要表现，可兼有神经官能症的其他表现。大多发生在青年和壮年，以 20～40 岁者多见，女性多于男性，尤其是更年期妇女，过劳和情绪激动诱发，一般无器质性心脏病的证据。

257．心血管神经症的临床表现有哪些？

答：（1）心悸。

（2）呼吸困难：胸闷，呼吸不畅，可导致过度换气，引起呼吸性碱中毒。

（3）心前区疼痛：疼痛部位不固定；疼痛发作与劳力活动无关，多数发生在静息状态时；疼痛性质常描述为针刺样或牵扯样；持续时间长短不等，一般较长；含服硝酸甘油不能或数 10 分钟后方能缓解疼痛。

（4）自主神经功能紊乱症状：多汗、手足发冷、双手震颤、尿频、大便次数增多或便秘等。

（5）体格检查缺乏有重要病理意义的阳性体征。

258．什么是"挤奶效应"？

答："挤奶效应"是冠状动脉心肌桥的一种影像学表现，其诊断标准为冠状动脉造影显示至少一个投照体位上发现冠状动脉呈典型的一过性收缩期狭窄（可呈线状、串珠状狭窄或显影不清，甚至完全不显影），而舒张期管径正常，显影清晰。

259．什么是 X 综合征？

答：X 综合征是指有典型的劳力型心绞痛症状或心电图运动试验阳性，冠状动脉造影正常者，同时需除外合并冠状动脉痉挛者。X 综合征又称为"微血管心绞痛"，其可能的发病机理是冠状动脉小于 $200\,\mu m$ 的微血管及其微循环的结构和功能发生异常所致。

260．什么是肾动脉狭窄？

答：肾动脉狭窄是指一侧或双侧肾动脉主干或肾动脉主要分支狭窄，从而引起肾实质病变、继发性高血压、肾功能不全等一类疾病。

261．肾动脉狭窄的病因有哪些？

答：（1）动脉粥样硬化是肾动脉狭窄最常见的病因，约占 80%，好发于老年人。

（2）较少见的病因是纤维肌性发育不良和大动脉炎，主要见于青年人，女性居多。

262．肾动脉狭窄有哪些临床表现？

答：（1）肾血管性高血压：血压正常者（特别是年轻女性）出现高血压后即迅速进展；原有高血压的中老年患者血压近期迅速恶化，舒张压明显升高。重症患者可出现恶性高血压（舒张压超过 30 mmHg，眼底呈高血压 3 期或 4 期改变）；不应用抗 RAAS 药物 ACEI、ARB、β 受体阻滞剂，高血压常难以控制。此外，约 15% 的患者因血浆醛固酮增多可出现低钾血症。单侧肾动脉狭窄所致肾血管性高血压，若长时间不能予以良好控制，还能引起对侧肾损害（高血压肾硬化症）。

（2）缺血性肾脏病：可伴或不伴肾血管性高血压。肾脏病变主要表现为肾功能缓慢进行性减退，由于肾小管对缺血敏感，故其功能减退常在先（出现夜尿增多、尿比重及渗透压降低等远端肾小管浓缩功能障碍表现），而后肾小球功能受损（肾小球滤过率下降，进而血清肌酐增高），尿常规改变轻微（轻度蛋白尿，可出现少量红细胞及管型）。后期肾脏体积缩小，两肾大小常不对称（反映两侧肾动脉狭窄程度不等）。另外，部分肾动脉狭窄患者腹部或腰部可闻及血管杂音（高调、粗糙收缩期或双期杂音）。

三、心力衰竭

263. 什么是心力衰竭?

答：心力衰竭(heart failure，HF)是各种心脏结构或功能性疾病导致心室充盈和(或)射血功能受损，心排血量不能满足机体组织代谢需要，以肺循环和(或)体循环淤血，器官、组织血液灌注不足为临床表现的一组综合征，主要表现为呼吸困难、体力活动受限和体液潴留。心功能不全或心功能障碍理论上是一个更广泛的概念，伴有临床症状的心功能不全称为"心力衰竭"，简称心衰。

264. 心力衰竭分为哪几类?

答：(1) 左心衰竭、右心衰竭和全心衰竭。

(2) 急性和慢性心力衰竭。

(3) 射血分数降低性心衰(heart failure with reduced ejection fraction，HFrEF)和射血分数保留性心衰(heart failure with preserved ejection fraction，HFpEF)。

265. 心力衰竭的基本病因有哪些?

答：(1) 原发性心肌损害。

① 缺血性心肌损害：冠心病心肌缺血、心肌梗死是引起心衰较常见的原因。

② 心肌炎和心肌病：各种类型的心肌炎及心肌病均可导致心力衰竭，以病毒性心肌炎及原发性扩张型心肌病最为常见。

③ 心肌代谢障碍性疾病：以糖尿病心肌病最为常见，其他如继发于甲状腺功能亢进或减低的心肌病、心肌淀粉样变性等。

(2) 心脏负荷过重。

① 压力负荷(后负荷)过重：见于高血压、主动脉瓣狭窄、肺动脉高压、肺动脉瓣狭窄等左、右心室收缩期射血阻力增加的疾病。

② 容量负荷(前负荷)过重：见于心脏瓣膜关闭不全，血液反流及左、右心或动、静脉分流性先天性心血管病。此外，伴有全身循环血量增多的疾病如慢性贫血、甲状腺功能亢进症、围生期心肌病等，心脏的容量负荷增加。

266．什么是压力负荷(后负荷)?

答:心室开始收缩射血时所受到的阻力,即室壁承受的张力。压力负荷过重见于高血压、主动脉瓣狭窄、肺动脉高压、肺动脉瓣狭窄等左、右心室收缩期射血阻力增加的疾病。

267．什么是容量负荷(前负荷)?

答:心肌收缩之前遇到的负荷,实际上是心室舒张末期容量或心室舒张末期室壁张力的反应。容量负荷过重见于瓣膜关闭不全等引起的血液反流;先天性心脏病如房室间隔缺损、动脉导管未闭等引起的血液分流。此外,伴有全身循环血量增多的疾病,如慢性贫血、甲状腺功能亢进症、围生期心肌病等。

268．慢性心力衰竭的诱发因素有哪些?

答:有基础心脏病的患者,其心力衰竭症状常由一些增加心脏负荷的因素所诱发。

(1)感染:呼吸道感染是最常见、最重要的诱因,感染性心内膜炎也不少见。

(2)心律失常:心房颤动是诱发心力衰竭的重要因素。其他各种类型的快速性心律常以及严重的缓慢性心律失常亦可诱发心力衰竭。

(3)生理或心理压力过大:如过度劳累、剧烈运动、情绪激动、精神过于紧张等。

(4)妊娠和分娩:妊娠和分娩可加重心脏负荷,诱发心力衰竭。

(5)血容量增加:如钠盐摄入过多,输液或输血过快、过多。

(6)其他:治疗不当(如不恰当停用利尿药物);风湿性心脏瓣膜病出现风湿活动等。

269．肺动脉高压引发心力衰竭的机制是什么?

答:肺循环阻力增加导致肺动脉高压,右心发挥其代偿功能,以克服升高的肺动脉阻力而发生右心室肥厚。肺动脉高压早期,右心室尚能代偿,舒张末期压仍正常。随着病情的进展,特别是急性加重期,肺动脉压持续升高,超过右心室的代偿能力,右心室代偿,右心排出量下降,右心室收缩末期残留血量增加,舒张末期压增高,促使右心室扩大和右心衰竭。

270．心力衰竭时心脏的代偿机制是什么?

答:(1)心力衰竭时心脏的代偿机制即增加心脏前负荷使回心血量增多,心室舒张末期容积增加,从而增加心排血量及心脏做功量。但同时也导致心室舒张末压力增高,心房压、静脉压随之升高。

(2)心肌肥厚:当心脏后负荷增高时,常以心肌肥厚作为主要的代偿机制。

（3）神经体液的代偿机制：交感神经兴奋性增强；肾素-血管紧张素-醛固酮系统激活。

271．心力衰竭时心脏以外的代偿方式有哪些？

答：（1）血容量增加。

（2）血液重新分布。

（3）组织细胞利用氧的能力加强。

（4）红细胞增多。

272．左心衰竭的症状有哪些？

答：（1）呼吸困难，如劳力性呼吸困难、夜间阵发性呼吸困难、端坐呼吸、急性肺水肿。

（2）咳嗽、咳痰、咯血。

（3）头晕、乏力、疲倦、心慌。

（4）少尿及肾功能损害症状。

273．左心衰竭的体征有哪些？

答：（1）肺部湿性啰音：由于肺毛细血管压增高，液体可渗出到肺泡而出现湿性啰音。随着病情的由轻到重，肺部啰音可从局限于肺底部直至全肺。患者若取侧卧位则下垂的一侧啰音较多。

（2）心脏体征：除基础心脏病的固有体征外，慢性左心衰竭的患者一般均有心脏扩大（单纯舒张性心力衰竭除外）、肺动脉瓣区第二心音亢进及舒张期奔马律。

274．左心衰竭为什么会出现咳嗽、咳痰、咯血？

答：咳嗽、咳痰是肺泡和支气管黏膜淤血所致。开始常于夜间发生，坐位或立位时咳嗽可减轻，白色浆液性泡沫状痰为其特点。偶可见痰中带血丝。长期慢性淤血肺静脉压力升高，导致肺循环和支气管血液循环之间形成侧支，在支气管黏膜下形成扩张的血管，此种血管一旦破裂可引起大咯血。

275．为什么左心衰竭时会出现夜间阵发性呼吸困难？

答：除因睡眠平卧血液重新分配使肺血流量增加外，夜间迷走神经张力增高、小支气管收缩、膈上抬、肺活量减少等也是促发因素。

276. 左心衰竭为什么会出现乏力、疲倦、头晕、心悸等症状？

答：是因心排血量不足，器官、组织灌注不足及代偿性心率加快所致。

277. 左心衰竭为什么会出现少尿及肾功能损害症状？

答：严重的左心衰竭血液进行再分配时，首先是肾血流量明显减少，患者可出现少尿；长期慢性的肾血流量减少可出现血尿素氮、肌酐升高并可有肾功能不全的相应症状。

278. 什么是右心衰竭？

答：右心衰竭主要表现为体循环淤血为主的综合征。单纯右心衰竭主要见于肺源性心脏病及某些先天性心脏病，并常继发于左心衰竭。

279. 右心衰竭的症状有哪些？

答：(1) 消化道症状：胃肠道及肝脏淤血引起腹胀、食欲缺乏、恶心、呕吐等右心衰竭最常见的症状。

(2) 劳力性呼吸困难：继发于左心衰竭的右心衰竭呼吸困难已存在。单纯性右心衰竭为分流性先天性心脏病或肺部疾患所致，也均有明显的呼吸困难。

280. 右心衰竭体征有哪些？

答：(1) 水肿：其特征为对称性、下垂性、凹陷性水肿，重者可延及全身。可伴有胸腔积液，以双侧多见，若为单侧则以右侧更多见。

(2) 颈静脉征：颈静脉充盈、怒张是右心衰的主要体征，肝颈静脉反流征阳性则更具特征性。

(3) 肝脏体征：肝脏常因淤血而肿大，伴压痛。持续慢性右心衰可致心源性肝硬化，晚期可出现肝功能受损、黄疸及腹水。

(4) 心脏体征：除基础心脏病的相应体征外，右心衰时可因右心室显著扩大而出现三尖瓣关闭不全的反流性杂音。

281. 右心衰竭的诊断标准有哪些？

答：(1) 存在可能导致右心衰竭的病因。

(2) 存在右心衰竭的症状和体征。

(3) 心脏影像学检查显示存在右心结构和(或)功能异常以及心腔内压力增高。

（4）急性右心衰竭可根据诱发疾病（如急性肺血栓栓塞或急性右心室梗死）导致的急性低血压和休克而诊断。需与其他休克状态相鉴别，特别是由左心衰竭所致的心源性休克。慢性右心衰竭需与缩窄性心包炎相鉴别。

282．心衰患者常见的并发症有哪些？

答：（1）心律失常。

（2）冠心病。

（3）高血压。

（4）心脏瓣膜病。

（5）糖尿病。

（6）贫血与铁缺乏症。

（7）肾功能不全。

（8）肺部疾病。

（9）睡眠呼吸暂停。

（10）高原心脏病。

283．纽约心脏病协会将心功能分为几级？

答：纽约心脏病协会（New York heart association，NYHA）根据患者对体力活动的耐受情况，将心功能分为四级：

（1）Ⅰ级：患者患有心脏病，但日常活动量不受限制。一般活动不引起乏力、呼吸困难等心衰症状。

（2）Ⅱ级：体力活动轻度受限。休息时无自觉症状，但平时一般活动可出现上述症状，休息后很快缓解。

（3）Ⅲ级：体力活动明显受限。休息时无症状，低于平时一般活动量时即可引起上述症状，休息较长时间后症状方可缓解。

（4）Ⅳ级：任何体力活动均会引起不适。休息时亦有心衰的症状，稍有体力活动后症状即加重。如无需静脉给药，可在室内或床边活动者为Ⅳa级，不能下床并需静脉给药支持者为Ⅳb级。

284．前心力衰竭阶段（阶段A）的定义是什么？

答：阶段A患者为心衰的高发危险人群，尚无心脏的结构或功能异常，也无心衰的症状和（或）体征。

285. 前临床心力衰竭阶段(阶段 B)的定义是什么?

答:患者无心力衰竭的症状和(或)体征,但已发展成结构性心脏病。

286. 临床心力衰竭阶段(阶段 C)的定义是什么?

答:患者已有基础的结构性心脏病,既往或目前有心力衰竭的症状和(或)体征。

287. 难治性终末期心力衰竭阶段(阶段 D)的定义是什么?

答:患者有进行性结构性心脏病,虽经积极的内科治疗,休息时仍有症状,且需要进行特殊干预。

288. 前心力衰竭阶段(阶段 A)患病的人群有哪些?

答:高血压、冠心病、糖尿病、肥胖、代谢综合征、使用心脏毒性药物史、酗酒史、风湿热史、心脏病家族史等。

289. 前临床心力衰竭阶段(阶段 B)患病的人群有哪些?

答:左心室肥厚、无症状心脏瓣膜病、陈旧性心肌梗死等患者。

290. 临床心力衰竭阶段(阶段 C)患病的人群有哪些?

答:器质性心脏病伴运动耐量下降(呼吸困难、疲乏)和液体潴留。

291. 难治性终末期心力衰竭阶段(阶段 D)患病的人群有哪些?

答:因心力衰竭需反复住院,且不能安全出院者;须长期在家静脉用药者;等待心脏移植者;应用心脏机械辅助装置者。

292. 急性心衰患者如何进行 Forrester 法分级?

答:Forrester 法:可用于急性心肌梗死或其他原因所致的急性心衰,其分级依据为外周组织低灌注状态和血流动力学指标,如肺毛细血管楔压和心脏指数,故适用于冠心病监护病房、重症加强护理病房和有血流动力学监测条件的病房、手术室内。

(1) Ⅰ级:心脏指数>2.2 L/(min·m^2),肺毛细血管楔压$\leqslant18$ mmHg,无肺淤血及外周灌注不良。

（2）Ⅱ级：心脏指数＞2.2 L/(min·m²)，肺毛细血管楔压＞18 mmHg，有肺淤血。

（3）Ⅲ级：心脏指数≤2.2 L/(min·m²)，肺毛细血管楔压≤18 mmHg，有周围组织灌注不足。

（4）Ⅳ级：心脏指数≤2.2 L/(min·m²)，肺毛细血管楔压＞18 mmHg，有肺淤血和组织灌注不良。

293. 常用于慢性心力衰竭诊治的实验室检查有哪些？

答：（1）利钠肽：是心衰诊断、患者管理、临床事件风险评估中的重要指标，临床上常用 B型利钠肽（B-type natriuretic peptide，BNP）及 N 末端 B 型利钠肽原（N-terminal pro-B-type natriuretic peptide，NT-proBNP）。未经治疗者，若利钠肽水平正常可基本排除心衰诊断；已接受治疗者，利钠肽水平高则提示预后差，但左心室肥厚、心动过速、心肌缺血、肺动脉栓塞、慢性阻塞性肺疾病等缺氧状态以及肾功能不全、肝硬化、感染、败血症、高龄等均可引起利钠肽升高，因此其特异性不高。

（2）肌钙蛋白：严重心衰或心衰失代偿期、败血症患者的肌钙蛋白可有轻微升高，但心衰患者检测肌钙蛋白更重要的目的是明确是否存在急性冠状动脉综合征。肌钙蛋白升高，特别是同时伴有利钠肽升高，也是心衰预后的强预测因子。

（3）常规检查：包括血常规、尿常规、肝肾功能、血糖、血脂、电解质等，对于老年及长期服用利尿剂、RASS 抑制剂类药物的患者尤为重要。

294. 常用于慢性心力衰竭诊治的辅助检查有哪些？

答：（1）影像学检查：

① X 线检查。

② 超声心动图。

③ 放射性核素检查。

④ 心脏磁共振。

⑤ 冠状动脉造影。

（2）心-肺运动试验。

（3）有创性血流动力学检查。

295. B 型利钠肽或 N 末端 B 型利钠肽原测定意义是什么？

答：利钠肽是心衰诊断、患者管理、临床事件风险评估中的重要指标，临床上常用 BNP及 NT-proBNP。未经治疗者若利钠肽水平正常可基本排除心衰诊断，已接受治疗者利钠肽水平高则提示预后差。

296．B 型利钠肽及 N 末端 B 型利钠肽原排除急性心衰的标准？

答：BNP＜100 ng/L；NT-proBNP＜300 ng/L。

297．B 型利钠肽及 N 末端 B 型利钠肽原排除慢性心衰的标准？

答：BNP＜35 ng/L；NT-proBNP＜125 ng/L。

298．依据 N 末端 B 型利钠肽原水平诊断急性心衰的标准是什么？

答：应根据年龄和肾功能情况进行分层。50 岁以下的成人血浆 NT-proBNP 水平大于 450 ng/L，50 岁以上时应大于 900 ng/L，75 岁以上时应大于 1800 ng/L，肾功能不全(肾小球滤过率小于60 mL/min)时应大于 1200 ng/L。

299．什么是超声心动图检查？

答：超声心动图是心力衰竭诊断中最有价值的检查方法，其简单、价廉，便于床旁检查及重复检查。可用于如下疾病辅助诊断：

(1) 诊断心包、心肌或瓣膜疾病。

(2) 估测肺动脉压。

(3) 定量或定性房室内径、心脏几何形状、室壁厚度、室壁运动以及心包、瓣膜和血管结构；定量瓣膜狭窄、关闭不全程度，测量左心室射血分数，左室舒张末期容量(left ventricular end diastolic volume，LVEDV)和左室收缩末期容量(left ventricular end systolic volume，LVESV)。

(4) 区别舒张功能不全和收缩功能不全。

(5) 为评价治疗效果提供客观指标。

300．什么是心输出量？正常值为多少？

答：心输出量(cardiac output，CO)即心脏每分钟射血的总量(L/min)，正常值为 4.0～8.0 L/min。临床上常采用心脏指数来评估心脏的泵功能。

301．左心室射血分数反映心脏收缩功能的正常值为多少？

答：正常值为 50%～70%。

302．根据左心室射血分数可将心衰分为哪几种？

答：LVEF＜40%的心衰，称为射血分数降低的心衰；LVEF≥50%，称为射血分数保留的心衰(HFpEF)；LVEF处于40%～49%的心衰，称为射血分数轻度降低的心衰(heart failure with midly reduced ejection fraction，HFmrEF)。

303．超声心动图评价左室舒张功能的临床意义？

答：(1) 检测LVEF正常的充血性心力衰竭患者的舒张功能异常。

(2) 评价心衰患者的预后。

(3) 非侵入性测定左室舒张压。

(4) 缩窄性心包炎和限制型心肌病的诊断。

304．什么检查是测量左右心室容量、质量和射血分数的"金标准"？

答：心脏磁共振是测量左右心室容量、质量和射血分数的"金标准"，当超声心动图未能作出诊断时，心血管磁共振成像(cardiovascular magnetic resonance，CMR)是最好的替代影像检查。

305．如何诊断慢性心力衰竭？

答：慢性心力衰竭的诊断是综合病因、病史、症状、体征及客观检查而做出的。首先应有明确的器质性心脏病的诊断。心力衰竭的症状体征是诊断心力衰竭的重要依据。左心力衰竭肺淤血引起不同程度的呼吸困难，右心力衰竭体循环淤血引起颈静脉怒张、肝大、水肿等是诊断心力衰竭的重要依据。

306．慢性心力衰竭的治疗原则是什么？

答：采取综合治疗措施，包括对各种可致心功能受损的疾病，如冠心病、高血压、糖尿病的早期管理，调节心力衰竭的代偿机制，减少其负面效应，如拮抗神经体液因子的过度激活，阻止或延缓心室重塑的进展。

307．慢性心力衰竭的治疗目标是什么？

答：慢性心力衰竭的治疗目标是防止和延缓心力衰竭的发生发展；缓解临床症状，提高生活质量；改善长期预后，降低病死率与住院率。

308．改善心力衰竭症状的药物有哪几类？

答：改善心力衰竭症状的药物包括利尿药、洋地黄类、伊伐布雷定、硝酸酯类、心肌代谢类、米力农、多巴胺等，ACEI/ARB 和 β 受体阻滞剂加用醛固酮受体拮抗剂（金三角）能改善心肌重构，从而改善长期预后。

309．优先选择哪些药物可以改善射血分数降低的心力衰竭的临床症状？

答：改善射血分数降低的心衰药物有以下三类：

（1）利尿剂：适用于有液体潴留证据的所有心衰患者和多数曾发生过液体潴留的心衰患者。

（2）地高辛：适用于已用利尿剂、ACEI/ARB、β 受体阻滞剂和醛固酮受体拮抗剂，而仍持续有症状，LVEF≤45%，伴有快速心室率心房颤动的患者。

（3）伊伐布雷定：

① 适用于窦性心律的 HFrEF 患者。

② 在使用了 ACEI/ARB、β 受体阻滞剂、醛固酮受体拮抗剂，且已达到推荐剂量或最大耐受剂量，窦性心律，每分钟心率仍大于等于 70 次。

③ 持续有症状的心功能Ⅱ-Ⅳ级患者。

310．利尿剂的分类有哪些？

答：（1）噻嗪类：以氢氯噻嗪为代表。

（2）袢利尿剂：以呋塞米为代表。

（3）保钾利尿剂：常用的有螺内酯、氨苯蝶啶。

（4）精氨酸加压素受体拮抗剂：托伐普坦。

311．哪一类利尿剂仅适用于有轻度液体潴留、伴有高血压且肾功能正常的心衰患者？

答：噻嗪类利尿剂。

312．有明显液体潴留的患者，首选什么药？最常用的代表药是什么？

答：首选袢利尿剂；最常用呋塞米。

313．使用利尿剂的注意事项有哪些？

答：（1）应当遵医嘱正确使用利尿药，注意药物不良反应的观察及预防。

（2）观察水肿消退情况,观察腹围、体重、尿量、电解质变化、尿酸、皮肤情况。氨苯蝶啶长期用药可产生高钾血症,尤其伴有肾功能减退时,少尿或者无尿者应慎用。肾功能不全及高钾血症者禁用螺内酯。

（3）非紧急情况下,利尿药的应用时间选择在早晨或日间为宜,避免夜间排尿过频而影响患者的休息。

314. 正性肌力药如何分类?

答:主要分为两大类:

（1）洋地黄类药物:代表药物有西地兰、地高辛、毒毛花苷 K,适用于心衰合并快速型室上性心律失常。

（2）非洋地黄类:

① β 受体兴奋剂,代表药有多巴胺、多巴酚丁胺。

② 磷酸二酯酶抑制剂,代表药物有米力农、氨力农。

③ 钙离子增敏剂,左西孟旦。

315. 洋地黄类药物的半衰期为多久?

答:洋地黄(地高辛)半衰期是 36 小时。需要停用 7 天,洋地黄才能全部从体内代谢。

316. 洋地黄类药物的适应证是什么?

答:应用利尿剂、ACEI/ARB、血管紧张素受体—脑啡肽酶抑制剂、β 受体阻滞剂和醛固酮受体拮抗剂,仍然持续有症状的 HFrEF(射血分数降低的心力衰竭)患者。

317. 洋地黄制剂的禁忌证是什么?

答:（1）二度及以上房室传导阻滞患者。

（2）心肌梗死急性期(24 小时内),尤其是有进行性心肌梗死缺血者。

（3）预激综合征伴房颤或心房扑动。

（4）梗阻性肥厚型心肌病。

318. 洋地黄中毒的表现有哪些?

答:（1）循环系统:洋地黄中毒最重要的反应是各类心律失常,最常见者为室性期前收缩,多呈二联律或三联律,其他如房性期前收缩、心房颤动、房室传导阻滞等。

（2）胃肠道反应:如食欲下降、恶心、呕吐。

（3）神经系统症状：如视力模糊、黄视、绿视、定向力障碍、意识障碍等。

319．洋地黄中毒的处理措施有哪些？

答：（1）立即停用洋地黄。

（2）低血钾者可口服或静脉补钾，停用排钾利尿剂。

（3）纠正心律失常。快速性心律失常可用利多卡因或苯妥英钠，一般禁用电复律，因易致心室颤动；有传导阻滞剂缓慢性心律失常者可用阿托品静推或安装临时起搏器。

320．如何预防洋地黄中毒？

答：（1）洋地黄用量个体差异很大，老年人、心肌缺血缺氧、重度心衰、低钾低镁血症、肾功能减退等情况对洋地黄较敏感，使用时应严密观察患者用药后反应。

（2）与奎尼丁、胺碘酮、维拉帕米、阿司匹林等药物合用，可增加中毒机会，在给药前应询问评估是否使用了以上药物。

（3）必要时监测血清地高辛浓度。

（4）严格按时按医嘱给药，用西地兰或毒毛花苷 K 时务必稀释后缓慢（10～15 分钟）静注，并同时监测心率、心律及心电图变化。

321．地高辛血药浓度的危急值范围是多少？

答：正常值为 0.5～2 ng/mL。

低限危急值：血药浓度≤0.5 ng/mL，血药浓度不达标。

高限危急值：血药浓度≥2 ng/mL，地高辛中毒。

322．使用米力农的护理注意事项有哪些？

答：（1）监测患者的心率、心律、血压。

（2）不宜用于严重瓣膜狭窄病变及梗阻性肥厚型心肌病患者；急性缺血性心脏病患者慎用。

（3）用强利尿剂时，可使左室充盈压过度下降，水和电解质失衡，监测电解质变化。

（4）对房扑、房颤患者，宜先用洋地黄制剂控制心室率；肝肾功能损害者慎用。

323．冻干重组人脑利钠肽（新活素）的药理作用有哪些？

答：脑利钠肽是肾素-血管紧张素-醛固酮系统的天然拮抗剂；可以拮抗心肌细胞、心纤维原细胞和血管平滑肌细胞内的内皮素、去甲肾上腺素和醛固酮；可以提高肾小球滤过率，增强钠的排泄,减少肾素和醛固酮的分泌,亦抵制后叶加压素及交感神经的保钠保水、升高血压作用。脑利钠肽参与了血压、血容量以及水盐平衡的调节,增加了血管通透性,降低了体循环血管阻力及血浆容量,从而降低了心脏前、后负荷,并增加心输出量。

324．冻干重组人脑利钠肽(新活素)的不良反应有哪些?

答:最常见的不良反应为低血压,其他不良反应有头痛、恶心、室速、血肌酐升高,应密切监测血压、肾功能变化。

325．冻干重组人脑利钠肽静脉缓推负荷量为多少? 不用负荷量,应以多少剂量维持?

答:重组人利钠肽负荷量为 $1.5 \sim 2 \ \mu g/kg$,静脉缓推或不用负荷量,以 $0.0075 \sim 0.01 \ \mu g/(kg \cdot min)$ 剂量维持。

326．左西孟旦的药理作用有哪些?

答:本品为钙离子增敏剂,通过改变钙结合信息传递而起作用。本品直接与肌钙蛋白相结合,使钙离子诱导的心肌收缩所必需的心肌纤维蛋白的空间构型得以稳定,从而使心肌收缩力增加,而心率、心肌耗氧无明显变化。同时本品具有强力的扩血管作用,通过激活三磷酸腺苷(adenosine triphosphate,ATP)敏感的钾通道使血管扩张,本品主要使外周静脉扩张,使心脏前负荷降低,对治疗心力衰竭有利。当大剂量使用本品时,具有一定的磷酸二酯酶抑制作用,可使心肌细胞内环磷酸腺苷浓度增高,发挥额外的正性肌力作用。

327．左西孟旦的不良反应主要有哪些?

答:低血压、心动过速(室速)、心力衰竭、心肌缺血、低钾血症、头晕头痛、恶心呕吐、血红蛋白减少等。

328．使用硝普钠的注意事项有哪些?

答:避光输注、现配现用、微泵维持、控制滴速、监测血压和肾功能、24 小时更换。

329．硝普钠的初始使用剂量为多少? 最大使用剂量为多少?

答:硝普钠为动、静脉扩张剂,静脉注射后 $2 \sim 5$ 分钟起效,初始剂量为 $0.5 \ \mu g/(kg \cdot min)$ 静脉滴注,根据血压逐渐加量,最大剂量为 $10 \ \mu g/(kg \cdot min)$。

330. 使用 ACEI 类药物时的注意事项主要有哪些？

答：(1) 该类药物应从小剂量开始使用。

(2) 严重肾功能不全（肌酐清除率＜30 mL/min）者禁用本品。

(3) 对于双侧肾动脉狭窄、脱水者以及孕妇应禁用该类降压药物。

(4) ACEI 由于抑制醛固酮的释放可以引起高血钾。

(5) ACEI 类药物会导致头晕、眩晕等不良反应。

(6) ACEI 类药物会导致刺激性干咳、低血压等不良反应。

(7) 使用 ACEI 类降压药物期间同时使用胰岛素或口服降糖药容易引发低血糖。

(8) 与非甾体抗炎药或选择性环氧化酶-2 抑制剂同时使用会导致肾功能损害，甚至发生肾衰竭。

331. 血管紧张素转换酶抑制剂用于治疗慢性心力衰竭的主要机制是什么？

答：(1) 抑制肾素-血管紧张素系统（renin-angiotensin system，RAS），除对循环 RAS 的抑制可达到扩张血管、抑制交感神经兴奋性的作用外，更重要的是对心脏组织中的 RAS 的抑制，在改善和延缓心室重塑中起关键的作用。

(2) 抑制缓激肽的降解可使具有血管扩张作用的前列腺素生成增多，同时亦有抗组织增生的作用。ACEI 除了发挥扩血管作用、改善心力衰竭时的血流动力学、减轻淤血症状外，更重要的是降低心力衰竭患者代偿性神经-体液机制的不利影响，限制心肌、小血管重塑，维护心肌功能，推迟充血性心力衰竭进展，降低远期死亡率。在心脏尚处于代偿期而无明显症状时，即可以开始使用 ACEI。常用药物有卡托普利、依那普利、贝那普利、培哚普利等。

332. 对心肌梗死后无症状性左心室收缩功能障碍的患者，推荐使用什么药物预防和延缓心衰发生，延长寿命？

答：ACEI 和 β 受体阻滞剂可预防和延缓心衰发生，延长寿命。对不能耐受 ACEI 的患者，推荐 ARB。

333. 沙库巴曲缬沙坦钠片的适应证有哪些？

答：沙库巴曲缬沙坦钠片用于射血分数降低的慢性心力衰竭（NYHA Ⅱ-Ⅳ级，LVEF≤40%）成人患者，降低心血管死亡和心力衰竭住院的风险。沙库巴曲缬沙坦钠片可代替 ACEI 或 ARB，与其他心力衰竭治疗药物（如 β 受体阻滞剂、利尿剂和盐皮质激素拮抗剂）合用。

334．沙库巴曲缬沙坦钠片的不良反应有哪些？

答：血管性水肿、低血压、肾功能损害、高钾血症。

335．《中国心力衰竭诊断和治疗指南(2018)》中提到的唯一可减少射血分数降低的心衰患者猝死的抗心律失常药物是什么？

答：β受体阻滞剂是唯一可减少 HFrEF 患者猝死的抗心律失常药物。

336．心力衰竭合并糖尿病的常见处理原则是什么？

答：对心衰合并糖尿病的患者应逐渐、适度控制血糖，目标应个体化（一般糖化血红蛋白应低于8%），尽量避免低血糖事件，因其可降低恶性心律失常阈值，增加猝死风险。不同降糖药物对心衰的影响不同，应用要个体化。

337．高血压伴有慢性心衰的早期表现通常是什么？晚期或合并其他病因时表现是什么？

答：高血压伴有慢性心衰通常早期表现为射血分数保留的心衰，晚期或合并其他病因时表现为射血分数降低的心衰。

338．心力衰竭合并贫血的常见处理原则是什么？

答：对于 NYHA 心功能Ⅱ-Ⅲ级的 HFrEF 且铁缺乏（铁蛋白低于 $100\,\mu g/L$ 或转铁蛋白饱和度小于20%时铁蛋白为 $100\sim300\,\mu g/L$）的患者，静脉补充铁剂有助于改善活动耐力和生活质量；对于心衰伴贫血的患者，使用促红细胞生成素刺激因子不能降低心衰死亡率，反而增加血栓栓塞的风险。

339．心力衰竭合并房颤的常见处理原则是什么？

答：(1) 心室率控制。

(2) 节律控制。

(3) 预防血栓栓塞。

340．什么是超滤治疗？

答：超滤治疗能够根据患者液体潴留程度，通过半透膜，利用跨膜压力差把血浆中的水分和小分子物质滤出来，不会造成患者电解质紊乱及神经内分泌系统的过度兴奋。

341. 超滤治疗的适应证是什么?

答:(1) 心力衰竭伴利尿剂抵抗或利尿剂缓解淤血症状效果不满意的患者。

(2) 心力衰竭伴明显液体潴留的患者。

(3) 下肢或身体下垂部位凹陷性水肿同时具备以下两项或以上的患者:

① 劳力性呼吸困难、阵发性夜间呼吸困难或端坐呼吸。

② 肺部湿啰音。

③ 淤血肝肿大或腹水。

④ 颈静脉怒张大于 10 cm。

⑤ X 线胸片示肺淤血、肺水肿或胸水。

⑥ 因近期液体负荷明显增加,导致心力衰竭症状加重的患者。

342. 超滤治疗的绝对禁忌证有哪些?

答:(1) 收缩压≤90 mmHg(1 mmHg = 0.133 kPa),且末梢循环不良。

(2) 肝素抗凝禁忌证。

(3) 严重二尖瓣或主动脉瓣狭窄。

(4) 急性右心室心肌梗死。

(5) 需要透析或血液滤过治疗。

(6) 全身性感染。

343. 心衰患者超滤中如何观察及护理?

答:(1) 根据医嘱设置血泵及超滤泵的速度。建议初始血泵流量为 20～30 mL/min,初始超滤速度为 200～300 mL/h。若使用无肝素超滤治疗,建议血泵速度>30 mL/min。

(2) 建议以呼吸困难为主要表现的左心衰竭患者,24 小时超滤总量不宜超过 3000 mL;建议以体循环淤血、外周水肿表现为主的右心衰竭患者,24 小时超滤总量不宜超过 5000 mL。

(3) 治疗第 1 小时内每 15 分钟监测 1 次血压和心率,之后每小时监测 1 次。

(4) 超滤抗凝效果监测:

① 普通肝素抗凝:活化部分凝血活酶时间(activated partial thromboplastin time, APTT)在 65～85 秒,每 4～6 小时测定 1 次,据此调整肝素剂量。

② 低分子量肝素抗凝:每 6～8 小时追加首次剂量的一半,追加时从动脉管路前端采血端口处给药,不必监测 APTT。无肝素化抗凝时,建议血泵速度>30 mL/min,每小时用生理盐水冲洗循环管路 1 次,每次 100 mL,同时将预设的超滤速度增加 100 mL/h。

（5）做好常见报警的处理与护理观察。

344．超滤中动脉压过高或过低报警时应采取哪些处理措施？

答：（1）动脉压过高：

① 动脉测压管路脱落→拧紧测压管路接头。

② 管路破损和渗漏→更换管路重新预冲。

③ 测压管路充满液体→用注射器将液体打回管路。

④ 若无上述问题，则根据病情加快血泵速度。

（2）动脉压过低：

① 管路弯折或动脉管路夹子未打开→拉直管路或打开夹子。

② 置管贴壁→改变体位。

③ 置管阻塞或凝血→检查置管或更换。

④ 若无上述问题，则根据凝血情况降低血泵速度。

345．超滤中静脉压过高或过低报警时应采取哪些处理措施？

答：（1）静脉压力过高：

① 管路弯折或静脉管路夹子未打开→拉直管路或打开夹子。

② 置管贴壁→改变体位。

③ 置管阻塞或静脉壶凝血→检查置管或更换管路。

④ 测压管路充满液体→用注射器将液体打回管路。

⑤ 若无上述问题，则根据凝血情况降低血泵速度。

（2）静脉压力过低：

① 静脉测压管路脱落→拧紧测压管路接头。

② 管路破损和渗漏→更换管路重新预冲。

③ 若无上述问题，则根据病情加快血泵速度。

346．超滤中跨膜压过高报警如何处理？

答：（1）动、静脉管路打折或夹住→拉直管路或打开夹子。

（2）滤器凝血→更换管路重新预冲。

（3）若无上述问题，则降低血泵速度。

347．超滤中如何处理设备漏血报警？

答：（1）超滤液中有血→更换管路重新预冲。

（2）超滤液中无血：

① 漏血检测壶摆放位置不正确→将检测壶放置正确。

② 漏血检测壶污损→用酒精擦拭漏血检测壶污损处。

③ 若无上述问题，关机重新校准漏血检测器。

348．超滤中如何处理管路空气报警？

答：（1）管路中有空气：

① 静脉夹关闭→顺管路向上轻弹出气泡后重新放置。

② 若静脉壶中充满空气→回抽管路或重新预冲。

（2）管路中无空气：管路摆放位置不正确→正确放置管路。

349．如何预防心衰的发生？

答：对心衰高危阶段的 A 期即应强调积极干预各种高危因素，包括控制血压、血糖、血脂，积极治疗原发病。避免可增加心力衰竭危险的行为，如吸烟、饮酒。避免各种诱发因素，如感染（尤其是呼吸道感染）、过度劳累、情绪激动、输液过快过多等。育龄妇女应在医师指导下决定是否可以妊娠与自然分娩。

350．心衰患者限水的概念是什么？

答：心衰患者限水一般是指在临床实践中通过限制心衰患者摄取各种形式的水（饮水、食物中的水或因治疗需要输入体内的水等）以达到避免增加容量负荷或心脏负担的目的。

351．轻度心衰每日摄入的氯化钠量应是多少？

答：轻度心衰患者每日摄入钠盐量应限制在 2 g，相当于食盐 5 g。

352．中度心衰每日摄入的氯化钠量应是多少？

答：中度心衰患者每日摄入钠盐量应限制在 1 g，相当于食盐 2.5 g。

353．重度心衰每日摄入的氯化钠量应是多少？

答：重度心衰患者应限制在 0.4 g，相当于食盐 1 g。

354．慢性稳定性心力衰竭有氧运动包括哪些？

答：走路、骑自行车、爬山、登楼梯等。

355. 心力衰竭患者如何控制适当的能量？

答：(1) 适当的能量。既要控制体重增长，又要防止心脏病相关营养不良发生。

(2) 心力衰竭患者的能量需求取决于目前的干重(无水肿情况下的体重)、活动受限程度以及心力衰竭的程度，一般给予 25～30 kcal/kg 理想体重。活动受限的超重和肥胖患者，必须减重以达到一个适当体重，以免增加心肌负荷。因此，对于肥胖患者，低能量平衡膳食(1000～1200 kcal/d)可以减轻心脏负荷，有利于体重减轻，并确保患者没有营养不良。

(3) 严重的心力衰竭患者，应按照实际临床情况需要进行相应的营养治疗。

356. 各级心功能时的代谢当量是多少？可进行怎样的体力活动？

答：(1) 心功能Ⅰ级>7，可进行的体力活动为携带 10.90 kg 重物连续上 8 级台阶，打篮球、滑雪、回力球，慢跑或步行(速度为 8.045 km/h)。

(2) 5≤心功能Ⅱ级<7，可进行的体力活动为携带 10.90 kg 以下的重物上 8 级台阶，性生活，园艺类型的工作，步行(速度为 6.436 km/h)。

(3) 2≤心功能Ⅲ级<5，可进行的体力活动为徒手下 8 级台阶，可以自行完成淋浴、换床单、拖地、擦窗等日常活动，步行(速度为 4.023 km/h)，打保龄球、连续穿衣。

(4) 心功能级Ⅳ级<2，可进行的体力活动为不能进行上述活动。

357. 《中国心力衰竭诊断和治疗指南(2018)》中提到无明显低血容量因素(如大出血、严重脱水、大汗淋漓等)者，每天摄入液体量应如何把控？

答：无明显低血容量因素(如大出血、严重脱水、大汗淋漓等)者，每天摄入液体量一般宜在 1500 mL 以内，不要超过 2000 mL。保持每天出入量负平衡约为 500 mL。

358. 《中国心力衰竭诊断和治疗指南(2018)》中提到严重肺水肿者水的负平衡应如何把控？

答：严重肺水肿者水负平衡为 1000～2000 mL/d，甚至可达 3000～5000 mL/d，以减少水钠潴留，缓解症状。

359. 《中国心力衰竭诊断和治疗指南(2018)》中提到在负平衡下应注意什么？

答：在负平衡下应注意防止发生低血容量、低钾血症和低钠血症等。同时限制钠摄入低于 2 g/d。

360．患者自测体重和尿量在慢性心力衰竭管理中的目的是什么？注意事项有哪些？

答：（1）目的：慢性心力衰竭患者恶化的早期指标包括隐性水钠潴留（体重短期内增加2 kg以上），出现体力活动下降、劳力性呼吸困难加重或外周水肿加重。监测患者体重、尿量，可以在气急、水肿出现前及时发现隐性水钠潴留并及时处理，以防心力衰竭加重。

（2）注意事项：应注意方法的正确性，测体重时要事先测穿着衣服的重量，排空大小便，定时测定，以保证体重测量的准确性。测量尿量时，一定要使用正规的测量容器，同时观察足踝部有无水肿、有无气急加重等临床情况。

361．在心力衰竭患者教育中，用药指导内容有哪些？

答：详细讲解药名、剂量、时间、频次、用药目的、不良反应和注意事项，重点是《中国心力衰竭诊断和治疗指南（2018）》推荐药物的治疗作用及不良反应，利尿剂的使用及调整，给患者打印用药清单，提高患者依从性。

362．如何指导居家心力衰竭患者进行病情自我评估及处理？

答：指导患者尽早发现心力衰竭恶化的症状及如何应对，出现心力衰竭加重的症状和（或）体征，如疲乏加重、呼吸困难加重、活动耐量下降、每分钟静息心率增加超过（含）15次、水肿（尤其下肢）再现或加重、体重增加（3天内突然增加2 kg以上）时，应增加利尿剂剂量并及时就诊。

363．左心衰竭患者身体评估有哪些内容？

答：评估有无活动后心悸、气促，有无夜间阵发性呼吸困难，有无咳嗽、咳痰、咯血等症状，了解患者有无心脏扩大及心脏杂音。应注意患者的心理反应，了解心理压力的原因。

364．右心衰竭患者身体评估有哪些内容？

答：了解患者有无上腹部不适和食欲缺乏等右心衰竭的早期表现；评估有无肝大、水肿、腹水、颈静脉怒张等体征。

365．心衰患者的饮食和运动指导包含哪些内容？

答：饮食宜低盐低脂、易消化、富营养，每餐不宜过饱。肥胖者应控制体重，消瘦者应增强营养支持。运动锻炼可以减少神经激素系统的激活和延缓心室重塑的进程，对减缓心力衰竭患者自然病程有利，是一种能改善患者临床状态的辅助治疗手段。所有稳定性慢性心力衰竭并且还能够参加体力适应计划者,都应当考虑运动锻炼。运动前应进行医学与运动评估,根据心肺运动试验制定个体化运动方案,运动方式以有氧运动为主,抗阻运动可作为有氧运动的有效补充。运动过程中应做好监测,随时调整运动量。

366. 较常使用的心衰特异性生活质量评估工具有哪些?

答:明尼苏达心力衰竭生活质量量表和堪萨斯城心肌病患者生活质量量表。

367. 心衰患者的不良预后相关参数有哪些?

答:LVEF下降、利钠肽持续升高、NYHA心功能分级恶化、低钠血症、运动峰值耗氧量减少、红细胞压积降低、QRS波增宽、慢性低血压、静息心动过速、肾功能不全、不能耐受常规治疗、难治性容量超负荷等。

368. 急性心力衰竭的临床分类有哪些?

答:(1) 急性左心衰竭。

(2) 急性右心衰竭。

(3) 非心源性急性心衰。

369. 急性心力衰竭有哪些主要病因?

答:(1) 与冠心病有关的急性广泛前壁心肌梗死、乳头肌梗死断裂、室间隔破裂穿孔等。

(2) 感染性心内膜炎引起的瓣膜穿孔、腱索断裂所致瓣膜性急性反流。

(3) 其他:高血压心脏病血压急剧升高,原有心脏病的基础上快速心律失常或严重缓慢性心律失常,输液过多过快等。

370. 急性心力衰竭主要的病理生理机制是什么?

答:心脏收缩力突然严重减弱,或左室瓣膜急性反流,心排血量急剧减少,左心室舒张末压迅速升高,肺静脉回流不畅,肺静脉压快速升高,肺毛细血管压随之升高使血管内液体渗入到肺间质和肺泡内形成急性肺水肿。

371. 急性左心功能不全的临床表现有哪些?

答:(1) 突发严重呼吸困难,每分钟呼吸频率可达30~50次,端坐呼吸,频繁咳嗽,咳粉红色泡沫痰。

(2) 有窒息感而极度烦躁不安、恐惧。面色灰白或发绀,大汗,皮肤湿冷,尿量显著减少。

（3）肺水肿早期血压可一过性升高,如不能及时纠正,血压可持续下降直至休克。

（4）听诊两肺满布湿啰音和哮鸣音,心率快,心尖部可闻及舒张期奔马律,肺动脉瓣第二心音亢进。

372. 急性右心衰竭伴有血流动力学不稳定是哪些疾病的主要死因?

答:是大面积肺栓塞、右心室心肌梗死和心脏手术后休克患者的主要死因。

373. 急性心衰治疗目标是什么?

答:稳定血流动力学状态,纠正低氧,维护脏器灌注和功能;纠正急性心衰的病因和诱因,预防血栓栓塞;改善急性心衰症状;避免急性心衰复发;提高生活质量,改善远期预后。

374. 急性心衰的初始评估中院前急救阶段应如何处理?

答:尽早进行无创监测,包括经皮动脉血氧饱和度(SpO_2)、血压、呼吸及连续心电监测。若 SpO_2<90%,给予常规氧疗。呼吸窘迫者可给予无创通气。根据血压和(或)淤血程度决定应用血管扩张药和(或)利尿剂,并尽快转运至最近的大中型医院(具备心脏专科/心脏监护室/重症监护室)。

375. 急性心衰的初始评估中急诊室阶段应如何处理?

答:到达急诊室时,应及时启动查体、检查和治疗。应尽快明确循环呼吸是否稳定,必要时进行循环和(或)呼吸支持。迅速识别出需要紧急处理的临床情况,如急性冠状动脉综合征、高血压急症、严重心律失常、心脏急性机械并发症、急性肺栓塞,尽早给予相应处理。

376. 如何进行急性心衰的临床分型?

答:根据是否存在淤血(分为"湿"和"干")和外周组织低灌注情况(分为"暖"和"冷")的临床表现,可将急性心衰分为"干暖""干冷""湿暖"和"湿冷"四种类型,其中"湿暖"型最常见。

377. 根据急性心衰临床分型,"干暖"型的治疗方案是什么?

答:"干暖"是临床症状最轻的状态,机体容量状态和外周组织灌注尚可,只要调整口服药物即可。

378. 根据急性心衰临床分型,"湿暖"型的治疗方案是什么?

答:"湿暖"分为血管型和心脏型两种,前者由液体血管内再分布引起,以高血压为主要表现,首选血管扩张药,其次为利尿剂;后者由液体潴留引起,以淤血为主要表现,首选利尿剂,其次为血管扩张药,如利尿剂抵抗可行超滤治疗。

379. 根据急性心衰临床分型,"干冷"型的治疗方案是什么?

答:"干冷"是机体处于低血容量状态,出现外周组织低灌注情况,首先应适当扩容,如低灌注仍无法纠正可给予正性肌力药物。

380. 根据急性心衰临床分型,"湿冷"型的治疗方案是什么?

答:"湿冷"是最危重的状态,提示机体容量负荷重且外周组织灌注差,如收缩压≥90 mmHg,则给予血管扩张药、利尿剂,若治疗效果欠佳,可考虑使用正性肌力药物;如收缩压<90 mmHg,则首选正性肌力药物,若无效,可考虑使用血管收缩药,当低灌注纠正后再使用利尿剂。对药物治疗无反应的患者,可行机械循环支持治疗。

381. 如何进行急性心力衰竭的抢救配合与护理?

答:(1)体位:立即协助患者取坐位,双腿下垂,以减少静脉回流,减轻心脏负荷。患者常烦躁不安,需注意安全,谨防跌倒受伤。

(2)氧疗:适用于有低氧血症的患者,应通过氧疗将血氧饱和度维持在≥95%。

(3)迅速开放两条静脉通道,遵医嘱正确使用镇静、利尿、扩管、正性肌力等药物,观察疗效与不良反应。

(4)非药物治疗:IABP可用于冠心病急性左心衰竭患者,可有效改善心肌灌注,降低心肌耗氧量和增加心排血量。其他包括血液净化治疗、心室机械辅助装置等。

(5)出入量管理:每天摄入液体量一般宜在1500 mL以内,不超过2000 mL。保持每天出入量负平衡约为500 mL,严重肺水肿者水负平衡为1000~2000 mL/d,在负平衡下应注意防止低血容量、低血钾和低血钠等。

(6)病情监测:严密监测血压、呼吸、血氧饱和度、心率、心电图,检查血电解质、血气分析等。观察患者意识、精神状态,皮肤颜色、温度及出汗情况,肺部啰音或哮鸣音的变化,记出入量,严格交接班。

(7)心理护理:恐惧或焦虑可导致交感神经系统兴奋性增高,使呼吸困难加重。医护人员在抢救时必须保持镇静、操作熟练、忙而不乱,使患者产生信任与安全感。避免在患者面前讨论病情,以减少误解。必要时可留一名亲属陪伴患者,护士应与患者及家属保持密切接触,提供情感支持。

382．什么是舒张性心功能不全？

答：由于心脏主动舒张功能障碍或心室肌顺应性减退及充盈障碍，使左心室舒张末压过高，肺循环出现高压和淤血，即舒张性心功能不全，此时心肌的收缩功能尚可保持较好，心排血量无明显降低。

383．难治性终末期心衰的治疗方案有哪些？

答：（1）控制液体潴留。

（2）神经内分泌抑制剂的应用。

（3）静脉应用正性肌力药或血管扩张剂。

（4）心脏机械辅助治疗和外科治疗。

384．老年心衰患者诊断和评估的特殊性有哪些？

答：（1）不典型症状更为多见，更易发生肺水肿、低氧血症及重要器官灌注不足。

（2）以射血分数保留的心衰为多见（40%～80%），常合并冠心病，但临床上易误诊和漏诊。尸检病理研究显示高龄老年 HFpEF 患者中心肌淀粉样变检出率高。

（3）多病因共存，并发症多，研究发现，超过 65 岁的老年人中，超过 40% 具有 5 个以上并发症，且随年龄增长，非心血管并发症增多。

（4）胸片、超声心动图、血 B 型利钠肽水平在老年心衰诊断中特异性降低。

385．老年心衰患者治疗有哪些特殊性？

答：（1）循证医学证据较为缺乏，尤其是非药物治疗。

（2）易发生水电解质及酸碱平衡紊乱。

（3）合并用药多，易发生药物相互作用和不良反应。老年心衰患者的最佳剂量多低于年轻人的最大耐受剂量，治疗既要强调以《中国心力衰竭诊断和治疗指南（2018）》为导向，也要注意个体化。

（4）衰弱在老年心衰患者中很普遍，应寻找和处理其原因，《中国心力衰竭诊断和治疗指南（2018）》推荐的药物对于衰弱老年人获益尚不确定。超过 80 岁的心衰患者中约 1/3 合并痴呆，不能及时识别心衰症状，治疗依从性差。抑郁导致老年患者自我管理和获取社会帮助的能力下降，也与预后不良相关。对老年患者进行综合评估和多学科管理，有助于识别上述情况并尽可能避免其不利影响。

（5）高龄老年人面临预期寿命缩短、手术风险增加等问题，选择非药物治疗需严格掌握适应证，仔细评估风险收益比。

（6）老年患者面临更多的经济、社会问题，就医和随访难度大，医生需结合其生活状态选择恰当的方式，适当运用电话随访和远程监护，鼓励患者家庭监测和社区随访。

386. 什么是高原肺水肿？

答：高原肺水肿（high altitude pulmonary edema，HAPE）是由于快速进入高原或从高原进入更高海拔地区，肺动脉压突然升高，肺毛细血管内皮和肺泡上皮细胞受损、通透性增加，液体漏至肺间质和（或）肺泡，严重时危及生命的高原地区特发病。

387. 什么是慢性高原心脏病？

答：慢性高原心脏病是指由慢性低压低氧引起的肺组织结构和功能异常，肺血管阻力增加，右心扩张、肥大，伴或不伴右心衰竭的心脏病。

388. 心力衰竭患者的姑息治疗和临终关怀要点有哪些？

答：（1）治疗的目标和重点在于改善患者生活质量。

（2）谨慎制定治疗方案，尤其是利尿剂的使用，利尿剂对缓解症状十分重要，应在生命末期持续使用。

（3）姑息治疗可以改善一些难治性症状，如疲劳、呼吸困难、疼痛等。

（4）患者决策辅助工具和决策支持工具可以帮助患者做出选择，随后进行动态和个性化的对话。

（5）每年对当前的治疗方案进行一次讨论，以确定将来的治疗方案和方向。在实施其他特殊治疗（如左心室辅助装置和心脏移植）时也应该进行讨论。

（6）注意临床轨迹，尤其是由于低血压或肾功能障碍导致的再次住院或药物不耐受，患者和家属应做好充分准备，由于心衰的无法预测性，患者的剩余寿命无法确定。

（7）在"积极治疗"到"只是安慰/临终关怀"的过程中，通常有一段存活期，其间需要修改以《中国心力衰竭诊断和治疗指南（2018）》指导的药物治疗（如不再使用除颤器治疗），也不推荐其他的额外治疗（如为了难治性呼吸困难给予阿片类药物）。

四、心 律 失 常

389. 什么是心律失常？

答：心律失常是指心脏冲动的频率、节律、起源部位、传导速度或激动次序的异常。按其发生原理,分为冲动形成异常和冲动传导异常两大类。

390．心律失常的病因是什么?

答:心律失常的主要病因可分为遗传性和后天获得性,其中后天获得性包括生理性因素(如运动、情绪变化等)和病理性因素(包括心脏本身、全身性和其他器官障碍的因素)。

心脏本身的因素主要为各种器质性心脏病,包括冠心病、高血压性心脏病、风湿性心脏病、瓣膜病、心肌病、心肌炎和先天性心脏病等。

心脏以外的其他器官在发生功能性或结构性改变时亦可诱发心律失常,如甲亢、贫血、重度感染、脑卒中等。

391．心律失常是如何分类的?

答:(1) 按发生部位,分为室上性(包括窦性、房性、房室交界性)和室性心律失常两大类。

(2) 按发生时心率的快慢,分为快速型与缓慢型心律失常两大类。

(3) 按发生机制,分为冲动形成异常和冲动传导异常两大类。

392．冲动形成异常和冲动传导异常包括哪些心律失常?

答:(1) 冲动形成异常:

① 窦性心律失常:包括窦性心动过速、窦性心动过缓、窦性心律不齐和窦性停搏。

② 异位心律:被动性异位心律(逸搏、逸搏心律);主动性异位心律(期前收缩、阵发性心动过速与非阵发性心动过速、心房扑动、心房颤动、心室扑动、心室颤动)。

(2) 冲动传导异常:

① 生理性:干扰和干扰性房室分离。

② 病理性:

心脏传导阻滞:窦房传导阻滞、房内传导阻滞、房室传导阻滞、室内阻滞。

折返性心律:阵发性心动过速。

(3) 房室间传导途径异常:预激综合征。

393．常用于诊断心律失常的辅助检查有哪些? 有何作用?

答:常用于诊断心律失常的辅助检查有心电图、动态心电图、运动试验、食管心电图、临床心电生理检查。

(1) 心电图:是诊断心律失常最重要的一项无创伤性检查技术。可以分析心房与心室的节律和频率、PR 间期、P 波与 QRS 波群形态以及相互关系等。

(2) 动态心电图:连续记录 24 小时心电图,患者日常工作与活动均不受限制。主要用于了解心悸与晕厥等症状的发生是否与心律失常有关,明确心律失常或心肌缺血发作与日常活动的关系以及昼夜分布特征,协助评价抗心律失常药物疗效、起搏器或埋藏式心脏复律除颤器的功能等。

(3) 运动试验:观察心律失常的发生与运动的关系。

(4) 食管心电图:经食管电极导管记录心房电位,并进行心房快速起搏或程序电刺激。可用于鉴别某些心律失常,了解室上性心动过速的发生机制,终止室上性心动过速。

(5) 临床心电生理检查:经电极导管记录心腔各部位电活动,包括右心房、右心室、希氏束、冠状窦(反映左心房、室电活动)等,应用程序电刺激和快速心房或心室起搏,测定心脏不同组织的电生理功能;诱发临床出现的心动过速;对不同的治疗措施(如药物、起搏器、埋藏式心脏复律除颤器、导管消融与手术治疗等)的疗效做出预测与评价。

394. 正常心电图主要波段的含义是什么?

答:(1) P波:心房(肌)除极时产生的心电波。

(2) PR间期:心房除极开始至心室除极开始的总时间。

(3) QRS波:心室(肌)除极时产生的心电波。

(4) T波:代表心室复极。

395. 正常窦性心律的心电图特点有哪些?

答:(1) Ⅰ、Ⅱ、aVF、V_4-V_6 导联P波直立,aVR导联P波倒置。

(2) PR间期0.12~0.20秒。

(3) P波频率每分钟60~100次。

(4) P-P周期差别小于0.12秒。

396. 窦性心律失常可分为哪几种?

答:窦性心律失常分为窦性心动过速、窦性心动过缓、窦性心律不齐、窦性停搏及病态窦房结综合征。

397. 窦性心动过速的心电图特点、临床意义和治疗原则分别是什么?

答:(1) 心电图特点:窦性心律的P波在Ⅰ、Ⅱ、aVF导联直立,aVR导联倒置。PR间期0.12~0.20秒,频率超过每分钟100次(成人)。

(2) 临床意义:窦性心动过速可见于健康人和某些病理状态,如发热、甲状腺功能亢进症、贫血、休克、心肌缺血、充血性心力衰竭以及应用肾上腺素、阿托品等。

（3）治疗原则：治疗上应针对病因和去除诱发因素，必要时使用β受体阻滞剂。

398．窦性心动过缓的心电图特点、临床意义和治疗原则分别是什么？

答：（1）心电图特点：窦性心律的 P 波在Ⅰ、Ⅱ、aVF 导联直立，aVR 倒置。PR 间期 0.12～0.20 秒。频率低于每分钟 60 次。

（2）临床意义：窦性心动过缓常见于健康青年人、运动员与睡眠状态。其他原因包括窦房结病变、急性下壁心肌梗死、颅内疾患、严重缺氧、低温、甲状腺功能减退、阻塞性黄疸以及应用某些药物。

（3）治疗原则：无症状的窦性心动过缓通常无需治疗。如因心率过慢，出现心排血量不足症状，可应用阿托品、麻黄碱或异丙肾上腺素等药物，并考虑心脏起搏治疗。

399．窦性停搏的心电图特点、临床意义分别是什么？

答：窦性停搏或窦性静止是指窦房结不能产生冲动。

（1）心电图特点：在较正常 P-P 间期显著长的间期内无 P 波发生，或 P 波与 QRS 波均不出现，长的 P-P 间期与基本的窦性 P-P 间期无倍数关系。长时间的窦性停搏后，下位的潜在起搏点，如房室交界处或心室，可发出单个逸搏或逸搏性心律控制心室。

（2）临床意义：窦性停搏多见于窦房结变性与纤维化、急性下壁心肌梗死、脑血管意外等病变以及迷走神经张力增高或颈动脉窦过敏；此外，应用洋地黄类药物、乙酰胆碱等药物亦可引起窦性停搏。过长时间的窦性停搏（时间＞3 秒）且无逸搏发生时，患者可出现黑矇、短暂意识障碍或晕厥，严重者可发生阿-斯综合征，甚至死亡。

400．窦房传导阻滞的心电图特点有哪些？

答：窦房传导阻滞（sinoatrial block，SAB）简称窦房阻滞，指窦房结冲动传导至心房时发生延缓或阻滞。理论上 SAB 可分为三度。由于体表心电图不能显示窦房结电活动，因而无法确立一度窦房阻滞的诊断。三度窦房阻滞与窦性停搏鉴别困难。二度窦房阻滞分为两型：莫氏Ⅰ型即文氏阻滞，表现为 P-P 间期进行性缩短，直至出现一次长 P-P 间期，该长 P-P 间期短于基本 P-P 间期的两倍；莫氏Ⅱ型阻滞时，长 P-P 间期为基本 P-P 间期的整倍数。窦房阻滞后可出现逸搏心律。

401．窦性停搏与二度Ⅱ型窦房阻滞的区别是什么？

答：窦性停搏：长的 P-P 间期与基本的窦性 P-P 间期无倍数关系。

二度Ⅱ型窦房阻滞：长 P-P 间期为基本 P-P 间期的整倍数。

402. 病态窦房结综合征的主要病因是什么？

答：病态窦房结综合征是由窦房结病变导致功能减退，产生多种心律失常的综合表现。主要病因包括淀粉样变性、甲状腺功能减退、某些感染（如布鲁氏菌病、伤寒）、纤维化与脂肪浸润、硬化与退行性变等、窦房结周围神经和心房肌的病变、窦房结动脉供血减少。

403. 病态窦房结综合征有哪些临床表现和心电图表现？

答：(1) 临床表现：出现与心动过缓有关的心、脑等脏器供血不足的症状，如发作性头晕、黑矇、乏力等，严重者可发生晕厥。如有心动过速发作，则可出现心悸、心绞痛等症状。

(2) 心电图主要表现：① 持续而显著的窦性心动过缓（每分钟 50 次以下）；② 窦性停搏与窦房传导阻滞；③ 窦房传导阻滞与房室传导阻滞同时并存；④ 心动过缓-心动过速综合征：指心动过缓与房性快速型心律失常交替发作，后者包括心房扑动、心房颤动或房性心动过速。

404. 病态窦房结综合征应如何诊断？治疗原则是什么？

答：(1) 根据心电图的典型表现，以及临床症状与心电图改变存在明确的相关性，可确定诊断。相关的辅助检查，固有心率测定，窦房结恢复时间与窦房传导时间测定。

(2) 治疗原则：无症状者，不必治疗；有症状者，应接受起搏器治疗。

405. 房性期前收缩的心电图特点和处理原则有哪些？

答：(1) 可以见于正常人和各种器质性心脏病患者，其心电图特点为房性期前收缩的 P 波提前发生，与窦性 P 波形态不同；下传的 QRS 波群形态通常正常，常有不完全性代偿间歇。

(2) 治疗原则：房性期前收缩通常无需治疗。当有明显症状或因房性期前收缩触发室上性心动过速时，应给予治疗。

406. 房室交界区性期前收缩的心电图特点有哪些？

答：房室交界区性期前收缩起源于房室交界区，可前向和逆向传导，分别产生提前发生的 QRS 波群与逆行 P 波。逆行 P 波可位于 QRS 波群之前（PR 间期<0.12 秒）、之中或之后（RP 间期<0.20 秒）。QRS 波群形态正常。

407．房性心动过速如何分类？

答：房性心动过速根据发生机制与心电图表现的不同，可分为自律性房性心动过速、折返性房性心动过速与紊乱性房性心动过速三种。

408．房性心动过速的机制有哪些？

答：（1）折返机制：由心房肌不应期不一致及激动在心房肌的传导速度不同导致。见于外科手术痕周围、解剖缺陷及其他器质性心脏病。

（2）自律性机制：由异位心房灶自发性舒张期除极导致，见于心肌梗死、心肌病、慢性肺部疾病、洋地黄中毒等情况。

（3）触发机制：表现为多源性房性心动过速，常发生于慢性阻塞性肺疾病或充血性心力衰竭患者。

409．局灶性房性心动过速的心电图特点有哪些？

答：（1）心房率每分钟 150～200 次。

（2）P 波形态与窦性者不同，在 Ⅱ、Ⅲ、aVF 导联通常直立。

（3）常出现二度 Ⅰ 型或 Ⅱ 型房室传导阻滞。

（4）P 波之间的等电位线仍存在。

（5）刺激迷走神经不能终止心动过速，仅加重房室传导阻滞。

（6）发作开始时心率逐渐加速。

410．房性心动过速的处理原则是什么？

答：房性心动过速合并房室传导阻滞时，若心室率不太快，不导致严重血流动力学障碍，不必紧急处理。若心室率达每分钟 140 次以上，由洋地黄中毒所致，或临床上有严重充血性心力衰竭或休克征象，应进行紧急治疗。

处理原则：

① 洋地黄引起者，按洋地黄中毒处理。

② 非洋地黄引起者：积极寻找病因，针对病因治疗；减慢心室率（洋地黄、β 受体阻滞药、钙拮抗药）；可用 Ⅰ A、Ⅰ C 或 Ⅲ 类抗心律失常药转复窦性心律；若药物治疗无效，可进行射频消融治疗。

411．阵发性室上性心动过速如何分类？

答：阵发性室上性心动过速大部分由折返机制引起，包括窦房折返性心动过速、心房折返性心动过速、房室结内折返性心动过速、房室折返性心动过速。

412. 产生折返的基本条件是什么?

答:产生折返的基本条件是传导异常,它包括:心脏两个或多个部位的传导性与不应期各不相同,相互连结形成一个闭合环;其中一条通道发生单向传导阻滞;另一通道传导缓慢,使原先发生阻滞的通道有足够时间恢复兴奋性;原先阻滞的通道再次激动,从而完成一次折返激动。冲动在环内反复循环,产生持续而快速的心律失常。

413. 阵发性室上性心动过速的心电图特征是什么?

答:(1) 心率每分钟 150～250 次,节律规则。

(2) QRS 波群形态及时限正常(伴室内差异性传导或原有束支传导阻滞者可异常)。

(3) P 波为逆行性(Ⅱ、Ⅲ、aVF 导联倒置),常埋藏于 QRS 波群内或位于其终末部分,与 QRS 波群保持恒定关系。

(4) 起始突然,通常由一个房性期前收缩触发。

414. 阵发性室上性心动过速的应急处理方法有哪些?

答:(1) 刺激迷走神经:压迫眼球;颈动脉窦按摩(患者取仰卧位,先行右侧,每次 5～10 秒,无效再按摩左侧,切莫双侧同时按摩);冷水浸面,诱导恶心;Valsalva 动作(深吸气后屏气,再用力作呼气动作)。

(2) 静脉药物:腺苷,钙通道拮抗剂,洋地黄,β受体阻滞剂,ⅠA、ⅠC 和Ⅲ类抗心律失常药物等。

(3) 经食管心脏调搏。

(4) 同步直流电复律。

415. 阵发性室上性心动过速持续发作应使用哪些药物?

答:如患者短期内将接受射频消融手术,建议静推 ATP 终止室上性心动过速发作。如患者近期无手术计划,可以静脉使用普罗帕酮(心律平)、维拉帕米(异搏定)、胺碘酮(可达龙)等药物以终止发作。

416. 房室结内折返性心动过速的临床表现有哪些?

答:房室结内折返性心动过速是最常见的阵发性室上性心动过速类型,患者通常无器质性心脏病表现,不同性别与年龄均可发生。

临床表现:心动过速发作突然起始与终止,持续时间长短不一。症状轻重取决于发作时心室率快速的程度以及持续时间,亦与原发病的严重程度有关。

417．房室结内折返性心动过速的心电图特点有哪些?

答:(1) 心率每分钟150～250次,节律规则。

(2) QRS波群形态与时限一般正常。

(3) P波为逆行性,常埋藏于QRS波群内或位于其终末部分,P波与QRS波群保持固定关系。

(4) 起始突然,通常由一个房性期前收缩触发,其下传的PR间期显著延长,随之引起心动过速发作。心电生理检查发现大多数患者存在房室结双径路。

418．房室结内折返性心动过速的治疗原则是什么?

答:(1) 急性发作期:刺激迷走神经方法、腺苷、钙拮抗药、洋地黄制剂、β受体阻滞剂、普罗帕酮,合并低血压者可应用升压药物、食管心房调搏术、电复律。

(2) 预防复发:洋地黄、钙拮抗药、β受体阻滞剂、普罗帕酮、导管消融。

419．心房扑动原因有哪些?

答:心房扑动可发生于有或无器质性心脏病者,亦可见于甲状腺功能亢进症。

420．心房扑动的心电图有哪些特点?

答:(1) 心房活动呈现规律的锯齿状扑动波称为F波,扑动波之间的等电位线消失,在Ⅱ、Ⅲ、aVF或V_1导联最为明显。典型心房扑动的心房率通常为每分钟250～300次。

(2) 心室率规则或不规则,取决于房室传导比率是否恒定。

(3) QRS波群形态一般正常。

421．房扑是如何分型的?

答:根据其F波频率、F波在Ⅱ、Ⅲ、aVF导联上的方向及其对房性期前刺激的反应分为普通型(Ⅰ型房扑)及非普通型(Ⅱ型房扑)两型。

(1) Ⅰ型房扑:F波的频率在每分钟200～350次,Ⅱ、Ⅲ、aVF呈负向或负正双向,V_1正向,V6负向,可被心房期前刺激诱发和终止。

(2) Ⅱ型房扑:F波的频率在每分钟340～430次,其方向与Ⅰ型房扑方向相反。多数不能被心房期前刺激诱发和终止。

422．心房扑动治疗原则是什么?

答:针对原发疾病治疗;转复和维持窦性心律;减慢心室率;预防栓塞;射频消融。

423．房颤是如何分型的?

答:一般将房颤分为首诊房颤、阵发性房颤、持续性房颤、长期持续性房颤及永久性房颤。

424．心房颤动的病因有哪些?

答:心房颤动可见于正常人,可在情绪激动、手术后、运动或急性酒精中毒时发生。心脏与肺部疾病患者发生急性缺氧、高碳酸血症、代谢或血流动力学紊乱时亦可出现心房颤动。心房颤动常发生于原有心血管病者,常见于风湿性心脏病、冠心病、高血压心脏病、甲状腺功能亢进症、缩窄性心包炎、心肌病、感染性心内膜炎以及慢性肺源性心脏病等。

425．心房颤动的临床表现有哪些?

答:心房颤动症状的轻重受心室率快慢的影响。心室率超过每分钟150次,患者可发生心绞痛与充血性心力衰竭。心室率不快时,患者可无症状。心房颤动并发体循环栓塞的危险性甚大。心房颤动的体检特点:心脏听诊第一心音强度变化不定,心律极不规则,脉搏短绌。

426．心房颤动的心电图有什么特点?

答:(1) P波消失,代之以小而不规则 f 波,形态与振幅均变化不定,频率为每分钟350～600 次。

(2) 心室率极不规则。

(3) QRS 波群形态通常正常。

427．心房颤动最常见、最严重的并发症是什么?

答:心房颤动诱发左心房内血栓形成机制复杂,一旦左心耳形成的血栓脱落,卒中就是心房颤动最常见、最严重的并发症。

428．心房颤动的治疗原则是什么?

答:(1) 上游治疗:控制心房颤动相关危险因素。

（2）心率控制：

① 药物治疗。

② 房室结消融联合植入心脏起搏器。

（3）节律控制：

① 抗心律失常药物。

② 消融治疗。

③ 外科治疗。

（4）预防血栓栓塞：

① 抗凝药物（包括华法林、新型口服抗凝药，如达比加群酯、利伐沙班等）。

② 介入手术（左心耳封堵、左心耳切除）。

429. 房颤的药物治疗有哪些？

答：（1）控制心率，静注 β 受体阻滞剂或钙通道拮抗剂，洋地黄也可用。

（2）控制心律，胺碘酮致心律失常发生率最低，如药物无效，可改用电复律。

（3）预防栓塞并发症：口服华法林，国际标准化比值（international normalized ratio，INR）维持在 2.0～3.0。房颤合并瓣膜病时必须使用华法林。新型口服抗凝剂，如达比加群酯、利伐沙班等。

430. 什么是预激综合征？

答：预激综合征（preexcitation syndrome）又称 WPW 综合征（Wolff-Parkinson-White 综合征），是指心电图呈预激表现，临床上有心动过速发作。心电图的预激是指心房冲动提前激动心室的一部分或全体。发生预激的解剖学基础是在房室特殊传导组织以外，还存在一些由普通工作心肌组成的肌束。连接心房与心室之间者，称为房室旁路或 Kent 束。除 Kent 束以外，尚有三种较少见的旁路：房－希氏束，结室纤维，分支室纤维。

431. 预激综合征其心电图特点有哪些？

答：（1）窦性心搏的 PR 间期短于 0.12 秒。

（2）QRS 波群超过 0.12 秒，QRS 波群起始部分粗钝（称 delta 波），终末部分正常。

（3）ST-T 波呈继发性改变，与 QRS 波群主波方向相反。根据心前区导联 QRS 波群的形态，将预激综合征分成两型。A 型 QRS 主波均向上，预激发生在左心室或右室后底部；B 型在 V_1 导联 QRS 波群主波向下，V_5、V_6 导联向上，预激发生在右心室前侧壁。

432.室性期前收缩的病因有哪些?

答:室性期前收缩可见于正常人或各种心脏病患者,常见于冠心病、心肌病、风湿性心脏病与二尖瓣脱垂患者。心肌炎、缺血、缺氧、麻醉、手术;洋地黄、奎尼丁、三环类抗抑郁药中毒;电解质紊乱(低钾、低镁等),精神不安,过量烟、酒、咖啡等均能诱发室性期前收缩。

433.室性期前收缩心电图有哪些特点?

答:(1) 提前发生的 QRS 波群,时限通常超过 0.12 秒、宽大畸形,ST 段与 T 波的方向与 QRS 主波方向相反。

(2) 室性期前收缩与其前面的窦性搏动之间期(称为配对间期)恒定。

(3) 室性期前收缩后常出现完全性代偿间歇。

(4) 同一导联内,室性期前收缩形态相同者,为单形性室性期前收缩;形态不同者称多形性或多源性室性期前收缩。

434.室性期前收缩治疗原则有哪些?

答:(1) 无器质性心脏病:对于无器质性心脏病患者,室性期前收缩不会增加其心脏性死亡的危险性,不建议常规应用抗心律失常治疗。如患者症状明显,治疗以消除症状为目的,避免诱发因素。药物宜选用β受体阻滞剂、美西律、普罗帕酮等。部分无器质性心脏病的频发室性期前收缩患者可选择射频消融治疗。

(2) 急性心肌缺血:对于急性心肌梗死合并室性期前收缩者,目前不主张预防性应用利多卡因等抗心律失常药物。若急性心肌梗死发生窦性心动过速与室性期前收缩,在处理基础疾病和诱因前提下早期应用β受体阻滞剂可能减少心室颤动的危险。急性肺水肿或严重心力衰竭并发室性期前收缩,治疗应针对改善血流动力学障碍,同时注意有无洋地黄中毒或电解质紊乱(低钾、低镁)。

(3) 慢性心脏病变:心肌梗死后或心肌病患者常伴有室性期前收缩,应避免应用Ⅰ类抗心律失常药物,因其本身有致心律失常的作用,虽能有效减少室性期前收缩,但总死亡率和猝死风险反而增加。β受体阻滞剂对室性期前收缩的疗效不显著,但能降低心肌梗死后猝死发生率、再梗死率和总死亡率。

435.室性心动过速的病因及临床表现有哪些?

答:(1) 病因:室性心动过速常发生于各种器质性心脏病患者。最常见为冠心病(特别是心肌梗死后)、心肌病、心力衰竭、二尖瓣脱垂、心瓣膜病等,其他病因包括代谢障碍、电解质紊乱、长 QT 综合征等。偶尔也可发生在无器质性心脏病者。

（2）临床表现：室性心动过速的临床症状轻重，视发作时心室率、持续时间、基础心脏病变和心功能状况不同而异。非持续性室性心动过速的患者通常无症状。持续性室性心动过速常伴有明显血流动力学障碍与心肌缺血。临床症状包括低血压、少尿、晕厥、气促、心绞痛等。

436. 室性心动过速心电图有哪些特点？

答：（1）3 个或以上的室性期前收缩连续出现。

（2）QRS 波群形态畸形，时限超过 0.12 秒；ST-T 波方向与 QRS 波群主波方向相反。

（3）心室率通常为每分钟 100～250 次；心律规则，但亦可略不规则。

（4）心房独立活动与 QRS 波群无固定关系，形成室房分离。

（5）通常突然开始发作。

（6）心室夺获与室性融合波。心室夺获与室性融合波的存在对确立室性心动过速诊断提供重要依据。

（7）按室速发作时 QRS 波群的形态，可将室速区分为单形性室速和多形性室速。

437. 诊断室速比较有价值的几个特点分别是什么？

答：（1）房室分离。

（2）心室夺获。

（3）室性融合波。

（4）全部心前区导联 QRS 波主波方向呈同向性，即全部向上或向下。

438. 室性心动过速的治疗原则有哪些？

答：（1）有器质性心脏病或有明确诱因应首先给予针对性治疗。

（2）无器质性心脏病患者发生非持续性短暂室速，如无症状或血流动力学影响，处理的原则与室性期前收缩相同。

（3）持续性室速发作，无论有无器质性心脏病，均应给予治疗。

（4）有器质性心脏病的非持续性室速亦应考虑治疗。室速发作时如无显著的血流动力学障碍，可以静脉注射利多卡因、普鲁卡因胺、普罗帕酮，但普罗帕酮不宜用于心肌梗死或心力衰竭的患者，其他药物治疗无效时，可选用胺碘酮或改用直流电复律。如患者已发生低血压、休克、心绞痛、充血性心力衰竭或脑血流灌注不足等症状，应迅速施行电复律。若洋地黄中毒引起的室速，不宜用电复律。预防复发可以选用抗心律失常药物，但需要注意各种药物的特点和副作用，也可以依据具体情况选用非药物治疗方法，如射频消融、植入式心脏复律除颤器。

439. 什么是尖端扭转型室性心动过速？

答：尖端扭转型室性心动过速（torsades de pointes，TdP）是多形性室性心动过速的一个特殊类型，因发作时 QRS 波群的振幅与波峰呈周期性改变，宛如围绕等电位线连续扭转而得名。

440. 尖端扭转型室性心动过速心电图的特点是什么？ 有哪些常见病因？

答：（1）心电图特点：室速发作时 QRS 波群围绕等电位线连续扭转，QT 间期通常超过0.5 秒，U 波显著。频率为每分钟 200～250 次。

（2）病因：可为先天性和获得性。先天性包括多种编码钠、钾离子通道的基因突变。获得性包括药源性、代谢性、心源性、神经源性。

441. 尖端扭转型室性心动过速治疗原则是什么？

答：去除导致 QT 间期延长的病变和停用有关药物。治疗上可以选用镁盐（硫酸镁），临时心房或心室起搏，选用异丙肾上腺素或阿托品，利多卡因、美西律或苯妥英钠亦可试用。先天性长 QT 间期综合征治疗应选用 β 受体阻滞剂。药物治疗无效者，可考虑左颈胸交感神经切断术，或置入埋藏式心脏复律除颤器。

442. 心室扑动心电图的特点有哪些？

答：心室扑动呈正弦图形，波幅大而规则，频率为每分钟 150～300 次。

443. 心室颤动心电图的特点有哪些？

答：心室颤动的波形、振幅与频率均极不规则，无法辨认 QRS 波群、ST 段与 T 波。

444. 心室扑动与心室颤动的临床表现有哪些？

答：心室扑动与心室颤动均为致命性心律失常，一旦发作即出现心脏骤停，出现意识丧失、抽搐、呼吸停顿甚至死亡。听诊心音消失、脉搏触不到、血压亦无法测到。在临床上需要紧急心肺复苏。

445. 宽 QRS 波心动过速如何诊断？

答：心动过速时体表心电图 QRS 波宽度≥120 毫秒为宽 QRS 波心动过速。宽 QRS 波心动过速主要包括室速与室上速伴室内差传、束支阻滞及预激综合征并发逆向型房室折返性心动过速等。

446. 宽 QRS 波心动过速的急性期处理有哪些?

答:(1) 对血流动力学不稳定的心动过速,应立即行直流电复律。对不规则的宽 QRS 波心动过速(房颤合并预激)建议电复律。

(2) 若血流动力学尚稳定,也应尽早终止。先通过询问病史及 12 导联心电图检查进行判断,然后选择直流电复律、抗心律失常药物或起搏超速抑制来终止。

① 直流电复律:优点包括没有致心律失常作用、快捷、高效;缺点是不能够避免心律失常的再发,需要镇静或麻醉。

② 抗心律失常药物:对于无器质性心脏病和血流动力学稳定的宽 QRS 波心动过速可选用。其优点是无需麻醉,且多数有效;缺点是终止较慢,部分患者不能终止,不良反应包括低血压和致心律失常作用。被广泛采用的药物有静脉的普鲁卡因胺、索他洛尔、利多卡因和胺碘酮。对有器质性心脏病、左心室功能损害或有心衰征象者,胺碘酮更为安全。

(3) 对血流动力学稳定、诊断为室上速者,则按窄 QRS 波心动过速处理。经旁路前传的宽 QRS 波心动过速可按室上速处理,但不能使用影响房室结传导的药物。

(4) 洋地黄过量的室速主要针对洋地黄过量处理。

447. 与早搏有关的几个概念如何描述?

答:(1) 偶发:每分钟少于 3~5 次。

(2) 频发:每分钟 5 次以上。

(3) 二联律:一个窦性搏动继一个早搏。

(4) 三联律:真性(一个窦性心律继两个早搏)、假性(两个窦性心律继一个早搏)。

(5) 偶合时间:早搏与前一个 P 或 QRS 波之间距。

(6) 代偿间期:早搏与后一个 P 或 QRS 波之间距。

(7) 代偿间期完全:偶合时间 + 代偿间期 = 正常两个 RR 或 PP 间距。

(8) 插入性:早搏插在正常 RR 之间。

448. 室性心律失常包括哪些?

答:包括室性早搏(简称室早)非持续性与持续性室性心动过速(简称室速)、心室扑动(简称室扑)与心室颤动(简称室颤)。

449. 严重快速性心律失常包括哪些？

答：(1) 心室扑动、心室颤动。

(2) 室性心动过速心室率不低于每分钟 150 次，持续时间不低于 30 秒或持续时间不足 30 秒伴血流动力学障碍。

(3) 尖端扭转型室性心动过速，多形性室性心动过速，双向性室性心动过速。

(4) 各种类型室上性心动过速心室率不低于每分钟 200 次。

(5) 心房颤动伴心室预激最短 RR 间期≤250 毫秒。

450. 严重缓慢性心律失常包括哪些？

答：(1) 严重心动过缓、高度及三度房室传导阻滞，平均心室率不高于每分钟 35 次。

(2) 长 RR 间期伴症状时间≥3.0 秒；无症状时间≥5.0 秒。

451. 电风暴的概念是什么？

答：24 小时内持续性室速/室颤反复发作 3 次或以上，需要治疗干预以终止发作。

452. 发生电风暴时如何处理？

答：(1) 发作时紧急处理：

① 尽快电除颤和电复律：在心室电风暴发作期，尽快进行电除颤和电复律是恢复血流动力学稳定的首要措施。

② 药物治疗：抗心律失常药物的应用能有效协助电除颤和电复律控制心室电风暴的发作和减少心室电风暴的复发。一般推荐药物有 β 受体阻滞剂、胺碘酮、维拉帕米等。

(2) 去除病因及诱因：血运重建、改善心功能、纠正电解质紊乱等。

(3) 稳定期治疗：除药物治疗外，可植入心脏复律除颤器、射频消融术。已植入埋藏式心脏复律除颤器（implantable cardioverter defibrillator，ICD）者，应及时调整 ICD 参数。

453. 什么是 R-on-T 现象？

答：提前发生的室性期前收缩出现在前一心动周期的 T 波上，在 T 波波峰或前支或后支，发生在心室复极不完全，心室处于易反复激动的易损期。

454. Brugada 综合征的心电图特点是什么？

答：位于第 2 肋间、第 3 肋间或第 4 肋间的右胸 V_1 和（或）V_2 导联，至少有一个导联记录到自发或由钠通道阻滞剂(如阿马林、氟卡尼、普鲁卡因胺、吡西卡尼或普罗帕酮)诱发的Ⅰ型 ST 段抬高≥2 mm,并经证实有室颤、多形性室速或有猝死家族史。

455. 早期复极综合征的心电图表现有哪些?

答:早期复极综合征是一种较常见的心电图表现,心电图≥2 个相邻下壁和(或)侧壁导联出现 J 点抬高≥0.1 mV 时称为早期复极综合征。

456. 长 QT 间期综合征的临床表现有哪些?

答:大多数是由一个或多个基因突变导致的遗传性离子通道异常。临床表现为 TdP 引起的反复晕厥和猝死。晕厥与运动、情绪紧张、激动有关,一般持续 1~2 分钟,少部分患者可在睡眠时发生猝死。

457. 长 QT 间期综合征的治疗要点有哪些?

答:对于无症状的 QT 间期延长患者建议给予 β 受体阻滞剂治疗;对于因室性心律失常出现晕厥或先兆猝死的患者,须行 ICD 治疗。

458. 长 QT 间期综合征的心电图特点有哪些?

答:(1) QT(QTc)间期延长是长 QT 间期综合征的特征。但 QT 间期延长程度不等,范围在 0.41~0.60 秒。女性 QTc≥0.48 秒或男性≥0.47 秒可作为独立诊断标准;女性 QTc<0.43 秒或男性 QTc<0.41 秒即可排除长 QT 间期综合征;QTc 处于临界值的患者(0.44 秒<QTc<0.47 秒)需进一步做运动试验及动态心电图判断。

(2) T 波和 U 波异常是长 QT 间期综合征的另一特征。T 波宽大有切迹,双向或倒置;U 波显著。

(3) 发作时呈 TdP、室颤或心电静止。长 QT 间期综合征容易导致 TdP,诱因可能有两个:一是 QT 间期显著延长的心动过缓,二是窦性心动过速伴交感神经亢进。

459. 短 QT 间期综合征的临床表现和治疗要点有哪些?

答:(1) 临床表现:为单基因突变引起的常染色体显性遗传离子通道病。临床表现为心悸、头晕及反复发作的晕厥和(或)心脏性猝死。心电图上 QT 间期明显缩短(一般≤300 毫秒),胸前导联 T 波高尖。

(2) 治疗要点:ICD 是其首选治疗手段,对于拒绝 ICD 或不能耐受者可选择Ⅰ类、Ⅱ类或Ⅲ类抗心律失常药物治疗。

460. 儿茶酚胺敏感性多形性室性心动过速的临床表现和治疗要点分别是什么？

答：(1) 临床表现：是一种在儿童和青少年中发生的没有任何明显结构性心脏疾病的罕见遗传性室速。临床表现为运动或情绪激动时发生双向性、多形性室速导致的晕厥。室速常可自行终止，若转为室颤则可导致猝死。心电图常无特异性表现。

(2) 治疗要点：治疗上可选择β受体阻滞剂，当药物治疗仍不能消除室性心律失常发作时，应考虑植入ICD。

461. 房室传导阻滞如何分型？

答：按照传导阻滞的严重程度通常分为以下三型：

(1) 一度房室传导阻滞。

(2) 二度Ⅰ型房室传导阻滞、二度Ⅱ型房室传导阻滞。

(3) 三度房室传导阻滞。

462. 房室传导阻滞的常见病因有哪些？

答：(1) 正常人或运动员可发生文氏型房室阻滞(莫氏Ⅰ型)，与迷走神经张力增高有关，常发生于夜间。

(2) 更多见于病理情况下，如急性心肌梗死、冠状动脉痉挛、病毒性心肌炎、心肌病、先天性心血管病、原发性高血压、心脏手术、电解质紊乱、药物中毒等。

463. 房室传导阻滞临床表现有哪些？

答：(1) 一度房室传导阻滞患者通常无症状。

(2) 二度房室传导阻滞可引起心搏脱漏，可有心悸症状，也可无症状。

(3) 三度房室传导阻滞的症状取决于心室率的快慢与伴随病变，症状包括疲倦、乏力、头晕、晕厥、心绞痛、心力衰竭等。如合并室性心律失常，患者可感到心悸不适，如心室率过慢，会导致脑缺血，患者可出现暂时性意识丧失，甚至抽搐，称为阿-斯综合征，严重者可致猝死。第一心音强度经常变化，间或听到响亮清晰的第一心音(大炮音)。

464. 房室传导阻滞心电图特点有哪些？

答：(1) 一度房室传导阻滞：每个心房冲动都能传导至心室，但PR间期超过0.20秒。

(2) 二度Ⅰ型房室传导阻滞：① PR间期进行性延长直至一个P波受阻不能下传心室；② 相邻RR间期进行性缩短，直至一个P波不能下传心室；③ 包含受阻P波在内的RR间期小于正常窦性 PP 间期的两倍。在大多数情况下,阻滞位于房室结,QRS 波群正常。

（3）二度Ⅱ型房室传导阻滞:PR 间期恒定,部分 P 波后无 QRS 波群。当 QRS 波群增宽,形态异常时,阻滞位于希氏束-浦肯野系统。若 QRS 波群正常,阻滞可能位于房室结内。

（4）三度（完全性）房室传导阻滞:此时全部心房冲动均不能传导至心室。其特征如下:① 心房与心室活动各自独立、互不相关;② 心房率快于心室率,心房冲动来自窦房结或异位心房节律（房性心动过速、扑动或颤动）;③ 心室起搏点通常在阻滞部位稍下方。如位于希氏束及其近邻,心室率每分钟 40~60 次,QRS 波群正常,心律较稳定;如位于室内传导系统的远端,心室率可低至每分钟 40 次以下,QRS 波群增宽,心室律常不稳定。

465. 房室传导阻滞的治疗原则是什么?

答:应针对不同的病因进行治疗:

（1）一度房室传导阻滞与二度Ⅰ型房室传导阻滞心室率不太慢者,无需特殊治疗。

（2）二度Ⅱ型与三度房室传导阻滞如心室率显著缓慢,伴有明显症状或血流动力学障碍,甚至阿-斯综合征发作者,应给予起搏治疗。

466. 右束支阻滞的心电图特点有哪些?

答:QRS 时限≥0.12 秒。V_1、V_2 导联呈 rsR′,R′波粗钝;V_5、V_6 导联呈 qRS,S 波宽阔。T 波与 QRS 主波方向相反。不完全性右束支阻滞的图形与上述相似,但 QRS 时限<0.12 秒。

467. 左束支阻滞的心电图特点有哪些?

答:QRS 时限≥0.12 秒。V_5、V_6 导联 R 波宽大,顶部有切迹或粗钝,其前方无 q 波。V_1、V_2 导联呈宽阔的 QS 波或 rS 波形。V_5-V_6 导联 T 波与 QRS 主波方向相反。不完全性左束支阻滞图形与上述相似,但 QRS 时限<0.12 秒。

468. 束支阻滞的治疗要点是什么?

答:针对不同病因进行治疗。单支阻滞无临床症状者,无需接受治疗,但双分支阻滞可能进展为完全性房室传导阻滞,应密切观察和随访。急性前壁心肌梗死发生双分支阻滞,伴有晕厥发生者,应及早考虑心脏起搏治疗。慢性心衰并发左束支阻滞是考虑心脏再同步化治疗（cardiac resynchronization therapy,CRT）的重要指征。

469. 如何解读心电图危急值?

答:（1）缺血性 ST-T 改变:

① ST 段抬高(常伴有心前区闷痛等症状):J 点后 60～80 毫秒处 ST 段弓背向上抬高≥0.10 mV,右胸导联抬高≥0.25 mV,左胸导联抬高≥0.10 mV。

② ST 段下降(常伴有心前区闷痛等症状):J 点后 60～80 毫秒处 ST 段下斜型或水平型下降≥0.15 mV。

(2) 恶性心律失常:

① R-on-T 室性期前收缩:QRS 波群提前出现,宽大畸形,时限>0.12 秒,T 波与 QRS 波群主波方向相反,其前无 P 波,提前出现的 QRS 波群落在前一波群的 T 波上。

② 多源性室性心动过速:QRS 波群宽大畸形,心室率每分钟 140～200 次,可见继发性 ST-T 改变,QRS 波群形态不一。

③ 尖端扭转型室性心动过速:QRS 波群宽大畸形,心室率每分钟 140～200 次,QRS 波群围绕基线不断扭转主波的正负方向,每连续出现 3～10 个同类的波之后就会发生扭转,翻向对侧。

④ 心室颤动:QRS-T 波群完全消失,出现不规则、形态振幅不等的低小波(小于 0.2 mV),频率达每分钟 200～500 次。

(3) 心室长间歇:RR 间歇时间>2.5 秒并伴有一过性黑蒙、晕厥。

(4) 房颤伴心室预激波:R-R 间距多变,仔细辨认有时可找到 f 波和心室预激波,常合并快速心室率,可达每分钟 200～230 次以上,QRS 波群宽大畸形,常具有易变性、多变性、复杂性的特点。

(5) 高血钾:T 波高尖、P 波消失,出现 QRS 波群前无 P 波的窦室传导,QRS 波群明显宽钝,QT 间期进一步延长。

(6) 低血钾:T 波低平、浅倒置,出现巨大 U 波或与 T 波融合。

470. 左心房扩大的心电图特点有哪些?

答:(1) P 波增宽:Ⅰ、Ⅱ、aVR、aVL、V_3、V_5 导联中 P 波宽度>0.11 秒。

(2) P 波形态改变呈双峰型,峰距大于 0.04 秒。

(3) V_1 导联呈双向 P 波,先正后负,终末部分明显增宽、增深,即 V_1 导联中 P 波终末电势负值(Ptf-V_1<−0.03 mm/s)增大。

471. 右心房扩大的心电图特点有哪些?

答:(1) P 波高尖:Ⅰ、Ⅱ、aVF 导联 P 波电压≥0.25 mV,V_2、V_3 导联 P 波电压≥0.2 mV。

(2) P 波时间正常或略有延长。

472．左心室肥厚的心电图特点有哪些？

答：标准肢导联：$R_I>1.5\,mV$，$R_I+S_{III}>2.5\,mV$。

胸导联：$R_{v5}>2.5\,mV$；$R_{v5}+S_{v1}>3.5\,mV$（女性），$R_{v5}+S_{v1}>4.0\,mV$（男性）。

单极加压肢导联：$R_{avL}>0.7\,mV$，$R_{avF}>2.0\,mV$。

473．右心室肥厚的心电图特点有哪些？

答：（1）V_1 导联 R/S>1。

（2）S_{v1} 较正常减少或根本消失。

（3）V_1 导联 QRS 波呈 Rs、rsR、qR 型。

（4）V_5 导联 R/S<1，S_{v5} 较正常深。

（5）$R_{v1}+S_{v5}>1.2mV$。

（6）aVR 导联 R/S 或 R/Q>1。

（7）$R_{avR}\geqslant0.5\,mv（5\,mm）$。

（8）同时有"肺型"P 波；均提示有右室肥厚。

474．抗心律失常药物分类及代表药物分别是什么？

答：临床常用的抗心律失常药物分类是 Vaughan Williams 分类法，该法将药物抗心律失常作用的电生理效应作为分类依据，药物被分为以下四大类：

（1）Ⅰ类药：阻断快速钠通道，分为三个亚类：

ⅠA 类：减慢动作电位 0 相上升速度（V_{max}），延长动作电位时程，代表药为奎尼丁、普鲁卡因胺等。

ⅠB 类：不减慢 V_{max}，缩短动作电位时程，代表药为利多卡因、美西律、苯妥英钠。

ⅠC 类：减慢 V_{max}，减慢传导与轻微延长动作电位时程，代表药为普罗帕酮、氟卡尼。

（2）Ⅱ类药：阻断 β 肾上腺素能受体，代表药为普萘洛尔、美托洛尔、比索洛尔等，目前已明确的可以改善患者长期预后的抗心律失常药物。

（3）Ⅲ类药：阻断钾通道与延长复极，代表药为胺碘酮、索他洛尔。

（4）Ⅳ类药：阻断慢钙通道，代表药为维拉帕米、地尔硫䓬。

475．抗心律失常药物的使用原则是什么？

答：（1）注意基础心脏病的治疗以及病因和诱因的纠正。

（2）注意掌握抗心律失常药物的适应证，并非所有的心律失常均需应用抗心律失常药物,只有直接导致明显的症状、血流动力学障碍或具有引起致命危险的恶性心律失常时才需要针对心律失常进行治疗,包括选择抗心律失常的药物。众多无明显症状、无明显预后意义的心律失常,如期前收缩,短阵的非持续性心动过速,心室率不快的心房颤动,一度或二度Ⅰ型房室传导阻滞,一般不需要抗心律失常药物治疗。

(3) 注意抗心律失常药物的不良反应,包括对心功能的影响,致心律失常作用和对全身其他脏器与系统的不良作用。

476. 什么是抗心律失常药物的致心律失常作用?

答:是指这类药物能引起新发心律失常出现或原有心律失常加重,如室性早搏发作频度增加(3～10 倍),室性心动过速速率加快(10% 以上),由非持续性室速变为持续性室速,由单形性变为 TdP 或恶化为室颤。

477. 利多卡因如何静脉给药?

答:先按 1～3 mg/kg(一般用 50～100 mg)作为首次负荷量静脉注射 2～3 分钟。再以 1～4 mg/min 维持静脉滴注,但是要注意 1 小时内的累积量不宜超过 300 mg,因为抗心律失常药物本身也会导致心律失常。常规配制方法:0.9% NS 20 mL + 利多卡因 0.6 g 静脉泵入。

478. 利多卡因的不良反应有哪些?

答:(1) 利多卡因可作用于中枢神经系统,引起明显的兴奋和抑制双向作用,出现嗜睡、感觉异常、肌肉震颤、惊厥昏迷及呼吸抑制等不良反应。

(2) 可引起低血压及心动过缓。血药浓度过高,可引起心房传导速度减慢、房室传导阻滞以及抑制心肌收缩力和心输出量下降。

479. 可达龙(盐酸胺碘酮片)的药理效应有哪些?

答:属Ⅲ类抗心律失常药。主要电生理效应是延长各部心肌组织的动作电位及有效不应期,有利于消除折返激动。同时具有轻度非竞争性的 α 及 β 肾上腺素受体阻滞和轻度Ⅰ及Ⅳ类抗心律失常药性质,减低窦房结自律性,对静息膜电位及动作电位高度无影响,对房室旁路前向传导的抑制大于逆向。由于复极过度延长,用药后心电图可有 QT 间期延长及 T 波改变,可以减慢心率 15%～20%,使 PR 和 QT 间期延长 10% 左右。对冠状动脉及周围血管有直接扩张作用,可影响甲状腺素代谢。本品特点为半衰期长,故服药次数少,治疗指数大,抗心律失常谱广。

480．如何使用艾司洛尔？

答：(1) 控制心房颤动、心房扑动时心室率：成人先静脉注射负荷量 0.5 mg/kg·min,约1 分钟,随后静脉点滴维持量,自 0.05 mg/kg·min 开始,4 分钟后若疗效理想则继续维持,若疗效不佳可重复给予负荷量并将维持量以 0.05 mg/kg·min 的幅度递增。维持量最大可加至 0.3 mg/kg·min,但 0.2 mg/kg·min 以上的剂量未显示能带来明显的好处。

(2) 围手术期高血压或窦性心动过速：

① 即刻控制剂量为：30 秒内静注 1 mg/kg,继续予 0.15 mg/kg·min 静脉滴注,最大维持量为 0.3 mg/kg·min。

② 逐渐控制剂量同室上性心动过速治疗。

③ 治疗高血压的用量通常较治疗心律失常用量大。

481．艾司洛尔的观察要点有哪些？

答：(1) 高浓度给药会造成严重的静脉反应,故应尽量经大静脉给药。

(2) 注意监测肝肾功能和血糖。

(3) 支气管哮喘患者应慎用。

(4) 用药期间需监测血压、心率、心功能变化。

482．如何使用伊布利特？

答：体重＞60 kg,1 mg;体重＜60 kg,0.01 mg/kg;持续 10 分钟。若首次注射结束后10 分钟心律失常仍未消失,再次等剂量注射,持续 10 分钟。

483．伊布利特的适应证有哪些？

答：本品适用于近期发作的房颤或房扑逆转成窦性心律,长期房性心律不齐的患者对伊布利特不敏感。伊布利特对持续时间超过 90 天的心律失常患者的疗效还未确定。

484．在心血管系统静脉使用硫酸镁的适应证、不良反应和注意事项分别是什么？

答：硫酸镁是细胞内钾转运的辅助因子。

(1) 适应证：伴有 Q-T 间期延长的多形性室性心动过速。

(2) 不良反应：低血压、中枢神经系统毒性、呼吸抑制等。

(3) 注意事项：稀释后用药,用药时需监测血镁水平。

485. 华法林的适应证及药理作用分别是什么?

答:(1)适应证:适用于需长期持续抗凝的患者:

① 能防止血栓的形成及发展,用于治疗血栓栓塞性疾病。

② 治疗手术后或创伤后的静脉血栓形成,并可作心肌梗死的辅助用药。

③ 对曾有血栓栓塞病患者及有术后血栓并发症危险者,可予预防性用药。

(2)药理作用:本品为双香豆素类中效抗凝剂。其作用机制为竞争性对抗维生素K的作用,抑制肝细胞中凝血因子的合成,还具有降低凝血酶诱导的血小板聚集反应的作用,因而具有抗凝和抗血小板聚集功能。

486. 华法林常见的不良反应有哪些?

答:过量易致各种出血。早期表现有瘀斑、紫癜、牙龈出血、鼻衄、伤口出血经久不愈、月经量过多等。出血可发生在任何部位,特别是泌尿道和消化道。肠壁血肿可致亚急性肠梗阻,也可见硬膜下颅内血肿和穿刺部位血肿。偶见不良反应有恶心、呕吐、腹泻、瘙痒性皮疹、过敏反应及皮肤坏死。大量口服甚至出现双侧乳房坏死、微血管病或溶血性贫血以及大范围皮肤坏疽,一次量过大的尤其危险。

487. 口服华法林期间,出现哪些情形时应先停药并立即至医院诊治?

答:(1)刷牙时或割伤后流血不止。

(2)无故瘀伤且范围扩大。

(3)咯血、吐血、血尿、血便或黑便。

(4)严重头痛、胃痛。

(5)女性生理期期间,月经量过多。

(6)女性若有怀孕计划,要先告知医师。

(7)手术后3天内、妊娠后期、哺乳期、有出血倾向患者(如血友病、血小板减少性紫癜),严重肝肾疾病患者,活动性消化性溃疡患者,脑、脊髓及眼科手术患者禁用。

(8)以下情况须慎用:恶病质、衰弱、发热、慢性酒精中毒、活动性肺结核、充血性心力衰竭、重度高血压、亚急性细菌性心内膜炎、月经过多、先兆流产等。

(9)在长期应用最低维持量期间,如需进行手术,可先静注维生素K1 50 mg,但进行中枢神经系统及眼科手术前,应先停药。胃肠手术后,应检查大便潜血。

488. 利伐沙班是如何发挥抗凝作用的?

答:利伐沙班是一种口服、具有生物利用度的Xa因子抑制剂,其选择性地阻断Xa因子的活性位点,且不需要辅助因子(如抗凝血酶Ⅱ)以发挥活性。通过内源性及外源性途径活化 X 因子为 Xa 因子(FXa),在凝血级联反应中发挥重要作用。

489．利伐沙班的适应证有哪些?

答:(1) 用于择期髋关节或膝关节置换手术成年患者,以预防静脉血栓栓塞症(venous thromboembolism,VTE)。

(2) 用于治疗成人深静脉血栓形成(deep venous thrombosis,DVT),降低急性 DVT 后 DVT 复发和肺栓塞(PE)的风险。

(3) 用于具有一种或多种危险因素(如充血性心力衰竭、高血压、年龄≥75 岁、糖尿病、卒中或短暂性脑缺血发作病史)的非瓣膜性房颤成年患者,以降低卒中和全身性栓塞的风险。

490．利伐沙班的禁忌证有哪些?

答:(1) 对利伐沙班或片剂中任何辅料过敏的患者。

(2) 有临床明显活动性出血的患者。

(3) 具有凝血异常和临床相关出血风险的肝病患者。

(4) 孕妇及哺乳期妇女禁用。

491．达比加群的药理作用是什么?

答:达比加群酯是一种新型的合成的直接凝血酶抑制剂,是达比加群(dabigatran)的前体药物,属非肽类的凝血酶抑制剂。口服经胃肠吸收后,在体内转化为具有直接抗凝血活性的达比加群。达比加群结合于凝血酶的纤维蛋白特异结合点,阻止纤维蛋白原裂解为纤维蛋白,从而阻断了凝血瀑布网络的最后步骤及血栓形成。

492．达比加群的适应证有哪些?

答:预防存在以下一个或多个危险因素的成人非瓣膜性房颤患者的卒中和全身性栓塞。

(1) 先前曾有卒中、短暂性脑缺血发作或全身性栓塞。

(2) 左心室射血分数＜40%。

(3) 伴有症状的心力衰竭,NYHA 心功能分级≥2 级。

(4) 年龄≥75 岁。

(5) 年龄≥65 岁,且伴有以下任一疾病:糖尿病、冠心病或高血压。

493．什么是止血药物?

答:止血药物是指能促使出血停止或减少出血的药物。通常出血分别是由血管壁、血小板的量和(或)质、血液凝固的异常及纤维蛋白溶解亢进等诸多因素异常引起。

494．止血药物主要分为几类?

答:由于引起出血的原因不同,致使止血药物各异,它们分别通过影响其中一个或几个异常出血因素而达到止血的目的。根据药物止血机理的不同,分为以下几类。

(1) 促进血液凝固的药物:维生素 K 类、鱼精蛋白硫酸盐、纤维蛋白原、凝血酶原复合物、蛇毒血凝酶、酚磺乙胺和去氨加压素等。

(2) 抑制纤维蛋白溶解的药物:氨甲苯酸、氨基己酸、氨甲环酸和抑肽酶等。

(3) 作用于血管的药物,如卡络柳钠等。

(4) 其他止血药,如局部止血药有吸收性明胶海绵、凝血酶等。

495．阿托品试验的适应证和禁忌证有哪些?

答:(1) 适应证:常规 12 导联心电图发现窦性心动过缓,疑为病窦综合征患者。

(2) 禁忌证:青光眼、前列腺肥大患者。

496．阿托品试验的方法是什么?

答:(1) 试验前停用影响心率的药物 2~3 天。

(2) 卧位描记同步 12 导联心电图作对照,试验中描记 Ⅱ 导联。

(3) 取阿托品 2 mg(0.02~0.04 mg/kg),加 2 mL 生理盐水稀释,快速静脉注射。

(4) 分别于注射后即刻 1 分钟、3 分钟、5 分钟、10 分钟、20 分钟、25 分钟、30 分钟描记心电图,观察心电图变化。

497．阿托品试验的判定标准有哪些?

答:(1) 阴性:正常人注射阿托品后心率增至每分钟 90 次以上,或心率增加超过对照心率的 25%,说明窦房结功能正常。

(2) 阳性:低于上述两项标准时为阳性,说明窦性心动过缓不是因为迷走神经张力增高所致,提示窦房结功能障碍;如果有房室交界性心律、室上性心动过速、心房颤动或心房扑动等心律失常,则更支持窦房结功能障碍的诊断。

本试验有一定的假阳性率及假阴性,故阳性结果不能完全除外病态窦房结综合征。另外,运动员的窦性心动过缓或个体对阿托品的反应不尽相同,亦可有不同的反应,故应注意对结果的评价。

498．什么是经食管超声心动图? 其优点有哪些?

答:(1) 经食管超声心动图是心脏超声检查的一种,是把特制的经食管探头放进食管里,使得从心脏后面可以更清楚地观察心脏结构。

(2) 优点:因食管紧邻心脏后面,经食管超声排除了胸壁和肺的干扰,而且经食管超声的探头频率高,分辨率也高,因此食管超声图像更清晰;与普通经胸超声相比,它对某些心脏结构显示更加清楚,如房间隔、左心耳、心脏瓣膜、心房等。

499．经食管心脏彩超检查的注意事项有哪些?

答:(1) 行镇定后检查的患者须在检查前至少 6 小时禁食禁饮(除清液外),检查前 3 小时则全面禁水(高血压患者根据具体情况可在当日晨起时自行服用降压药物)。

(2) 存在胃排空延迟或其他吸入风险的患者可能需要空腹时间更长,或在操作前服用甲氧氯普胺等药物,以使胃内容物残留和吸入的风险降至最低。

(3) 行经食管超声心动图时要求建立静脉通路,并建议用左臂以便评估心内分流时候注射造影剂的需要。

(4) 穿着宽松、易穿脱的上衣。

(5) 检查后 2 小时开始进食,宜进食清淡、易消化、温凉食物。

500．哪些人群需要做经食管超声心动图检查?

答:(1) 有房颤病史,准备消融手术或者药物复律或者电复律之前,均需检查经食管超声,以明确左房及左心耳是否有血栓形成。

(2) 不可解释的反复脑卒中患者,经食管超声可识别潜在的心源性栓子,包括左房血栓、房间隔缺损、卵圆孔未闭、房间隔瘤、心内肿瘤、左房自发性造影和主动脉粥样硬化斑块。

(3) 房间隔有缺损,经胸超声无法明确能否封堵治疗时。

(4) 长期发热怀疑感染性心内膜炎时。

501．直立倾斜试验的临床意义是什么?

答:直立倾斜试验(upright tilt test,UTT)的临床意义是利用体位的迅速改变,引起神经体液的过度反应,诱发心血管系统异常变化导致晕厥发作,以诊断评价晕厥的发生原因,便于医生进行临床治疗。

502. 直立倾斜试验的适应证有哪些?

答:(1) 评估不明原因的反复发作的晕厥。

(2) 在高风险情况下发生的不明原因的单次晕厥事件(如晕厥发生可能导致创伤或从事高风险职业);或无器质性心脏病反复发生晕厥;或虽然存在器质性心脏病,但心源性晕厥的可能已经被排除。

(3) 明确患者发生神经介导性晕厥的易感程度。

(4) 鉴别反射性晕厥和直立性低血压性晕厥。

(5) 鉴别伴有抽搐的晕厥和癫痫。

(6) 评估频繁晕厥和心因性疾病的患者。

503. 直立倾斜试验的禁忌证有哪些?

答:(1) 严重的冠状动脉狭窄、重度主动脉瓣狭窄、严重的左心室流出道梗阻、重度二尖瓣狭窄、严重的脑血管狭窄、妊娠。

(2) 使用异丙肾上腺素激发时,除上述禁忌证外,尚包括未控制的高血压、已知有严重心律失常的患者。

(3) 使用硝酸甘油激发时包括青光眼、低血压。

504. 直立倾斜试验的操作方法是什么?

答:(1) 空腹4小时,建立静脉通路,保持环境安静,光线柔和,温度适宜(20～25 ℃)。在倾斜开始前应至少平卧10分钟。倾斜角度为70°。

(2) 基础直立倾斜持续时间出现阳性反应随时停止,如果未出现阳性反应,应持续到最长时间45分钟。

(3) 舌下含服硝酸甘油,固定剂量300～400 μg(硝酸甘油0.5 mg,3/4片),最长持续时间20分钟。

(4) 给予异丙肾上腺素时,从1 μg/min开始,每5分钟增加1 μg/min,至3 μg/min,使平均心率超过基线水平的20%～25%,最快心率不得超过每分钟150次,最长持续时间20分钟。

505. 直立倾斜试验的阳性反应分类有哪些?

答:(1) 1型,混合型。晕厥时心率减慢但心室率不低于每分钟40次或低于每分钟40次的时间短于10秒,伴有或不伴有时间短于3秒的心脏停搏,心率减慢之前出现血压下降。

(2) 2A型,心脏抑制型但无心脏停搏。心率减慢,心室率低于每分钟40次,时间超过10

秒,但无超过 3 秒的心脏停搏,心率减慢之前出现血压下降。

(3) 2B 型,伴有心脏停搏的心脏抑制型。心脏停搏超过 3 秒,血压下降在心率减慢之前出现或与之同时出现。

(4) 3 型,血管抑制型。收缩压在 60~80 mmHg 以下,或收缩压或平均血压降低 20~30 mmHg 以上,晕厥高峰时心率减慢不超过 10%。

(5) 体位性心动过速综合征阳性反应:在直立倾斜试验的 10 分钟内,心率较平卧位增加不低于每分钟 30 次,同时收缩压下降小于 20 mmHg(即排除直立性低血压)。

506. 直立倾斜试验的注意事项有哪些?

答:(1) 检查前 4 小时禁食水,穿运动鞋,可带些食物和饮用水,以便试验结束后及时补充能量和水分。

(2) 试验开始时会在 10 秒倾斜至 70°,因为太快会影响观察判断,太慢达不到检查效果。试验结束后会迅速放平(小于 10 秒),以免意识丧失时间延长。

(3) 持续监测心电图和血压,密切观察心率、心律、血压变化,做好必要抢救措施,确保安全。

(4) 对检查结果阳性的患者告诫今后体位变化时动作宜缓,并遵医嘱服用 β 受体阻滞剂等药物治疗。

五、结构性心脏病

507. 什么是结构性心脏病?

答:结构性心脏病(structural heart disease,SHD)泛指任何先天性或获得性的以心脏和大血管解剖结构异常为主要表现的心脏疾病,包括传统定义的先天性心脏病、心脏瓣膜疾病、心肌病和心脏肿瘤等。

508. 结构性心脏病主要包括哪些疾病?

答:结构性心脏病是指心脏内解剖结构异常所致心脏的病理、生理变化,包括各种先天性心脏病、心脏瓣膜疾病以及梗阻性肥厚型心脏病、扩张型心肌病等心肌病。

509. 房间隔缺损如何分类?

答:房间隔缺损(atrial septal defect,ASD)分为原发孔型房间隔缺损、继发孔型房间隔缺损两类。继发孔型房间隔缺损又分为上腔型、中央型、下腔型、混合型,以中央型最多见。

510. 房间隔缺损的病理生理变化有哪些?

答:心房水平左向右分流,右心室容量负荷增加,左心室充盈减少,左心室功能减退,肺动脉压力进一步升高,出现右向左分流,最后导致艾森曼格(Eisenmenger)综合征。

511. 房间隔缺损的临床表现是什么?

答:(1) 单纯房间隔缺损在儿童期大多可无症状,随年龄增长症状逐渐明显,可出现活动性呼吸困难、室上性心律失常(特别是心房扑动、心房颤动),甚至右心衰竭。晚期因重度肺动脉高压出现右向左分流而有青紫,形成艾森曼格综合征。

(2) 体格检查最典型的体征为肺动脉瓣区第二心音亢进呈固定性分裂,并可闻及 2~3/6级收缩期喷射性杂音。

512. 如何诊断房间隔缺损?

答:(1) 典型心电图所见为右侧心前导联 QRS 波呈 rSr′或 rSR′或 R 波伴 T 波倒置,电轴右偏。

(2) X 线检查可见右房、右室增大,肺动脉段突出及肺血管影增加。

(3) 超声心动图可见肺动脉增宽,右心房、右心室增大,显示房间隔缺损的部位及大小,评估分流量。超声心动图可以确诊。

513. 室间隔缺损的病理解剖、生理特点是什么?

答:室间隔由膜部、漏斗部和肌部三部分组成。室间隔缺损导致心室水平的左向右分流,其血流动力学效应有以下生理特点:

(1) 肺循环血量增多。

(2) 左心室容量负荷增大。

(3) 体循环血量下降。

(4) 艾森曼格综合征。

514．室间隔缺损如何分类？

答：室间隔缺损分为三类：膜部及膜周部室间隔缺损、肌部室间隔缺损、漏斗部室间隔缺损。

515．室间隔缺损的临床表现有哪些？

答：一般根据血流动力学变化的影响程度、症状轻重等，在临床上分为大、中、小型室间隔缺损。临床表现分别是：

（1）小型室间隔缺损通常无症状。

（2）中型室间隔缺损可有劳力性呼吸困难。

（3）大型室间隔缺损常有继发性肺血管阻塞性病变，导致右向左分流而呈现青紫，并有呼吸困难及负荷能力下降。

516．室间隔缺损的典型体征有哪些？

答：沿胸骨左缘第3～4肋间可闻及Ⅲ级或以上全收缩期杂音伴震颤，肺动脉瓣区第二心音可有亢进并分裂。

517．室间隔缺损的主要辅助检查有哪些？

答：（1）心电图：成人小型室间隔缺损心电图可以正常或在 V_1 导联出现 rSr 图形；中型室间隔缺损可有左心室肥厚、左心室容量负荷过重、右心室肥厚图形；大型室间隔缺损常以右心室肥厚图形为主。

（3）X 线：小型室间隔缺损 X 线无异常征象；中型室间隔缺损可见肺血增加，心影略向左增大；大型室间隔缺损主要表现为肺动脉及其主要分支明显扩张。

（4）超声心动图：可以确诊，并同时测定缺损大小及部位，判断心室肥厚及心腔大小，评估分流量。

518．什么是动脉导管未闭？

答：动脉导管未闭是最常见的心脏畸形。胎儿期主动脉和肺动脉间正常血流通道，出生后血管自然关闭。出生后血管未关闭则为动脉导管未闭，占先天性心脏病总数的 12%～15%，多见于女性，女性约 2 倍于男性。约 10% 的病例并存其他心血管畸形。

519．动脉导管未闭的病理解剖是什么？

答：动脉导管的粗细、长短不一，大多外径为 10 mm 左右，长 6～10 mm。按其形态可分为：管型、漏斗型、窗型、动脉瘤型、哑铃型。前两型多见。

520．动脉导管未闭的病理生理特点是什么？

答：(1) 主动脉压高于肺动脉压，出现持续的左至右分流，肺循环血流量增多，肺动脉及其分支扩大，回流到左心房及左心室的血流也相应增加，左心房、室舒张期负荷增加，升主动脉扩张。

(2) 大量左至右分流，可引起肺动脉高压，晚期，若已有阻塞性肺动脉高压，肺动脉压接近或超过主动脉压，则分流减少，停止或出现右至左的分流，并出现右心室肥厚，紫绀和杵状指（趾）。

(3) 因分流水平在降主动脉左锁骨下动脉的远侧，紫绀以下肢为明显，左向右分流在主动脉水平，主动脉舒张压降低，出现脉压增大等一系列周围血管体征。

521．动脉导管未闭的临床表现有哪些？

答：(1) 分流量较小者，可无临床症状。

(2) 中等分流量患者常有乏力、劳累后心悸、气喘胸闷等症状。

(3) 分流量大的未闭动脉导管，常伴有继发性严重肺动脉高压者可导致右向左分流，出现青紫，且临床症状严重。

522．动脉导管未闭的典型体征是什么？

答：突出的体征为胸骨左缘第二肋间及左锁骨下方可闻及连续性机械样杂音，可伴有震颤，脉压可增大，周围血管征阳性。

523．动脉导管未闭的主要辅助检查有哪些？

答：(1) 心电图常见左心室大、左心房大，有肺动脉高压时，可出现右心房大、右心室肥大。

(2) X 线透视下所见肺门舞蹈征是本病的特征性变化。胸片上可见肺动脉凸出，肺血增多，左心房及左心室增大。

(3) 超声心动图可显示未闭动脉导管，并可见左心室内径增大。彩色多普勒见主动脉与肺动脉之间的收缩期与舒张期左向右分流。

524．什么是卵圆孔未闭？

答：卵圆孔是心脏房间隔在胚胎时期的一个生理性通道，正常情况下在出生后5～7个月左右融合，若未能融合则形成卵圆孔未闭。

525．肺动脉瓣狭窄的病理分型有哪些？

答：可分为三型：瓣膜型、瓣上型、瓣下型。

526．肺动脉瓣狭窄的病理生理特点是什么？

答：主要病理生理特点为右心室的排血受阻，右心室压力增高，右心室代偿性肥厚，最终右心室扩大以致右心衰竭。

527．肺动脉瓣狭窄的临床表现有哪些？

答：(1) 轻型肺动脉瓣狭窄可无症状，重者在活动时有呼吸困难及疲倦，严重狭窄者可因剧烈活动而导致晕厥甚至猝死。

(2) 典型的体征为胸骨左缘第2肋收缩期喷射性杂音，传导广泛，常伴有震颤，肺动脉瓣区第二心音减弱。

528．肺动脉瓣狭窄的主要辅助检查有哪些？

答：(1) X线检查可见肺动脉段突出，肺血管影细小，肺野异常清晰，右心室肥大表现。

(2) 超声心动图可见肺动脉瓣增厚，可定量测定瓣口面积；瓣下型漏斗状狭窄可清楚判定其范围。

(3) 介入或手术治疗前应行右心导管检查及右心室造影以确定狭窄部位及程度。依据典型的杂音、X线表现及超声心动图检查可以确诊。

529．什么是心脏瓣膜病？

答：心脏瓣膜病是由于炎症、黏液样变性、退行性改变、先天畸形、缺血性坏死、创伤等原因引起的单个或多个瓣膜结构（包括瓣叶、瓣环、腱索或乳头肌）的功能或结构异常，导致瓣膜口狭窄及（或）关闭不全的心脏疾病。其中以二尖瓣受累最为常见，其次为主动脉瓣。

530．心脏瓣膜疾病的主要病因及临床分类有哪些？

答：(1) 主要病因：风湿热、黏液变性、退行性改变、缺血性坏死、感染和创伤。

（2）临床分类：通常是狭窄或者关闭不全，会妨碍正常的血液流动，增加心脏的负担，从而引起心脏功能损害，导致心力衰竭。

① 二尖瓣疾病：二尖瓣狭窄、二尖瓣关闭不全。

② 主动脉瓣疾病：主动脉瓣狭窄、主动脉瓣关闭不全、主动脉瓣脱垂、主动脉瓣穿孔、主动脉瓣撕裂、主动脉瓣赘生物。

③ 肺动脉瓣疾病：肺动脉瓣反流、肺动脉瓣赘生物、肺动脉高压。

④ 三尖瓣疾病：三尖瓣狭窄、三尖瓣反流、三尖瓣赘生物。

531．什么是风湿性心脏瓣膜病？

答：简称风心病，是风湿热引起的风湿性心脏炎症过程导致的心瓣膜损伤，主要累及40岁以下人群，临床上以二尖瓣最常受累，其次是主动脉瓣，有效控制和预防风湿热活动，是延缓病情进展和恶化的重要措施之一。

532．二尖瓣狭窄导致右心衰的病理生理过程是什么？

答：（1）升高的左心房压被动后向传递。

（2）左心房和肺静脉高压触发肺小动脉收缩（反应性肺动脉高压）。

（3）长期严重的二尖瓣狭窄，持续的肺小动脉收缩，最终导致肺血管床的器质性闭塞性改变；重度肺动脉高压可引起右心室肥厚、三尖瓣和肺动脉瓣关闭不全和右心衰。

533．正常及狭窄二尖瓣瓣口面积是多少？

答：正常：瓣口面积 $4\sim6\ cm^2$。

轻度狭窄：瓣口面积 $1.5\sim2.0\ cm^2$。

中度狭窄：瓣口面积 $1.0\sim1.5\ cm^2$。

重度狭窄：瓣口面积 $<1.0\ cm^2$。

534．二尖瓣狭窄的主要临床症状有哪些？

答：二尖瓣中度狭窄（瓣口面积 $<1.5\ cm^2$）时方有明显症状。

（1）呼吸困难：为最常见的早期症状。先有劳力性呼吸困难，随狭窄加重，出现静息时呼吸困难、端坐呼吸和夜间阵发性呼吸困难，甚至发生急性肺水肿。

（2）咯血：

① 突然咯大量鲜血，支气管静脉同时回流入体循环静脉和肺静脉，当肺静脉压突然升高时，黏膜下淤血、扩张而壁薄的支气管静脉破裂引起大咯血，咯血后肺静脉压减低，咯血可

自止;发展为右心功能不全时咯血减少。

② 夜间阵发性呼吸困难或咳嗽时的血性痰或带血丝痰。

③ 急性肺水肿时咳大量粉红色泡沫状痰。

④ 肺梗死伴咯血,为本症晚期并发慢性心衰时少见的情况。

(3) 咳嗽:常见,尤其在冬季明显,有的患者在平卧时干咳,可能与支气管黏膜淤血水肿易患支气管炎或左心房增大压迫左主支气管有关。

(4) 声音嘶哑:较少见,由于扩大的左心房和肺动脉压迫左喉返神经所致。

535．二尖瓣狭窄的主要体征有哪些?

答:主要体征:重度二尖瓣狭窄常有"二尖瓣面容",口唇和双颧发绀。

(1) 心房颤动时节律不整、心音强弱不等。

(2) 心尖区可闻第一心音亢进,如瓣叶钙化僵硬,则第一心音可减弱;肺动脉高压时肺动脉瓣区第二心音亢进或伴分裂。

(3) 心尖区有低调的隆样舒张中晚期杂音,局限,不传导,伴有收缩期前增强。常可触及舒张期震颤。

(4) 心尖区可闻开瓣音,提示前叶柔顺、活动度好。

(5) 相对性肺动脉瓣关闭不全时,胸骨左缘第二肋间可闻及舒张早期吹风样杂音,称Graham-Steell 杂音。

(6) 心尖区可闻相对性三尖瓣关闭不全的全收缩期吹风样杂音,吸气时增强。

536．二尖瓣狭窄常见的主要并发症有哪些?

答:(1) 心房颤动:相对早期的常见并发症,可能为患者就诊的首发病症,也可为首次呼吸困难发作的诱因和患者体力活动明显受限的开始。

(2) 急性肺水肿:重度二尖瓣狭窄的严重并发症。患者突然出现重度呼吸困难和发绀,不能平卧,咳粉红色泡沫状痰,双肺满布干湿性啰音。如不及时救治,可能致死。

(3) 血栓栓塞:20%的患者发生体循环栓塞,偶尔为首发病症。血栓来源于左心耳或左心房。80%的体循环栓塞患者有心房颤动。2/3 的体循环栓塞为脑动脉栓塞,其余依次为外周动脉和内脏(脾、肾和肠系膜)动脉栓塞。

(4) 右心衰竭:为晚期常见并发症。右心衰竭时,右心排血量明显减少,肺循环血量减少,左心房压相对下降,加之肺泡和肺毛细血管壁增厚,呼吸困难可有所减轻,发生急性肺水肿和大咯血的危险减少,但这一"保护作用"的代价是心排血量降低。临床表现为右心衰竭的症状和体征。

(5) 感染性心内膜炎:较少见,在瓣叶明显钙化或心房颤动患者更少发生。

（6）肺部感染：较常见。

537．二尖瓣狭窄引起肺动脉压升高的机制是什么？

答：由于左心房和肺静脉压升高，引起肺小动脉反应性收缩，从而导致肺小动脉硬化，肺血管阻力增加，最终导致肺动脉压升高。

538．二尖瓣狭窄常用的介入及手术方法有哪些？

答：（1）经皮球囊二尖瓣成形术。

（2）二尖瓣分离术。

（3）人工瓣膜置换术。

539．二尖瓣狭窄的人工瓣膜置换的手术适应证有哪些？

答：（1）严重瓣叶和瓣下结构钙化、畸形，不宜作分离术者。

（2）二尖瓣狭窄合并明显二尖瓣关闭不全者。手术应在有症状而无严重肺动脉高压时考虑。严重肺动脉高压增加手术风险，但非手术禁忌，术后多有肺动脉高压减轻。人工瓣膜置换术手术死亡率（3%～8%）和术后并发症均高于分离术。术后存活者，心功能恢复较好。

540．二尖瓣关闭不全的常见病因有哪些？

答：（1）风湿性损害最为常见，占二尖瓣关闭不全的1/3，患者中女性为多。

（2）二尖瓣脱垂。

（3）感染性心内膜炎破坏瓣叶。

（4）肥厚型心肌病收缩期二尖瓣前叶向前运动导致二尖瓣关闭不全。

（5）先天性心脏病，房间隔缺损合并二尖瓣前叶裂导致关闭不全。

（6）老年瓣环退行性变。

（7）先天性或获得性的腱索病变，如腱索过长、断裂缩短和融合。

（8）冠心病乳头肌功能失调。

541．二尖瓣关闭不全的主要临床症状有哪些？

答：轻度二尖瓣关闭不全者可终身无症状，严重反流时有心排血量减少，首先出现的突出症状是疲乏无力，肺淤血的症状如呼吸困难出现较晚。随着病情的发展，可表现为腹胀、纳差、肝脏淤血肿大、水肿和胸腹水等右心衰竭的症状，与此相反，左心衰竭的症状有所减轻。

542. 二尖瓣关闭不全的主要体征有哪些?

答:心尖搏动呈高动力型,向左下移位。第一心音减弱,心尖区可闻及全收缩期高调一贯型吹风样杂音,向左腋下和左肩胛下区传导,可伴震颤。右心衰竭时颈静脉怒张、肝颈静脉回流征阳性、肝大和双下肢水肿等体征。

543. 二尖瓣关闭不全的主要并发症有哪些?

答:(1) 心力衰竭:急性者早期出现,慢性者出现较晚。

(2) 心房颤动:见于 3/4 的慢性重度二尖瓣关闭不全患者。

(3) 感染性心内膜炎:较二尖瓣狭窄患者多见。

(4) 栓塞:较二尖瓣狭窄少见。

544. 正常及狭窄主动脉瓣瓣口面积是多少?

答:正常:瓣口面积 $3\sim4$ cm^2。

轻度狭窄:瓣口面积减小至 $\geqslant1.5$ cm^2。

中度狭窄:瓣口面积 $1.0\sim1.5$ cm^2。

重度狭窄:瓣口面积 $\leqslant1.0$ cm^2。

545. 主动脉瓣狭窄的体征有哪些?

答:心尖搏动相对局限、持续有力,呈抬举样心尖搏动。主动脉瓣第一听诊区可闻及粗糙而响亮的吹风样收缩期杂音,听诊在胸骨右缘第 $1\sim2$ 肋间最为清楚,并向颈动脉传导,常伴震颤。第一心音正常,第二心音常为单一性,严重狭窄者呈逆分裂。肥厚的左心房强有力收缩产生明显的第四心音。动脉脉搏上升缓慢、细小而持续(细迟脉)。严重主动脉瓣狭窄者,同时触诊心尖部和颈动脉,可发现颈动脉搏动明显延迟。在晚期,收缩压和脉压均下降。

546. 主动脉瓣狭窄的主要症状有哪些?

答:症状出现较晚。呼吸困难、心绞痛和晕厥为典型主动脉瓣狭窄的三联症。

(1) 呼吸困难:劳力性呼吸困难见于 95% 的有症状患者,常为首发症状;进而可发生夜间阵发性呼吸困难、端坐呼吸和急性肺水肿。

(2) 心绞痛:见于 60% 的有症状患者,是重度主动脉瓣狭窄患者最早出现也是最常见的症状。常由运动诱发,休息后缓解,主要由心肌缺血引起。

(3) 晕厥:见于 1/3 的有症状患者,多发生于直立、运动中或运动后即刻,少数在休息时发生,由于脑缺血引起。

547. 主动脉瓣狭窄的并发症有哪些?

答:(1) 心律失常:10%可发生心房颤动,可导致左心房压升高和心排血量明显减少,临床上迅速恶化,可致严重低血压、晕厥或肺水肿。主动脉瓣钙化侵及传导系统可致房室传导阻滞;左心室肥厚、心内膜下心肌缺血或冠状动脉栓塞可致室性心律失常。

(2) 心脏性猝死:一般发生于先前有症状者。无症状者发生猝死少见。

(3) 感染性心内膜炎:不常见。年轻人的较轻瓣膜畸形较老年人的钙化性瓣膜狭窄发生感染性心内膜炎的危险性大。

(4) 体循环栓塞:少见。栓子可来自钙化性狭窄瓣膜的钙质或增厚的二叶瓣上的微血栓。

(5) 心力衰竭:发生左心衰竭后,自然病程明显缩短,因此终末期的右心衰竭少见。

(6) 胃肠道出血:部分患者有胃肠道血管发育不良,可合并胃肠道出血。

六、心肌炎、心肌病

548. 慢性主动脉瓣关闭不全的内科治疗措施有哪些?

答:(1) 无症状且左心室功能正常者不需要内科治疗,但需随访。

(2) 轻中度主动脉瓣关闭不全,每1~2年随访一次。

(3) 重度者,每半年随访一次。随访内容包括临床症状,超声检查左心室大小和左心室射血分数。

(4) 预防感染性心内膜炎,预防风湿活动,左心室功能有减低的患者应限制重体力活动,左心室扩大但收缩功能正常者,可应用血管扩张剂,可延迟或减少主动脉瓣手术的需要。

549. 什么是感染性心内膜炎?

答:感染性心内膜炎(infective endocarditis,IE)为心脏内膜表面的微生物感染,伴赘生物形成。赘生物为大小不等、形状不一的血小板和纤维素团块,内含大量微生物和少量炎症细胞,瓣膜为最常受累部位。

550．感染性心内膜炎的分类有哪些?

答:(1) 根据病程可将 IE 分为急性和亚急性。

(2) 根据获得途径可分为社区获得性 IE、医疗相关性 IE(院内感染和非院内感染)和经静脉毒品滥用 IE。

(3) 根据瓣膜材质可将 IE 分为自体瓣膜心内膜炎和人工瓣膜心内膜炎。

551．感染性心内膜炎的临床表现有哪些?

答:(1) 发热:是感染性心内膜炎最常见的症状。亚急性者起病隐匿,可有全身不适、乏力、食欲不振和体重减轻等非特异性症状。可有弛张性低热,一般低于 39 ℃,午后和晚上高。急性者呈暴发性败血症过程,有高热寒战。突发心力衰竭者较为常见。

(2) 心脏杂音:80%～85%的患者可闻及心脏杂音,可由基础心脏病和(或)心内膜炎导致瓣膜损害所致。急性者要比亚急性者更易出现杂音强度和性质的变化,或出现新的杂音。

(3) 周围体征:

① 瘀点,可出现于任何部位,以锁骨以上皮肤、口腔黏膜和睑结膜常见,病程长者较多见。

② 指和趾甲下线状出血。

③ Roth 斑,为视网膜的卵圆形出血斑,其中心呈白色。

④ Osler 结节,为指和趾垫出现的豌豆大的红或紫色痛性结节。

⑤ Janeway 损害,为手掌和足底处直径 1～4 mm 无痛性出血红斑。

(4) 动脉栓塞:赘生物引起动脉栓塞占 20%～40%,脑、心脏、脾、肾、肠系膜和四肢为临床常见的体循环动脉栓塞部位。三尖瓣赘生物脱落常引起肺栓塞。

(5) 感染的非特异性症状:

① 脾大,见于 15%～50%,病程大于 6 周的患者,急性者少见。

② 贫血,尤其多见于亚急性者,有苍白无力和多汗。

552．感染性心内膜炎的并发症有哪些?

答:(1) 心脏并发症:心力衰竭为最常见并发症,其次可见心肌脓肿、急性心肌梗死、心肌炎和化脓性心包炎等。

(2) 细菌性动脉瘤:占 3%～5%,受累动脉依次为近端主动脉、脑、内脏和四肢动脉,一般见于病程晚期,多无症状。

(3) 迁移性脓肿:常发生于肝、脾、骨髓和神经系统。

(4) 神经系统并发症:约 1/3 患者有神经系统受累的表现,如出现脑栓塞、脑细菌性动脉瘤、脑出血、中毒性脑病、脑脓肿和化脓性脑膜炎等。

（5）肾脏并发症：大多数患者有肾损害，包括肾动脉栓塞和肾梗死、肾脓肿等。

553. 亚急性感染性心内膜炎的病理改变是什么？

答：（1）心内感染和局部扩散：

① 赘生物呈小疣状结节或菜花状、息肉样，小至不足1 mm，大至可阻塞瓣口。赘生物导致瓣叶破损、穿孔或腱索断裂，引起瓣膜关闭不全。

② 感染的局部扩散产生瓣环或心肌脓肿、传导组织破坏、乳头肌断裂或室间隔穿孔和化脓性心包炎。

（2）赘生物碎片脱落致栓塞：

① 动脉栓塞导致组织器官梗死，偶可形成脓肿。

② 脓毒性栓子栓塞动脉血管壁的滋养血管引起动脉管壁坏死；或栓塞动脉管腔，细菌直接破坏动脉壁。上述两种情况均可形成细菌性动脉瘤。

（3）血源性播散：菌血症持续存在，在心外的机体其他部位播种化脓性病灶，形成迁移性脓肿。

（4）免疫系统激活：持续性菌血症刺激细胞和体液介导的免疫系统，引起：

① 脾大。

② 肾小球肾炎（循环中免疫复合物沉积于肾小球基底膜）。

③ 关节炎、心包炎和微血管炎（可引起皮肤、黏膜体征和心肌炎）。

554. 亚急性感染性心内膜炎的临床特征有哪些？

答：（1）中毒症状轻。

（2）病程数周至数月。

（3）感染迁移少见。

（4）病原体以草绿色链球菌多见，其次为肠球菌。

555. 急性感染性心内膜炎的临床特征有哪些？

答：（1）中毒症状明显。

（2）病程进展迅速，数天至数周内引起瓣膜破坏。

（3）感染迁移多见。

（4）病原体主要为金黄色葡萄球菌。

556. 感染性心内膜炎的 Duke 诊断标准有哪些？

答：Duke 诊断标准：符合 2 项主要诊断标准，或 1 项主要诊断标准和 3 项次要诊断标准，或 5 项次要诊断标准，可确诊感染性心内膜炎。

（1）主要诊断标准：

① 血培养阳性，两次不同时间的血培养检出同一典型感染性心内膜炎致病微生物（如草绿色链球菌、链球菌、金黄色葡萄球菌）。

② 多次血培养检出同一典型感染性心内膜炎致病微生物（2 次间隔 12 小时以上的血培养阳性、3 次血培养均阳性或 4 次及以上的血培养多数为阳性）。

③ Q 热病原体 1 次血培养阳性或其 IgG 抗体滴度 >1 : 800。

④ 超声心动图异常，如赘生物、脓肿、假性动脉瘤、心脏内瘘、瓣膜穿孔或动脉瘤、新发生的人工瓣膜部分破裂；新出现的瓣膜反流。

（2）次要标准：

① 基础心脏病或静脉滥用药物史。

② 发热，体温 ≥38 ℃。

③ 血管征象：栓塞、细菌性动脉瘤、颅内出血、结膜出血以及 Janeway 损害。

④ 免疫性征象：肾小球肾炎、Osler 结节、Roth 斑及类风湿因子阳性。

⑤ 致病微生物感染证据：不符合主要标准的血培养阳性，或与感染性心内膜炎一致的活动性致病微生物感染的血清学证据。

557. 如何正确采集感染性心内膜炎的血培养标本？

答：（1）对于未经治疗的亚急性患者，应在第 1 天每间隔 1 小时采血 1 次，共 3 次。

（2）如次日未见细菌生长，重复采血 3 次后，开始抗生素治疗。

（3）已用过抗生素者，停药 2～7 天后采血。

（4）急性患者应在入院后 3 小时内，每隔 1 小时采血 1 次，共取 3 次血标本后，按医嘱开始治疗。

（5）本病的菌血症为持续性，无须在体温升高时采血。每次采血 10～20 mL，同时作需氧和厌氧培养，至少应培养 3 周。

558. 感染性心内膜炎的抗菌药物治疗原则有哪些？

答：（1）早期应用，在连续送 3～5 次血培养后即可开始治疗。

（2）足量用药，选用杀菌性抗微生物药物，大剂量和长疗程。

（3）静脉用药为主，保持高而稳定的血药浓度。

（4）病原微生物不明时，急性者选用针对金黄色葡萄球菌、链球菌和革兰阴性杆菌均有效的广谱抗生素，亚急性者选用针对大多数链球菌（包括肠球菌）的抗生素。

（5）已分离出病原微生物时，应根据致病微生物对药物的敏感程度选择抗微生物药物。有条件者应测定最小抑菌浓度（minimal inhibit concentration，MIC）以判定致病菌对某种抗微生物药物的敏感程度。

559．感染性心内膜炎的护理要点有哪些？

答：（1）休息与活动：卧床休息、限制活动、注意保暖。

（2）饮食护理：进食清淡、高蛋白、高热量、高维生素、易消化的半流质或软食，鼓励患者多饮水（有心衰征象者除外）。

（3）病情观察：观察有无心力衰竭、心律失常、栓塞等并发症表现；观察体温及口腔黏膜变化。

（4）正确采集标本：告知患者及家属为提高血培养结果的准确率，需多次采血，且采血量较多，在必要时甚至需暂停抗生素，以取得理解和配合。

（5）用药护理：按医嘱早期、足量、长疗程应用抗生素，注意保护血管；抗生素要现配现用，并控制滴速。

（6）心理护理：创造良好、安静的休息环境，建立良好的护患关系，给予患者心理支持。

560．心肌炎按病因如何分类？

答：分为感染性和非感染性两大类：

（1）感染性：最常见病因为病毒感染，可由细菌、病毒、螺旋体、立克次体、真菌、原虫、蠕虫等所引起。

（2）非感染性：包括过敏、变态反应（如风湿热等）、化学、物理或药物（如阿霉素）等。

561．什么是病毒性心肌炎？

答：病毒性心肌炎指由嗜心肌病毒感染引起的，以心肌非特异性间质性炎症为主要病变的心肌炎。病毒性心肌炎包括无症状的心肌局灶性炎症和心肌弥漫性炎症所致的重症心肌炎。

562．病毒性心肌炎的主要感染病毒有哪些？

答：很多病毒都可能引起心肌炎，其中以肠道病毒包括柯萨奇 A 和 B 型病毒、孤儿（enteric cytopathic human orphan，ECHO）病毒、脊髓灰质炎病毒等较为常见，尤其是柯萨奇 B 型病毒最为常见。此外，流感、风疹、单纯疱疹、脑炎、肝炎（A、B、C 型）病毒及人类免疫缺陷病毒等也能引起心肌炎。

563．什么是重症病毒性心肌炎？

答：由于局灶性或弥漫性心肌间质炎性渗出，心肌纤维水肿、变性、坏死。在发病后24小时内病情急剧恶化，出现心源性休克、急性左心衰、严重心律紊乱、阿斯发作。

564．重症病毒性心肌炎的病因是什么？

答：最主要病因为柯萨奇A、B型病毒，其次为ECHO病毒、腺病毒、流感病毒等。

565．重症病毒性心肌炎的临床分型有哪些？

答：猝死型（爆发型）、心源性休克型、急性心力衰竭型、反复阿-斯发作型。

566．重症病毒性心肌炎的诊断标准是什么？

答：患者有阿-斯综合征发作、充血性心力衰竭伴或不伴心肌梗死样心电图改变、心源性休克、急性肾衰竭、持续性室性心动过速伴低血压发作或心肌、心包炎等在内的一项或多项表现，应考虑为重症病毒性心肌炎。

567．病毒性心肌炎的临床表现有哪些？

答：（1）症状：多数患者在发病前1～3周有病毒感染前驱症状，如发热、全身倦怠感和肌肉酸痛，或恶心、呕吐、腹泻等消化道症状。随后出现胸痛、心悸、胸闷、呼吸困难、水肿，甚至晕厥、猝死。临床诊断的病毒性心肌炎绝大部分以心律失常为主诉或首见症状就诊。

（2）体征：常有心律失常，以房性或室性期前收缩及房室传导阻滞最为多见。心率可增快且与体温不相称。听诊可闻及第三、第四心音或奔马律，部分患者心尖部可闻及收缩期吹风样杂音。心衰患者可有肺部湿啰音、颈静脉怒张、肝大、心脏扩大、下肢水肿等体征。重者可出现血压降低、四肢湿冷等心源性休克体征。

568．病毒性心肌炎的治疗要点有哪些？

答：病毒性心肌炎尚无特异性治疗措施，最核心的治疗原则是处理好心律失常和心衰。

（1）避免运动：心肌炎急性期应限制体力活动直至完全恢复，一般为起病后至少6个月。

（2）对症治疗：血流动力学不稳定者应尽快入住重症监护病房。对于伴有心源性休克或严重心室功能障碍的急性/暴发性心肌炎病例，可能需要心室辅助装置或体外膜肺氧合

(extracorporeal membrane oxygenation,ECMO)来作为心脏移植或疾病恢复的过渡。血流动力学稳定的心衰患者应使用利尿药、血管紧张素转换酶抑制药或血管紧张素受体拮抗剂、醛固酮受体拮抗药。出现快速性心律失常者,可选用抗心律失常药物;高度房室传导阻滞或窦房结功能损害时,可考虑使用临时心脏起搏治疗。

(3) 免疫调节治疗:疱疹病毒感染者可使用阿昔洛韦、更昔洛韦等;干扰素治疗可清除左心室功能障碍者的肠道病毒和腺病毒染色体。

(4) 其他治疗:应用促进心肌代谢的药物,如三磷酸腺苷、辅酶 A 等。

569. 病毒性心肌炎的护理要点有哪些?

答:(1) 休息与活动:急性期应限制体力活动直至完全恢复,一般为起病后至少 6 个月。避免情绪激动,保证足够的休息和睡眠。保持大便通畅,必要时给予缓泻剂。6 个月至 1 年内避免重体力劳动及活动。

(2) 饮食护理:给予高热量、高蛋白、高维生素食物,避免暴饮暴食。戒烟、酒,避免刺激性食物,如浓茶、咖啡。

(3) 病情观察:观察患者精神状态,面色,有无出现心悸、乏力等;密切观察体温、心率、心律、血压变化,发现心率突然减慢、血压降低应立即报告医生。

(4) 对症处理:

① 急性期患者按医嘱应用大剂量维生素 C 及能量合剂,静脉滴注或静脉推注时要注意保护血管,控制速度。

② 按医嘱予 2~4 L/min 吸氧。

③ 体温过高者给予药物或物理降温。

④ 血流动力学不稳定者应尽快入住重症加强护理病房,对于伴有心源性休克或严重心室功能障碍的急性/暴发性心肌炎病例,可能需要心室辅助装置或 ECMO 来作为心脏移植或疾病恢复的过渡。

⑤ 血流动力学稳定的心衰患者应使用利尿药、血管紧张素转换酶抑制药或血管紧张素受体拮抗剂、醛固酮受体拮抗药。

⑥ 出现快速性心律失常者,可选用抗心律失常药物,高度房室传导阻滞或窦房结功能损害时,可考虑使用临时心脏起搏治疗。

(5) 心理护理:病毒性心肌炎患者中青壮年占多数,患病常影响患者日常生活、学习或工作,从而易产生焦急、烦躁等情绪。应向患者说明本病的演变过程及预后,使患者安心休养,及时给予鼓励。

570. 心包炎的分类有哪些?

答:(1) 按病程分类:

急性：病程小于6周，包括纤维素性和渗出性（浆液性或血性）。

亚急性：病程为6周至3个月，包括：渗出性-缩窄性和缩窄性。

慢性：病程大于3个月，包括缩窄性、渗出性和粘连性（非缩窄性）。

（2）按病因分类：

感染性：病毒性、细菌性、结核性、真菌性、其他。

非感染性：急性心肌梗死、尿毒症、肿瘤、黏液腺瘤、胆固醇、乳糜性、外伤、主动脉夹层、放射性、急性特发性、结节病、风湿性、血管炎性、药物、创伤性（包括手术）。

571. 急性心包炎的主要症状有哪些？

答：心前区疼痛为急性心包炎的主要症状，常见于炎症变化的纤维蛋白渗出期。疼痛性质尖锐，与呼吸运动有关，常因咳嗽、深呼吸、变换体位或吞咽而加重；可放射到颈部、左肩及左上肢，也可达上腹部。疼痛也可呈压榨样，位于胸骨后，需注意与心肌梗死相鉴别。

572. 急性心包炎的体征是什么？

答：心包摩擦音是急性心包炎最具诊断价值的典型体征，因炎症而变得粗糙的壁层与脏层在心脏活动时相互摩擦而发生，呈抓刮样粗糙音，与心音的发生无相关性。多位于心前区，以胸骨左缘第3～4肋间为最明显，坐位时身体前倾、深吸气或将听诊器胸件加压更容易听到。心包摩擦音可持续数小时或持续数天、数周，当积液增多将两层心包分开时，摩擦音即消失。

573. 急性心包炎的心电图表现有哪些？

答：90%以上的患者心电图都有异常。

（1）ST段抬高，见于除aVR和V_1导联以外的所有常规导联中，呈弓背向下型，aVR及V_1导联ST段压低，这些改变可于数小时至数日后恢复。

（2）一日至数日后，随着ST段回到基线，逐渐出现T波低平及倒置，此改变可于数周至数月后恢复正常，也可长期存在。

（3）常有窦性心动过速。积液量较大的情况可以出现QRS电交替。

574. 急性心包炎的常见病因类型有哪些？

答：（1）急性非特异性心包炎。

（2）结核性心包炎。

（3）化脓性心包炎。

（4）肿瘤性心包炎。

（5）心脏损伤后综合征等。

575. 急性心包炎的诊断要点有哪些？

答：根据临床表现（病史，如上呼吸道感染史等，发热、胸痛、心包摩擦音、心包积液量与性质、细菌学与治疗反应等）、X线、心电图及超声心动图检查可做出心包炎的诊断，然后需结合不同病因性心包炎的特征及心包穿刺、活体组织检查等资料对其病因学做出诊断。

576. 什么是缩窄性心包炎？

答：缩窄性心包炎是指心脏被致密厚实的纤维化或钙化心包所包围，使心室舒张期充盈受限而产生一系列循环障碍的病征。

577. 缩窄性心包炎的病理生理改变是什么？

答：病理生理改变：为维持心排血量，心率必然增快；同时上、下腔静脉回流也因心包缩窄而受阻，出现静脉压升高、颈静脉怒张、肝大、腹水、下肢水肿等。吸气时周围静脉回流增多，而已缩窄的心包使心室失去适应性扩张的能力，致静脉压增高，吸气时颈静脉更明显扩张，称 Kussmaul 征。

578. 缩窄性心包炎的临床表现有哪些？

答：（1）症状：主要症状与心输出量下降和体循环淤血有关，表现为心悸、劳力性呼吸困难、活动耐量下降、疲乏以及肝大、腹腔积液、胸腔积液、下肢水肿等。

（2）体征：颈静脉压升高常见，脉压常变小，奇脉不常见。心尖搏动减弱或消失，多数患者收缩期心尖呈负性搏动，心浊音界正常或稍增大，心音轻而远，通常无杂音，部分患者在胸骨左缘第3~4肋间可闻及心包叩击音，即发生在第二心音后，呈拍击样，因舒张期血流突然涌入舒张受限的心室引起心室壁振动产生的额外心音。心率常较快，心律可为窦性，也可为房性、室性或有期前收缩。可有 Kussmaul 征。晚期可出现肌肉萎缩、恶病质和严重水肿等。

579. 缩窄性心包炎的治疗原则有哪些？

答：多数患者会发展为慢性缩窄性心包炎，此时唯一有效的治疗方法即心包切除术，但围手术期风险很高。少部分患者心包缩窄是短期的或可逆的，故对于近期诊断且病情稳定的患者，除非出现心源性恶病质、心源性肝硬化、心肌萎缩等并发症，可尝试抗炎治疗 2~3 个月。对于结核性心包炎推荐抗结核治疗延缓心包缩窄进展，术后应继续抗结核治疗 1 年。

580．心包炎的护理要点有哪些?

答:(1) 休息与活动:卧床休息,勿用力咳嗽及深呼吸后突然改变体位,以免加重疼痛感。

(2) 体位:协助患者取舒适卧位,如半坐卧位或坐位;出现心脏压塞的患者往往被迫采取前倾坐位,应提供可依靠的床上小桌,协助患者取舒适体位。

(3) 饮食护理:给予高蛋白、高热量、高维生素、易消化的食物。合并心功能不全者应注意钠盐总量的摄入;因尿毒症引起的心包炎,则应限制蛋白质的摄入。

(4) 病情观察:

① 观察患者的自觉症状,如精神状态,疼痛程度、部位、性质。

② 听诊是否可闻及心包摩擦音。

③ 观察有无心悸、气促、呼吸浅快、发绀,按医嘱行血气分析检查。

④ 观察腹水和全身水肿程度。

⑤ 每天测量腹围。

⑥ 按医嘱测量外周中心静脉压。

(5) 用药护理:

① 按医嘱使用解热镇痛剂,注意观察患者有无胃肠道反应、出血等副作用。

② 疼痛严重时,按医嘱适量使用吗啡,观察有无呼吸抑制症状。

③ 结核性心包炎患者,按医嘱服用抗结核药,需坚持足够疗程,不可擅自停药。

(6) 治疗护理:合并心包积液,有心包填塞的患者,配合医生行心包穿刺术;必要时留置心包穿刺管;按医嘱补充血浆或白蛋白。

(7) 心理护理:做好心理护理,消除顾虑,使其能积极配合治疗护理。

581．什么是心肌病?

答:心肌病是一组异质性心肌疾病,由不同病因(遗传性病因较多见)引起的心肌病变导致心肌机械和(或)心电功能障碍,常表现为心室肥厚或扩张。该病可局限于心脏本身,亦可为系统性疾病的部分表现,最终可导致心脏性死亡或进行性心力衰竭。由其他心血管疾病继发的心肌病理性改变不属于心肌病范畴,如心脏瓣膜病、高血压性心脏病、先天性心脏病、冠心病等所致的心肌病变。

582．心肌病的分类有哪些?

答:(1) 遗传性心肌病:肥厚型心肌病、右心室发育不良心肌病、左心室致密化不全、糖原贮积病、先天性传导阻滞、线粒体肌病、离子通道病(包括长 QT 间期综合征、Brugada 综合征、短 QT 间期综合征、儿茶酚胺敏感性多形性室性心动过速等)。

（2）混合性心肌病：扩张型心肌病、限制型心肌病。

（3）获得性心肌病：感染性心肌病、心动过速心肌病、心脏气球样变、围生期心肌病。

583．什么是扩张型心肌病？

答：扩张型心肌病（dilated cardiomyopathy，DCM）是一类以左心室或双心室扩大伴收缩功能障碍为特征的心肌病。该病较为常见，病因多样，约半数病因不详。临床表现为心脏扩大、心力衰竭、心律失常、血栓栓塞及猝死。

584．扩张型心肌病的临床表现有哪些？

答：三大临床特征：心腔扩大、充血性心衰、心律失常。

（1）有气急，甚至端坐呼吸、水肿和肝大等充血性心衰的症状。

（2）部分患者可发生栓塞或猝死。

（3）主要体征为心脏扩大，常可听到第三和第四心音，心率快时呈奔马律。

585．扩张型心肌病超声心动图的特点是什么？

答：（1）大：心室轻度扩大。

（2）小：瓣环相对缩小。

（3）薄：室壁变薄。

（4）弱：室壁运动普遍性减弱。

586．扩张型心肌病的治疗原则有哪些？

答：（1）病因治疗。

（2）防治心力衰竭。

（3）抗凝治疗。

（4）心律失常和心脏性猝死的防治。

587．扩张型心肌病的诊断和鉴别诊断有哪些？

答：（1）诊断：有慢性心力衰竭临床表现，超声心动图检查有心腔扩大与心脏收缩功能减低，即应考虑有本病的可能。

（2）鉴别诊断：主要应该排除引起心脏扩大、收缩功能减低的其他继发原因，如心脏瓣膜病、高血压性心脏病、冠心病、先天性心脏病等。

588．什么是肥厚型心肌病?

答:肥厚型心肌病(hypertrophic cardiomyopathy,HCM)是一种遗传性心肌病,以心室非对称性肥厚为解剖特点,是青少年运动猝死的最主要原因之一。根据左心室流出道有无梗阻,又可分为梗阻性和非梗阻性 HCM。

589．肥厚型心肌病的心电图变化是什么?

答:左心室高电压、ST 段压低、倒置 T 波和异常 Q 波。室内传导阻滞和室性心律失常亦常见。

590．肥厚型心肌病的超声心动图特点是什么?

答:超声心动图是临床最主要的诊断手段。

(1) 心室非对称性肥厚而无心室腔增大为其特征。

(2) 舒张期室间隔厚度达 15 mm 或与左心室后壁厚度之比≥1.3。

(3) 伴有流出道梗阻的病例可见室间隔流出道部分向左心室突出,左心室顺应性降低致舒张功能障碍。

(4) 部分患者心肌肥厚限于心尖部。

591．肥厚型心肌病的临床表现有哪些?

(1) 症状:最常见的症状是劳力性呼吸困难和乏力,其中前者可达 90% 以上,夜间阵发性呼吸困难较少见。1/3 的患者可有劳力性胸痛。最常见的持续性心律失常是房颤。部分患者有晕厥,常于运动时出现,与室性快速型心律失常有关。该病是青少年和运动员猝死的主要原因。

(2) 体征:体格检查可见心脏轻度增大,可闻及第四心音。流出道梗阻的患者可于胸骨左缘第3~4肋间闻及较粗糙的喷射性收缩期杂音。心尖部也常可听到收缩期杂音,这是因为二尖瓣前叶移向室间隔导致二尖瓣关闭不全。增加心肌收缩力、减轻心脏后负荷的药物和动作,如应用正性肌力药、做 Valsalva 动作、取站立位、含服硝酸甘油等,均可使杂音增强;相反凡减弱心肌收缩力或增加心脏后负荷的因素,如使用 β 受体阻滞剂、取蹲位等,均可使杂音减弱。

592．什么是限制型心肌病?

答:限制型心肌病(restrictive cardiomyopathy,RCM)是以心室壁僵硬度增加、舒张功能降低、充盈受限而产生临床右心衰症状为特征的一类心肌病。患者心房明显扩张，但早期左心室不扩张，收缩功能多正常，室壁不增厚或仅轻度增厚。随着病情进展左心室收缩功能受损加重，心腔可以扩张。

593．限制型心肌病主要分为哪几类？

答：本病通常分为三类：

（1）浸润性：常见的疾病包括淀粉样变性、结节病、血色病、糖原贮积病、戈谢病、Fabry病。

（2）非浸润性：包括特发性RCM，部分可能属于和其他类型心肌病重叠的情况，如轻微扩张型心肌病、肥厚型/假性HCM。

（3）心内膜病变性：病变累及心内膜为主，如病理改变与纤维化有关的心内膜弹力纤维增生症、高嗜酸性粒细胞综合征、放射性、蒽环类抗生素等药物，以及类癌样心脏病和转移性癌等。

594．限制型心肌病的主要临床表现有哪些？

答：（1）主要表现为活动耐量下降、乏力、呼吸困难等。随病程进展，逐渐出现肝大、腹腔积液、全身水肿。右心衰较重为本病临床特点。

（2）体格检查可见颈静脉怒张，心脏听诊常可闻及奔马律，血压低常预示预后不良。可有肝大、移动性浊音阳性、下肢可出现凹陷性水肿。

595．限制型心肌病的治疗原则有哪些？

答：限制型心肌病无特效防治手段，主要是避免劳累、呼吸道感染，预防心力衰竭。该病引起的心力衰竭对常规治疗反应不佳，往往成为难治性心力衰竭。对于继发性RCM，部分疾病有针对病因的特异性治疗。

596．什么是酒精性心肌病？其临床表现是什么？

答：（1）酒精性心肌病的发病与长期大量的酒精摄入有密切关系，多发生于30~55岁的男性，通常有10年以上过度嗜酒史。

（2）临床表现多样化，主要表现为心功能不全和心律失常。戒酒后病情可自行缓解或痊愈。常见症状有心脏扩大、心悸、胸闷、疲乏、无力、心律失常、胸痛等。

七、肺 栓 塞

597. 什么是肺栓塞？其分类有哪些？

答：肺栓塞（pulmonary embolism，PE）是指以各种栓子阻塞肺动脉或其分支为其发病原因的一组疾病或临床综合征的总称，包括肺血栓栓塞症（pulmonary thromboembolism，PTE）、脂肪栓塞综合征、羊水栓塞、空气栓塞等。

598. 什么是肺血栓栓塞症？

答：肺血栓栓塞症为肺栓塞最常见的类型，是来自静脉系统或右心的血栓阻塞肺动脉或其分支所导致的以肺循环和呼吸功能障碍为主要临床和病理生理特征的疾病。引起 PTE 的血栓主要源于 DVT。DVT 与 PTE 实质上为一种疾病过程在不同部位、不同阶段的表现，两者合称为静脉血栓栓塞症。

599. 深静脉血栓和肺血栓栓塞症发生的危险因素有哪些？

答：包括任何可以导致静脉血液淤滞、静脉系统内皮损伤、血液高凝状态的因素，即 Virchow 三要素。具体可以分为遗传性和获得性两大类。

600. 急性肺血栓栓塞症的危险性分类有哪些？

答：(1) 高危（大面积）PTE：以休克和低血压为主要表现，收缩压<90 mmHg 或与基线值相比，下降幅度≥40 mmHg，持续 15 分钟以上。需排除新发生的心律失常、低血容量或感染中毒症所致的血压下降。

(2) 中危（次大面积）PTE：未出现休克和低血压但存在右心功能不全和（或）心肌损伤。

(3) 低危（非大面积）PTE：血流动力学稳定且无右心功能不全和心肌损伤，病死率<1%。

601. 深静脉血栓的症状和体征是什么？

答：(1) 主要表现为患肢肿胀、周径增粗、疼痛或压痛、皮肤色素沉着，行走后患肢易疲劳或肿胀加重。但需注意，半数以上的下肢 DVT 患者无自觉症状和明显体征。

(2) 应测量双侧下肢的周径来评价其差别。大、小腿周径的测量点分别为髌骨上缘以上15 cm处,髂骨下缘以下10 cm处,双侧相差大于1 cm即考虑有临床意义。

602. 肺血栓栓塞症的常见症状是什么?

答:(1) 不明原因的呼吸困难:多于栓塞后即刻出现,尤在活动后明显,为PTE最常见的症状。

(2) 胸痛:包括胸膜炎性胸痛或心绞痛样胸痛。

(3) 晕厥:可为PTE的唯一或首发症状。

(4) 烦躁不安、惊恐甚至濒死感:由严重呼吸困难和剧烈胸痛所致。

(5) 咯血:常为小量咯血,大咯血少见。急性PTE时,咯血主要反映局部肺泡的血性渗出,并不意味病情严重。当呼吸困难、胸痛和咯血同时出现时称为"肺梗死三联征"。

(6) 咳嗽:早期为干咳或伴有少量白痰。

603. 肺血栓栓塞症的心电图特点是什么?

答:大多数PTE患者可出现非特异性心电图异常,以窦性心动过速最常见。当有肺动脉及右心压力升高时,可出现V_1-V_4 ST段异常和T波倒置、$S_I Q_{III} T_{III}$征(即I导联出现明显的S波,III导联出现大Q波且T波倒置)等,观察到心电图的动态改变要比静态异常更具临床意义。

604. 肺血栓栓塞症的实验室检查有哪些?

答:血浆D-二聚体测定可作为PTE的初步筛选指标,急性PTE时D-二聚体升高,但对PTE无诊断价值。若含量低于500 μg/L,可基本排除急性PTE,动脉血气分析表现为低氧血症、低碳酸血症,肺泡-动脉血氧分压差增大。

605. 肺血栓栓塞症的临床确诊检查方法有哪些?

答:螺旋CT是PTE的确诊手段。直接征象表现为肺动脉内低密度充盈缺损,部分或完全包围在不透光的血流之间(轨道征),或呈完全充盈缺损。间接征象包括肺野楔形密度增高影,条带状高密度区或盘状肺不张,中心肺动脉扩张及远端血管分支减少或消失。

606. 肺血栓栓塞症的治疗要点有哪些?

答:(1) 一般处理:对于高度疑诊或确诊PTE患者,应进行严密监护,监测呼吸、心率、血压、静脉压、心电图及动脉血气的变化。患者应卧床休息,保持大便通畅,避免用力,以免促进深静脉血栓脱落。必要时可适当使用镇静、止痛、镇咳等对症治疗。

（2）呼吸循环支持：有低氧血症者可经鼻导管或面罩给氧。对于出现右心功能不全且血压下降者，可使用多巴酚丁胺、多巴胺、去甲肾上腺素等。

（3）抗凝治疗：常用药物包括肝素和华法林，当临床疑诊 PTE 时，即可开始使用肝素进行抗凝治疗。

（4）溶栓治疗：常用药物包括尿激酶、链激酶、重组组织型纤溶酶原激活物等。

（5）肺动脉导管碎解和抽吸血栓。

（6）肺动脉血栓摘除术。

（7）放置腔静脉滤器。

607．下肢周径的测量方法是什么？

答：（1）大、小腿周径的测量点分别为髌骨上缘以上 15 cm 处和髌骨下缘以下 10 cm 处、踝上 5 cm，双侧下肢周径差大于 1 cm 有临床意义。

608．肺血栓栓塞症使用华法林的注意事项有哪些？

答：（1）在肝素/磺达肝癸开始应用后的第 1 天加用华法林口服，初始剂量为 3.0～5.0 mg。由于华法林需要数天才能发挥全部作用，因此需与肝素至少重叠使用 5 天，当 INR 达到 2.0～3.0，或凝血酶原时间（prothrombin time，PT）延长至正常值的 1.5～2.5 倍并持续 24 小时，方可停用肝素，单独口服华法林治疗，并根据 INR 或 PT 调节华法林的剂量。

（2）口服华法林的疗程至少为 3 个月。对于栓子来源不明的首发病例，至少治疗 6 个月。

（3）对复发性 VTE 或危险因素长期存在者，应延长抗凝治疗时间至 12 个月或以上，甚至终生抗凝。

（4）妊娠期禁用华法林，改用肝素治疗。产后和哺乳期妇女可以服用华法林。

609．肺血栓栓塞症出院后服用药物的护理指导有哪些？

答：由于 PTE 的复发率较高，出院后常需要继续口服华法林进行抗凝治疗，因此需进行以下几方面的指导：

（1）按医嘱服用华法林，不可擅自停药。

（2）定期测量 INR，如 INR 低于 1.5 或高于 2.5 需及时看医生。

（3）应选用软毛牙刷刷牙，男性剃须应使用电动剃须刀，以减少出血风险。

（4）出血的表现，一旦观察到出血应立即到医院复诊。

（5）没有医生处方不能服用阿司匹林以及其他非处方药物。

（6）可以随身携带"服用抗凝药物"的标签。

610. 肺血栓栓塞症的疾病预防指导内容有哪些？

答：(1) 对存在 DVT 危险因素的人群,应指导其避免可能增加静脉血流淤滞的行为:如长时间保持坐位,特别是坐时跷二郎腿以及卧床时,膝下放置枕头;穿束膝长筒袜;长时间站立不活动等。长途旅行应每 1～2 小时站起来走动一下。

(2) 对于卧床患者应鼓励其进行床上肢体活动,不能自主活动的患者需进行被动关节活动,病情允许时需协助早期下地活动和走路。不能活动的患者,将腿抬高至心脏以上水平,可促进下肢静脉血液回流。

(3) 卧床患者可利用机械作用如穿加压弹力抗栓袜、应用下肢间歇序贯加压充气泵等促进下肢静脉血液回流。

(4) 指导患者适当增加液体摄入,防止血液浓缩。由于高脂血症、糖尿病等疾病可导致血液高凝状态,应指导患者积极治疗原发病。

(5) 对于血栓形成高危患者,应指导其按医嘱使用抗凝制剂,防止血栓形成。

611. 什么是下肢深静脉血栓形成？

答：是指血液在深静脉不正常的凝结,好发于下肢,其发病率为上肢的 10 倍。深静脉血栓形成在急性阶段如不及时诊断和处理,一些患者因血栓脱落会造成肺动脉栓塞。此外,未能及时处理者,多数不能幸免慢性血栓形成后遗症的发生,会造成患者长期病痛,影响生活和工作能力,严重者可以致残。下肢深静脉血栓形成,属于中医学的"股肿""脉痹"范畴。

612. 下肢深静脉血栓形成的临床症状是什么？

答：(1) 可能有部分局部症状,部分患者无明显临床症状,发病时即以肺栓塞为首发症状。深静脉血栓形成多为单侧,患肢局部肿胀、发热,沿血管走向有压痛,可触及条索样改变。

(2) 部分患者可见皮肤呈蓝紫色,为静脉内淤积的还原血红蛋白所致,称之为蓝色炎症疼痛症。

(3) 亦有部分患者腿部出现明显的水肿,使组织内压超过微血管灌注压而导致局部皮肤发白,称之为白色炎症疼痛症,可能伴有全身症状。浅静脉血栓可见静脉壁可能有不同程度的炎性病变。

八、心血管内科其他疾病

613. 慢性阻塞性肺疾病的病程分期有哪些?

答:可以根据患者症状和体征变化分为:

(1) 急性加重期:指在疾病发展过程中,短期内出现咳嗽、咳痰、气短和(或)喘息加重、痰量增多,呈脓性或黏液脓性痰,可伴发热等症状。

(2) 稳定期:指患者咳嗽、咳痰、气短等症状稳定或较轻。

614. 慢性肺源性心脏病的并发症有哪些?

答:有肺性脑病、电解质及酸碱平衡紊乱、心律失常、休克、消化道出血和弥散性血管内凝血、深静脉血栓。

615. 什么是肺动脉高压?

答:肺动脉高压(pulmonary hypertension,PH)是指各种原因导致的肺动脉压力异常增高的疾病或病理生理综合征,存在肺循环障碍和右心高负荷,最终可导致右心衰竭甚至死亡。肺动脉高压既可来源于肺血管自身的病变,也可继发于其他心、肺或系统性疾病等。肺动脉高压的血流动力学标准为:海平面、静息时,右心导管测量平均肺动脉压(mean pulmonary artery pressure,mPAP)≥25 mmHg(1 mmHg=0.133 kPa)。正常人 mPAP 为(14±3)mmHg,上限约为 20 mmHg。

616. 肺动脉高压的分类有哪些?

答:分为动脉型肺动脉高压(pulmonary arterial hypertention,PAH)、左心疾病所致肺动脉高压、肺部疾病和(或)缺氧所致肺动脉高压、肺动脉阻塞性疾病所致肺动脉高压和未知因素所致肺动脉高压。

617. 肺动脉高压按严重程度可分为几种类型?

答:(1) 轻度肺动脉高压:35 mmHg>mPAP≥25 mmHg。

(2) 中度肺动脉高压:45 mmHg>mPAP≥35 mmHg。

（3）重度肺动脉高压：mPAP≥45 mmHg。

618. 肺动脉高压的治疗是什么？

答：PAH 的治疗可分为三个主要步骤：

（1）起始治疗：包括避孕、康复及运动训练、择期手术、预防感染、心理支持、避免出行高海拔或低氧地区的一般性措施和口服抗凝药、利尿剂、吸氧、地高辛、补充铁剂等支持性治疗。

（2）个体化的药物治疗：① 急性肺血管扩张试验阳性的 PAH 患者可单独使用大剂量钙通道拮抗剂治疗，心率偏快的首选地尔硫卓，心率偏慢的则首选硝苯地平或氨氯地平；② PAH 靶向药物治疗：内皮素受体拮抗剂（有波生坦、安立生坦、马昔腾坦等）、5 型磷酸二酯酶抑制剂（有西地那非、他达拉非和伐地那非等）、鸟苷酸环化酶激动剂（利奥西呱）、前列环素类药物（贝前列素、依前列醇等）。

（3）右心功能维护及终末期治疗：对于出现右心衰竭的患者，《中国肺动脉高压诊断和治疗指南（2021 版）》推荐包括治疗诱发因素、优化容量管理、降低右心室后负荷、应用正性肌力药等治疗原则。经充分的内科药物治疗仍合并严重血流动力学受损、运动耐量显著降低和明显右心衰竭征象的肺高血压患者可考虑行肺移植或心肺联合移植。

619. 什么是多发性大动脉炎？

答：多发性大动脉炎是一种主动脉及其大分支的慢性进行性动脉壁全层炎症，可致管腔闭塞，又称原发性主动脉炎综合征、缩窄性大动脉炎、无脉症等。由于受累动脉的不同而产生不同的临床类型，其中以头部和臂部动脉受累引起的上肢无脉症为最多，其次是降主动脉受累引起的下肢无脉症和肾动脉受累引起的肾动脉狭窄性高血压，也可见肺动脉和冠状动脉受累。该病多见于女性，患者中女性占 67.7%～69%，发病年龄为 35～45 岁，89% 在 30 岁以下。

620. 多发性大动脉炎的临床症状有哪些？

答：（1）急性期可能出现发热、全身不适、体重减轻等全身症状。部分患者可能伴有关节炎和结节性红斑。主动脉弓及其分支（颈总动脉、无名动脉、锁骨下动脉）受累狭窄，可出现上肢易疲劳、发凉或麻木、疼痛，眩晕，记忆力减退，视力减退，昏厥，甚至偏瘫。

（2）胸-腹-髂总动脉受累狭窄，可致下肢麻木、发凉、疼痛，易疲劳，可有间歇性跛行。

（3）肾动脉受累狭窄可导致严重、持久而顽固的高血压；肺动脉受累狭窄可出现心悸、气急；冠脉受累狭窄表现为心绞痛或心肌梗死。

621．什么是血栓闭塞性脉管炎？

答：是一种累及血管的炎症和闭塞性病变，主要侵袭四肢中小动静脉，以下肢血管为主，是周围血管疾病中的常见病。

622．血栓闭塞性脉管炎的临床表现有哪些？

答：疼痛是血栓闭塞性脉管炎的主要症状之一，其基本原因是肢体缺血，如果伴有神经炎或继发感染则疼痛加剧。

（1）间歇性跛行（运动性疼痛）：在病程早期，患肢发凉、麻木，当患者行走一段路程后，小腿或足部肌肉发生胀痛或抽痛，如果继续行走，则疼痛加剧，最后被迫止步，休息片刻后，疼痛迅速缓解，而行走时疼痛又重复出现。随着病情的发展，行走距离逐渐缩短，止步休息的时间也增长。

（2）游走性血栓性浅静脉炎：血栓闭塞性脉管炎患者在发病的早期或疾病过程中，可在肢体反复发生游走性血栓性浅静脉炎，皮肤上出现痛性发红硬结、斑块及条索状物，常伴有轻度疼痛，急性发作持续2～3周后，红肿疼痛消退，皮肤上可遗留暗褐色色素沉着斑。经过一段时间又可复发。

623．血栓闭塞性脉管炎手术治疗的术后护理要点有哪些？

答：（1）体位与活动：静脉手术后需抬高患肢30°，以利于静脉血液的回流，动脉手术后患肢平放即可。对于血管重建者，静脉重建术后卧床制动1周，动脉重建术后卧床制动2周。自体血管移植者如愈合较好，卧床制动的时间可适当缩短。卧床期间，应鼓励患者做足背伸屈活动，以利小腿深静脉血液回流。

（2）观察血管再通度：在血管重建后的吻合处及动脉血栓内膜剥脱术后，需通过观察患肢远端的皮肤温度、色泽、感觉和脉搏强度来判断血管通畅度。如动脉重建术后出现肢端麻木、疼痛、皮色苍白、皮温降低、动脉搏动减弱或消失，静脉重建术后出现肢体肿胀、皮色瘀紫、皮温降低或静脉怒张，应考虑血管重建部位发生痉挛或继发性血栓形成，必要时需考虑再次手术探查。

（3）防止感染：术后密切观察患者体温变化和伤口局部情况，如发现伤口有红肿，应及早用红外线照射，并尽早使用抗生素控制感染。

624．Kounis综合征的概念及其发病机制是什么？

答：（1）概念：又称与过敏相关的ST段抬高性急性冠状动脉综合征，包括过敏性心绞痛和过敏性心肌梗死。

（2）发病机制：尚待进一步研究明确，可能是过敏体质患者接触过敏源后引起过敏反应，导致以肥大细胞为主的多种炎性反应细胞被激活，释放出各种炎性反应递质，引起周围血管扩张、血压降低、冠脉痉挛、血流骤减和（或）冠状动脉粥样斑块破裂、血栓形成等。

625. Kounis 综合征的临床分型有哪些？

答：依据发病机制和冠脉造影结果，将 Kounis 综合征分为三型。

（1）Ⅰ型：无冠状动脉粥样硬化病变及其危险因素，为过敏反应引起冠脉痉挛所致急性心肌缺血。

（2）Ⅱ型：冠状动脉粥样硬化型，为严重过敏反应引起冠状动脉粥样硬化斑块糜烂、破裂，导致管腔进一步狭窄。

（3）Ⅲ型：冠状动脉内支架血栓型，由严重过敏反应激发，引起支架内血栓形成。

626. Kounis 综合征的临床表现是什么？

答：（1）患者可有典型的急性冠状动脉综合征和过敏性休克的临床表现，甚至可出现心脏骤停。轻者为血管痉挛性心绞痛，多无冠心病危险因素，冠状动脉结构基本正常，心电图常有多导联 ST 段提高的表现，病情平稳后升高的 ST 段可恢复正常，无病理性的 Q 波出现。

（2）重者可出现急性心肌梗死，患者常存在冠状动脉粥样硬化疾病的基础病变。表现为胸痛胸闷、头痛头晕、恶心呕吐、面色潮红、冷汗淋漓、低血压等。

（3）急诊冠状动脉造影可显示各冠脉分支无明显狭窄或伴有冠脉粥样斑块。实验室检查表现为并发心肌梗死者可有心肌坏死标记物的升高，如 cTnT、cTnI、CK-MB、AST，心电图也可出现急性心肌梗死的相关表现。

627. 遗传性血管水肿的临床表现是什么？

答：遗传性血管水肿（hereditary angioedema，HAE）是一种常染色体显性遗传病。主要表现为皮肤和黏膜水肿。HAE 的临床表现具有很大的异质性，甚至同一家系中的患者也有很大差异。HAE 通常在 30 岁前起病，青春期加重，水肿常呈急性发作。

（1）以反复发作、难以预测的皮肤和黏膜下水肿为特征。

（2）水肿的特点是发作性、自限性，一般 3～5 天自然缓解，非对称性，非可凹性。

（3）水肿可累及身体任何部位，以四肢、颜面、生殖器、呼吸道和胃肠道黏膜较为常见。其中最致命的是呼吸道黏膜水肿，可因喉水肿迅速进展导致呼吸困难或窒息，如抢救不及时可窒息死亡，致死率高达 11%～40%，是 HAE 的主要死因之一。

（4）消化道黏膜水肿发作表现为剧烈腹痛，伴恶心、呕吐，因此常被误诊为各种急腹症，导致不必要的腹部手术。发生于肢体等部位的皮肤水肿则会影响其功能。

628．马凡综合征临床表现是什么？

答：马凡综合征（marfan syndrome，MFS）患者可能出现以下几个系统的临床表现：

（1）心血管系统可以导致主动脉根部扩张、主动脉瓣关闭不全和主动脉夹层；也可能会有二尖瓣脱垂伴或不伴关闭不全。对于 FBN1（fibrillin-1）基因突变导致的 MFS，升主动脉扩张患病率随着患者年龄的增长而增加。从 30 岁至 60 岁，患病率从 53% 上升至 96%。临床表现为气促、胸痛、心悸、头晕、晕厥或者咯血。查体表现为心界向左下扩大，听诊在二尖瓣区可以闻及收缩期杂音，在主动脉瓣听诊区可闻及舒张期为主的双期杂音，可有周围血管征以及心力衰竭的体征。

（2）骨骼表现为瘦高身材、手指和脚趾细长、两臂平伸的距离超过身高、脊柱侧凸或后凸、漏斗胸或者鸡胸、关节松弛、扁平足等。

（3）眼部异常，眼部病变占 50%～70%，包括角膜扁平、眼球轴延长、视网膜剥离、白内障、晶状体脱位或半脱位、虹膜震颤或轻度震颤、瞳孔移位、晶体混浊等。

（4）其他硬脊膜膨出、萎缩纹、复发性疝或切口疝、高腭穿等。

629．什么是特发性心肌病？其临床表现有哪些？

答：（1）定义：特发性心肌病主要指以遗传性为主（包括混合性）的心肌病，包括特发性或家族性扩张型心肌病、致心律失常型右室发育不良/心肌病、特发性或者家族性限制型心肌病、左室致密化不全以及遗传性转甲状腺素蛋白相关心肌淀粉样变。

（2）临床表现：有心力衰竭、胸痛、低血压、晕厥、心源性猝死、心律失常和血栓栓塞等。遗传性 ATTR 还会有心脏外的表现，如周围神经病、自主神经病和胃肠道症状等。

630．什么是心碎综合征？

答：心碎综合征又称应激性心肌病、Tako-Tsubo 综合征，是一种由心理或生理应激所导致的、与冠脉阻塞无关的急性心衰综合征。心脏痛感就像"心碎了"一样，因此又称为心碎综合征。

631．心碎综合征的临床表现是什么？

答：人在情绪过于激动或过度伤感时，会出现心跳加快、血压升高、血管过度痉挛等应激反应，轻则出现早搏、血压升高，重则导致室速、室颤、早搏过多、恶性心律失常，甚至猝死。

632．什么是心肌致密化不全？

答：心肌致密化不全（noncompaction ventricular myocardium，NVM）是以心室内异常

粗大的肌小梁和交错的深隐窝为特征的一种心肌病。现如今 WHO 将其归类于不定型心肌病。

633. 心肌致密化不全的临床表现有哪些?

答:(1) 心力衰竭,其出现症状的时间和轻重程度与心肌受累范围有关。

(2) 心律失常,大多为致命性的室性心律失常,少数患者可出现房室传导阻滞。患者可表现为反复心悸,甚至晕厥、猝死。

(3) 心内膜血栓形成,致密化不全心室的小梁隐窝易于形成壁内血栓,血栓可以脱落引起体循环栓塞。

第三部分　心血管疾病介入治疗及护理知识

634. 冠状动脉造影的目的是什么？

答：(1) 用于诊断：检查冠状动脉血管树的全部分支，了解其解剖的详细情况。虽然有一定局限，但仍然是目前诊断冠心病的金标准。

(2) 决定下一步如何治疗：为介入治疗或冠状动脉旁路移植术方案的选择奠定科学依据。

635. 冠状动脉造影的主要指征有哪些？

答：(1) 对药物治疗中心绞痛仍较重者，明确动脉病变情况以考虑介入性治疗或旁路移植手术。

(2) 胸痛似心绞痛而不能确诊者。

(3) 中老年患者心脏增大、心力衰竭、心律失常、疑有冠心病而无创性检查未能确诊者。

636. 冠脉介入治疗的禁忌证有哪些？

答：(1) 过敏或造影剂过敏。

(2) 有严重的心肺功能不全，不能耐受手术者。

(3) 未控制的严重心律失常如室性心律失常、快速房颤等。

(4) 未纠正的低钾血症、洋地黄中毒及电解质紊乱和酸碱平衡失调等。

(5) 严重的肝肾功能不全者。

(6) 出血性疾病如出血和凝血功能障碍患者。

(7) 患者身体状况不能接受和耐受该项检查者。

(8) 发热及重度感染性疾病。

(9) 其他原因。

637. 什么是经皮冠状动脉腔内成形术？

答：经皮冠状动脉腔内成形术（percutaneous transluminal coronary angioplasty，PT-

CA)是指通过穿刺皮肤将导管插入血管内,使用特制的球囊导管到达狭窄的冠状动脉,通过加压扩张球囊,使狭窄打开,改善冠脉血流的方法。

638. 什么是经皮冠状动脉介入治疗?

答:经皮冠状动脉介入治疗是用心导管技术疏通狭窄甚至闭塞的冠状动脉管腔,从而改善心肌血流灌注的方法,包括 PTCA、经皮冠状动脉内支架植入术、冠状动脉内旋切术、旋磨术和激光成形术。

639. 直接经皮冠状动脉介入治疗的适应证有哪些?

答:(1) 发病 12 小时内急性 ST 段抬高型心肌梗死。

(2) 发病 12 小时内不能药物溶栓的急性 ST 段抬高型心肌梗死。

(3) 合并心源性休克、急性严重心力衰竭,无论是否时间延迟。

(4) 发病时间超过 12 小时,临床和(或)心电图仍存在缺血。

640. 补救性经皮冠状动脉介入治疗的适应证有哪些?

答:溶栓治疗后仍有明显胸痛,抬高的 ST 段无明显降低,冠状动脉造影显示心肌梗死溶栓治疗实验(thrombolysis in myocardial infarction,TIMI)血流分级达到 0～1 级血流者。

641. 溶栓治疗再通者的经皮冠状动脉介入治疗的适应证有哪些?

答:溶栓治疗成功的患者,如无缺血复发表现,7～10 天后根据冠状动脉造影结果,对适宜的残留狭窄病变行 PCI 治疗。

642. 心肌梗死溶栓治疗实验血流如何分级?

答:(1) 0 级,无血流灌注,闭塞血管远端无血流。

(2) 1 级:造影剂部分通过,冠状动脉狭窄远端不能完全充盈。

(3) 2 级:冠状动脉狭窄远端可完全充盈,但显影慢,造影剂消除也慢。

(4) 3 级:冠状动脉远端造影剂完全而且迅速充盈和消除,同正常冠状动脉血流。

643. 什么是侧支循环?

答:指冠状动脉之间彼此存在交通支,当某支冠状动脉或较大分支发生严重狭窄或闭塞后,其他冠状动脉经交通支向病变冠状动脉供血,这一血液循环系统称侧支循环。冠状动脉造影显示某一冠状动脉经交通支向另一有严重狭窄或闭塞的冠状动脉供血。侧支循环主要有两种：

（1）冠状动脉间侧支循环，供血血管和被供血血管为两支血管，即供血血管经交通支逆行向被供血血管供血。

（2）桥状侧支循环，供血血管和被供血血管为同一血管，即供血血管为血管近段经交通支顺行向同一血管闭塞远段供血。

644．冠状动脉支架的作用有哪些？

答：（1）支撑狭窄、闭塞病变的血管。

（2）减少血管弹性回缩及再塑形。

（3）保持血管腔内血流通畅等。

645．经皮冠状动脉介入治疗术后不同穿刺部位的观察与护理观察有哪些？

答：（1）经桡动脉穿刺者术后可立即拔除鞘管，对穿刺点局部压迫 4～6 小时后，可去除加压弹力绷带或止血器。

（2）经股动脉穿刺进行冠状动脉造影术后，可即刻拔除鞘管；接受 PCI 治疗的患者因在术中追加肝素，需在拔除鞘管之前常规监测 APTT，APTT 降低到正常值的 1.5～2.0 倍范围内，可拔除鞘管。常规压迫穿刺点 15～20 分钟后，若穿刺点无活动性出血，可进行制动并加压包扎。

646．经桡动脉穿刺经皮冠状动脉介入治疗术后护理有哪些？

答：（1）术后即刻护理：协助搬运患者，给予患者舒适卧位。

（2）予心电血压监护，每 1～2 小时观察记录心率、血压、呼吸、切口敷料有无渗出及末梢循环血运情况，冠脉造影患者观察记录 2 小时，PCI 术后患者观察记录 4 小时，高危患者需持续心电监护。

（3）术后常规做 12 导联心电图，观察有无心律失常及 ST-T 变化。

（4）穿刺侧前臂及手腕制动抬高，术后患者可室内自由活动。

（5）拔除鞘管护理：① 活化凝血时间（activated coagulant time，ACT）测定（140 秒）；② 心电监护；③ 测血压；④ 观察患者面色、神志，有无恶心、呕吐等迷走神经亢进表现；⑤ 鞘管拔除后，手指压迫穿刺点局部止血 20～30 分钟（压迫至止血为止），纱布和弹性绷带加压包扎。

（6）术后多饮水或遵医嘱水化治疗，同时注意观察尿量、颜色和性质。

（7）PCI 术后第 2 小时、第 3 小时、第 6 小时、第 8 小时予止血器放气，分别放气 2 mL、2 mL、4 mL 以及放全。注意边减压边观察，若发现渗血，及时适当还原压力，直至止血，必要时报告手术医生,给予重新压迫。

(8) 注意倾听患者主诉,观察并发症:PCI 术后最严重的并发症是冠脉的急性闭塞、心律失常、迷亢。

647．经皮冠状动脉介入治疗术后常见的并发症有哪些?

答:(1) 冠状动脉并发症(严重):冠脉痉挛、冠脉夹层和急性闭塞、冠脉穿孔、无血流现象、支架内血栓、支架内再狭窄。

(2) 心脏并发症:心律失常、心衰加重、低血压、血管迷走反射。

(3) 外周并发症:出血、感染、血肿、假性动脉瘤、动静脉瘘、栓塞现象。

(3) 器械相关并发症:导管打结、折断、支架脱落。

(4) 造影剂相关并发症:过敏、肾功能损害。

(5) 其他:尿潴留、腹胀、腰酸。

648．什么是急性冠状动脉闭塞?

答:是发生在冠脉介入治疗过程中或之后的病变靶血管的完全闭塞,表现为冠状动脉 TIMI 0~2 级血流。大多发生在导管室(50%~80%),少数发生在术后 6~12 小时。

649．什么是支架内血栓形成?

答:支架植入后,由于各种因素的综合作用,在支架植入处形成血栓,导致冠状动脉管腔的完全或不完全阻塞,在临床上可表现为猝死、急性心肌梗死或不稳定型心绞痛等一系列急性并发症。

650．血管迷走神经亢进的原因及临床表现是什么?

答:(1) 原因:疼痛、精神紧张、饥饿、尿潴留等。

(2) 临床表现:血压下降伴心率减慢、恶心、呕吐、出冷汗,严重时心跳停止。

651．血管迷走神经亢进如何处理?

答:(1) 一旦发生血管迷走反射,应保持患者处于平卧位,并将头偏向一侧,防止呕吐物引起窒息。

(2) 迅速建立静脉通路,吸氧,进行心电、血压监护。

(3) 迅速静脉注射阿托品 1 mg,多巴胺 5 mg 稀释后静脉推注,快速输液扩容。根据患者血压情况,继续应用多巴胺、多巴酚丁胺等血管活性药物。

（4）严重的心动过缓，可置入临时起搏器治疗。

（5）床边准备好抢救药品及物品。

（6）严密监测生命体征及病情变化，并做好护理记录。

652．什么是碘造影剂的过敏反应？

答：通常发生在注入碘造影剂数分钟至 30 分钟内，偶见数小时至数日后出现的迟发反应。按严重程度可分为轻度、中度及重度反应三种。

（1）轻度反应：面部潮红、结膜充血、眼及鼻分泌物增加、打喷嚏、咳嗽、头痛、头晕、发热、恶心、轻度呕吐、轻度荨麻疹等。

（2）中度反应：广泛的荨麻疹、轻度支气管痉挛或喉头水肿、胸闷气急、呼吸困难、声音嘶哑、肢体抽动、呕吐，血压可呈暂时性下降。

（3）重度反应：

① 循环衰竭，表现为血压明显下降、脉搏细速、意识模糊、知觉丧失、心脏停搏。

② 呼吸衰竭，表现为显著的支气管痉挛及喉头水肿、呼吸困难，并发肺水肿时咳出大量泡沫样或粉红色痰。

③ 过敏性休克，表现为面色苍白、四肢发绀、发冷、肌肉痉挛、惊厥、血压下降、心跳停止。

653．造影剂引起的过敏反应如何处理？

答：患者出现造影剂过敏反应时，应暂停检查或手术，保留静脉通道，给予氧气吸入，必要时采用面罩高流量给氧，观察并判断造影剂不良反应的类型及程度，同时还要做好心理护理。

（1）恶心、呕吐：症状呈一过性者采用支持疗法；症状为重度，持续时间长者应考虑应用适当的止吐药物。

（2）荨麻疹：散发的、一过性荨麻疹建议采用包括观察在内的支持性治疗；散发的、持续时间长的荨麻疹应考虑采用适当的肌内或静脉注射 H1 受体拮抗剂，但用药后可能会发生嗜睡和（或）低血压；严重的荨麻疹考虑使用肾上腺素，必要时重复给药。

（3）支气管痉挛：氧气面罩高流量吸氧，定量吸入 β_2 受体激动剂气雾剂。给予肾上腺素，血压正常时肌内注射。

（4）喉头水肿：患者可表现为吸气性呼吸困难、发绀、喉部喘鸣音、发声困难、疼痛等，部分患者有濒死感。一旦发现，立即给予氧气面罩高流量吸氧；肌内注射肾上腺素，可重复给药，必要时气管切开或环甲膜穿刺。

（5）低血压：抬高患者双下肢，氧气面罩高流量吸氧。快速静脉补液，无效时给予肾上腺素,可重复给药。

(6)全身过敏样反应:出现心搏骤停时立即进行心肺复苏;出现低血压时按上述处理低血压的方法给予抗组胺药物。

(7)其他:根据患者情况可遵医嘱给予泼尼龙或地塞米松静脉注射;出现肺水肿时可加压给氧,并静脉注射呋塞米;出现癫痫抽搐时,可给予安定等镇静药物。

654. 直接冠状动脉支架术的优点有哪些?

(1)适应证扩大(心源性休克、高龄、出血倾向等),即可确定冠状动脉解剖和左心室功能,进行早期危险分层。

(2)迅速使闭塞血管开通,并恢复正常血流达 90%～98%,再缺血、再梗死和再闭塞发生率低,在高危患者存活率高。

(3)再灌注损伤和心脏破裂相对较少。

(4)严重颅内出血发生率低。

(5)住院时间缩短,医疗费用降低。

655. 经皮冠状动脉介入治疗术血管并发症的护理措施有哪些?

答:(1)桡动脉闭塞:术中充分抗凝、术后及时减压能有效预防桡动脉闭塞和 PCI 术后手部缺血。

(2)前臂血肿:术后穿刺局部压迫时应注意确定压迫血管穿刺点,观察术侧手臂有无肿胀不适,一旦发生血肿,应标记血肿范围,再次确认有效压迫,防止血肿扩大。

(3)骨筋膜室综合征:为严重的并发症,较少发生。当前臂血肿快速进展引起骨筋膜室压力增高至一定程度时,可导致桡、尺动脉受压,进而引发手部缺血、坏死。出现此种情况时,应尽快行外科手术治疗。

656. 动脉粥样硬化的斑块演变特征是什么?

答:(1)稳定斑块

特征:稳定的冠脉粥样硬化斑块不易破裂,斑块表层胶原纤维含量多、厚,炎症细胞少。

(2)不稳定斑块

特征:不稳定斑块纤维帽薄、脂核大,尤其斑块肩部炎症细胞多,不稳定斑块易破裂,稳定性差。当不稳定斑块肩部内膜损伤或破裂时,内膜下基质蛋白暴露,促血小板和凝血因子激活,促进血小板聚集,形成血小板血栓,一旦斑块破裂,便激活血小板和凝血系统,在破裂斑块的基础上形成富含血小板的止血血栓。

当损伤严重,则在血小板血栓的基础上形成以纤维蛋白和红细胞为主的闭塞性血栓——红色血栓,冠脉血流完全中断,心电图一般表现为 ST 段抬高。

当损伤较轻,形成的血栓为非闭塞性,以血小板为主——白色血栓,形成白色血栓时,冠脉血流没有完全中断,可以冲击血栓而栓塞末梢小动脉,表现为 UA 或 NSTEMI。

657. 预防经皮冠状动脉介入治疗术后造影剂肾病的护理对策有哪些?

答:(1)高危患者在围手术期避免使用肾毒性药物(二甲双胍、氨基甙类),使用非离子型等渗造影剂。

(2)及时留取血尿标本检测肾功能。

(3)遵医嘱予术前水化治疗高危患者,是预防措施之一;对于宫颈上皮内瘤变高危患者,术前 12 小时应给予水化。

(4)鼓励多饮水,术后 3 小时内每小时饮水 400~500 mL,每次饮水以不出现腹胀为宜,24 小时总饮水量不少于 2000 mL,术后 3 小时尿量达 800 mL 为标准。

(5)饮食指导应选择进食优质蛋白,不食高蛋白饮食以减轻肾脏负担,利于造影剂排泄,尤其对于肾功能不全的患者。

658. 抗凝剂皮下注射疼痛的处理对策有哪些?

答:(1)非预灌式注射剂注射时,宜选择长度最短、外径最小的针头。
(2)注射时避开毛囊根部。
(3)消毒并完全待干后再注射。
(4)针头距离皮肤高度适中,以腕部力量穿刺,进针轻、稳、准。
(5)注射全程患者感觉注射部位锐痛剧烈或持续疼痛时,应检查和评价注射方法是否得当。

659. 经皮冠状动脉介入治疗的术后并发症前臂骨筋膜室综合征的观察及护理有哪些?

答:见于桡动脉穿刺途径患者,是由于前臂出血造成前臂骨筋膜间室压力增加,压迫桡动脉,从而导致前臂肌肉、正中神经发生进行性缺血、坏死的临床综合征。主要表现为前臂掌侧肿胀、剧烈疼痛,感觉减退,屈指力量减弱。应定时观察术肢肢端及穿刺部位有无出血、渗血及血肿;止血器压迫位置是否正确;桡动脉搏动是否良好;双上肢及双手皮肤色泽、温度是否正常。如患者手术侧手部出现肿胀、疼痛、皮肤温度低、皮肤发紫并伴有出血点时,应及时通知主管医生根据伤口情况调节止血器松紧度。

660. 什么是主动脉内球囊反搏?

答:主动脉内球囊反搏装置(IABP)由球囊导管和驱动控制系统两部分组成。目前使用的是双腔球囊导管,除与球囊相连的管腔外,还有一个中心腔,可通过压力传感器监测主动脉内的压力。驱动控制系统由电源、驱动系统、监测系统、调节系统和触发系统等组成。触发模式包括心电触发、压力触发、起搏信号触发和内触发。

661. 主动脉内球囊反搏的工作原理是什么?

答: IABP通过与心动周期同步充放气,达到辅助循环的作用。在舒张早期主动脉瓣关闭后瞬间立即充盈球囊,大部分血流逆行向上,升高主动脉根部压力,增加冠状动脉的血流灌注,使心肌的供血量增加;小部分血流被挤向下肢及肾脏,轻度增加外周灌注。在等容收缩期主动脉瓣开放前瞬间快速排空球囊,产生"空穴"效应,降低心脏后负荷、左心室舒张末期容积和室壁张力,减少心脏做功及心肌氧耗,增加心排血量。

662. 主动脉内球囊反搏的适应证有哪些?

答:(1) 心源性休克。

(2) 顽固性心绞痛。

(3) 顽固性心力衰竭。

(4) 冠心病高危患者的介入治疗。

(5) 缺血性顽固性室性心律失常。

(6) 体外循环脱机。

(7) 心肌顿挫。

(8) 过渡至其他左心室辅助装置。

(9) 纠正心脏解剖缺陷手术后的心脏支持。

(10) 高危心脏病患者施行重大非心脏手术。

(11) 危重心脏病手术前的预防性措施。

(12) 术后心功能异常或低心排血量综合征。

663. 主动脉内球囊反搏的禁忌证有哪些?

答:(1) 中度以上主动脉瓣关闭不全。

(2) 主动脉夹层、主动脉瘤、主动脉窦瘤破裂和主动脉外伤。

(3) 心脏停搏、心室颤动、严重低血压等。

(4) 严重出血倾向和出血性疾病(特别是脑出血者)。

(5) 不可逆性脑损害。

(6) 心脏畸形矫治不满意。

(7) 恶性肿瘤发生远处转移。

（8）终末期心脏病不宜施行心脏移植。

664.主动脉内球囊反搏的护理观察要点是什么？

答：球囊导管的固定、观察反搏效果、观察心电图变化、抗凝治疗的监测、足背动脉的监测、导管穿刺处的护理、球囊导管的护理、体位的护理、拔管的护理、皮肤的护理。

665.主动脉内球囊反搏使用时,机器工作情况的观察内容有哪些？

答：触发模式、触发时机、反搏比率及球囊充气量等。

666.主动脉内球囊反搏辅助有效的指标有哪些？

答：（1）主动脉收缩压力波形降低而舒张压力波形明显上升。

（2）正性肌力药物用量逐渐减少。

（3）心输出量增加,血流动力学稳定。

（4）心律、心率恢复正常。

（5）尿量增加。

（6）末梢循环改善。

667.主动脉内球囊反搏植入术后如何护理？

答：（1）观察反搏波形：理想的 IABP 辅助波形必须满足三个要求：舒张峰压＞收缩峰压,即充气点略高于切迹点；球囊辅助的舒张末压＜辅助前的舒张末压,即辅助后的舒张末压比辅助前的舒张末压低；辅助后的收缩期峰压＜收缩峰压,即辅助后收缩压比辅助前收缩压低。

（2）主动脉内球囊反搏导管固定：需缝合固定股动脉穿刺点及固定氦气管的 Y 形处。穿刺点用 12 cm×14 cm 无菌敷贴沿大腿纵向固定,避免敷贴粘贴在导管的塑料外套处。导管外置长度做标记,每班检查导管位置。

（3）体位护理：取平卧位或半卧位小于 45°。如患者有人工气道,为预防呼吸机相关性肺炎,建议采用半卧位。穿刺侧下肢伸直,避免屈膝、屈髋,踝关节处可用约束带固定,避免导管打折。翻身时幅度不宜过大,下肢与肢体呈一直线,避免穿刺侧屈曲受压。

（4）皮肤护理：使用气垫床,每 2 小时更换体位,预防压疮发生。

（5）导管穿刺处护理：每班检查穿刺处有无渗血、渗液、血肿、发红现象,敷料污染时及时更换。

（6）足背动脉的监测及护理：将置管侧肢体足跟抬起,每 4 小时进行下肢功能锻炼,确保肢体处在功能位置。每 1 小时评估足背动脉搏动情况,并在皮肤上做标记,观察记录皮肤的温度、颜色及感觉。

668. 主动脉内球囊反搏植入术后并发症有哪些？

答：栓塞、出血、皮下血肿、感染、下肢缺血、主动脉夹层或破裂、气囊破裂、空气栓塞、血小板下降、血管内膜撕裂、导管移位等。

669. 主动脉内球囊反搏使用中的报警原因有哪些？

答：(1) 管道脱落。

(2) 管道打折。

(3) 电极片脱落。

(4) 气囊破裂。

(5) 气囊漏气。

(6) 氦气不足。

670. 主动脉内球囊反搏的撤机指征有哪些？

答：(1) 血流动力学稳定，心排血量指数 >2.5 L/($m^2 \cdot$ min)，平均动脉压 >80 mmHg。

(2) 意识清楚，末梢循环良好，尿量 >1 mL(kg $\cdot$ h)。

(3) 多巴胺用量 <5 μg(kg $\cdot$ min)，且依赖性小，药物减量对血流动力学影响小。

(4) 心电图无心律失常或心肌缺血的表现。

(5) 血气正常。

671. 主动脉内球囊反搏术前护理有哪些？

答：(1) 根据病情向患者及家属交代 IABP 的必要性和重要性，介绍手术大致过程及可能出现的并发症，争取尽早实施 IABP 术，以免错过最佳抢救时机。

(2) 检查双侧足背动脉、股动脉搏动情况并作标记；听诊股动脉区有无血管杂音。

(3) 完善血常规及血型、尿常规、出凝血时间等相关检查，必要时备血。

(4) 股动脉穿刺术区备皮。

(5) 术前常规遵医嘱给予抗血小板聚集药物与地西泮等镇静药物。

(6) 备齐术中用物、抢救物品、器械和药品。

(7) 给予留置导尿，建立静脉通路，以备术中急用。

672. 主动脉内球囊反搏术后并发症的观察与处理有哪些？

答：(1) 下肢缺血：可出现双下肢疼痛、麻木、苍白或水肿等缺血或坏死的表现。较轻者

应使用无鞘的 IABP 球囊导管或插入 IABP 球囊导管后撤出血管鞘管；严重者应立即撤出
IABP 球囊导管。

（2）主动脉破裂：表现为突然发生的持续性撕裂样胸痛、血压和脉搏不稳定甚至休克等
不同表现。一旦发生，应立即终止主动脉内球囊反搏，撤出 IABP 球囊导管。

（3）感染：表现为局部发热、红、肿、化脓，严重者出现败血症。严格无菌操作和预防性
应用抗生素可控制其发生率。

（4）出血、血肿：股动脉插管处出血较常见，可压迫止血后加压包扎。

（5）气囊破裂而发生气体栓塞：气囊破裂时，导管内出现血液，反搏波形消失，应立即停
止反搏，更换气囊导管。

673. 什么是经皮冠状动脉旋磨技术？

答：冠状动脉旋磨技术始于 20 世纪 80 年代，由 David Auth 发明，1988 年初次用于患者
的治疗。冠状动脉旋磨术采用呈橄榄型带有钻石颗粒的旋磨头，根据"差异切割"消除纤维
化及钙化的动脉硬化斑块，而具有弹性的血管组织在高速旋转的旋磨头通过时会自然弹开，
即旋磨头不切割有弹性的组织及正常冠脉。

674. 经皮冠状动脉旋磨技术的适应证有哪些？

答：（1）在血管内膜呈环形表浅严重钙化、导引钢丝已通过病变但球囊导管不能跨越，
或者在支架植入前预扩张球囊不能对狭窄病变作充分扩张。

（2）对某些钙化病变行药物洗脱支架置入术时，为了使支架均匀贴壁。

（3）严重狭窄病变或冠状动脉慢性完全闭塞性病变，球囊导管不能通过病变。

675. 经皮冠状动脉旋磨技术的禁忌证有哪些？

答：（1）导丝无法通过的病变。

（2）血栓性冠状动脉病变或急性心肌梗死：有溃疡或血栓的病变，旋磨可加重血栓倾
向，易发生慢血流或无血流现象。

（3）退行性病变的大隐静脉桥病变：旋磨治疗易发生血管栓塞或无复流现象。

（4）严重的成角病变（＞60°）：成角病变的旋磨可能会伤及深层管壁，甚至引起冠脉
穿孔。

（5）有明显内膜撕裂的病变：内膜撕裂明显，尤其是螺旋型内膜撕裂，旋磨可使撕裂
加重。

（6）病变血管为唯一有血流的冠脉血管并伴有左室射血分数＜30%。

（7）存在以下情况术者应给予高度警惕：病变长度＞25 mm、静息心绞痛、严重左室功能

异常和病变远端血流较慢。

676. 经皮冠状动脉旋磨技术的术后护理有哪些?

答:(1) 术后患者住冠心病监护病房,遵医嘱予心电血压监护,密切观察血压、心率、心律和其他各项生命体征的变化。最初 2 小时内,每隔 30 分钟测血压、脉搏、心率一次,之后改为每 1 小时记录一次。如发现异常及时报告医生进行处理。

(2) 必要时描记心电图(PCI 术后最严重的并发症是冠状动脉的急性闭塞,患者突然心前区疼痛甚至猝死)。

(3) 根据医嘱使用三联抗血小板药物。

(4) 观察穿刺部位有无出血或血肿。

(5) 嘱患者多喝水,以利造影剂排泄。

(6) 倾听患者主诉,观察旋磨术的并发症。如急性或亚急性支架内血栓形成,致命性心律失常、心源性死亡、穿刺处血肿、出血、对比剂肾病、慢性心脏压塞等。

677. 什么是心内膜心肌活检?

答:利用活检钳夹取心脏组织,以了解心脏组织结构及其病理变化。一般多采用经静脉右心室途径,偶用经动脉左心室途径。对于心肌炎、心肌病、心脏淀粉样变性、心肌纤维化等疾病具有确诊意义。对心脏移植后排斥反应的判断及疗效评价具有重要意义。

678. 心肌活检的具体检测项目有哪些?

答:(1) 第一大类为感染因素,主要为病毒学检查,需要 4 个组织块,检测的病毒包括:柯萨奇、腺病毒、EB 病毒、玫瑰疹病毒、流感病毒 A 和 B、细小病毒、单纯疱疹病毒、水痘-带状疱疹病毒、H5N1、乙肝、丙肝等。

(2) 第二大类为组织学检查,需 1 个组织块,会对组织进行肝性脑病在内的各种染色。

(3) 第三大类为免疫组化检查,需 1 个组织块,CD_3、CD_{11a}、CD_{11b}、CD_{54}、Cx_{43}、VCAM1、HLA1 等均在检查之列。

(4) 第四大类为 α-半乳糖苷酶检测,需 1 个组织块,主要用于鉴别诊断法布里病,也称为安德森-法布里病,或 α-半乳糖苷酶 A 缺乏病,心脏受累时表现为传导障碍心肌病,冠状动脉功能不全或冠状动脉阻塞导致心肌梗死。

679. 心肌活检的临床适应证有哪些?

答:(1) 用于新发生的(2 周内)、血流动力学恶化、左心室正常/扩张的心衰患者(Ⅰ类建议、B 级证据)。

（2）用于不能解释的 2 周至 3 个月内首发心衰,伴有左室扩大、恶性心律失常、二或三度房室传导阻滞,对 1～2 周常规治疗无反应患者（Ⅰ类适应证、B 级证据）。

（3）有理由用于超过 3 个月的左室扩大和新发生的恶性心律失常,伴有左室扩大、室性心律失常、二或三度房室传导阻滞,或心衰经 1～2 周常规治疗有反应患者（Ⅱa 类适应证、C 级证据）。

（4）有理由用于嗜酸性粒细胞浸润的无法解释的心衰,怀疑与过敏反应相关的 DCM 患者（Ⅱa 类适应证、C 级证据）。

（5）有理由用于怀疑蒽环类药物诱发心肌疾病所导致的不明原因的心衰患者（Ⅱa 类适应证、C 级证据）。

（6）有理由用于不明原因的限制型心肌病导致的心衰患者（Ⅱa 类适应证、C 级证据）。

（7）有理由用于怀疑除了典型黏液瘤以外的心脏肿瘤患者（Ⅱa 类适应证、C 级证据）。

（8）有理由用于不明原因的儿童心肌病患者（Ⅱa 类适应证、C 级证据）。

680．经皮肾动脉狭窄介入治疗的适应证有哪些?

答:（1）肾动脉造影检查显示动脉狭窄大于等于 70%,压力阶差大于 15 mmHg。

（2）顽固性高血压（使用超过（含）3 种包括利尿剂在内的降压药,最大耐受剂量仍不能控制血压或无法耐受降压药物）。

681．经皮肾动脉狭窄介入治疗的禁忌证有哪些?

答:（1）被诊断为终末期肾病的患者。

（2）既往有明确的造影剂过敏史。

（3）肾动脉先天性畸形不宜行介入治疗。

682．肾动脉狭窄的介入治疗后的效果评价指标有哪些?

答:（1）血压变化评价标准:

① 治愈:术后停用所有降压药且血压<140/90 mmHg。

② 改善:术后所服用的降压药与术前一样,收缩压下降超过 10% 或舒张压下降超过 15%;或降压药用量有所下降,收缩压下降小于 10% 或舒张压下降小于 15%。

③ 无效:达不到上述标准中任意一项。

（2）肾功能评价:

① 改善:术后血清肌酐较术前下降超过（含）20%。

② 稳定:术后血清肌酐变化率下降小于 20%。

③ 恶化:术后血清肌酐较术前升高超过（含）20%。

683．经皮肾动脉介入术后护理有哪些？

答：(1) 一般护理：取平卧位，术肢制动12～24小时，穿刺处加压包扎，盐袋压迫6～8小时，观察穿刺处有无渗血、血肿，触摸足背动脉搏动情况及下肢皮温。

(2) 病情观察：密切监测生命体征，尤其是血压变化；关注患者有无腹痛、腰痛、少尿、血尿等不适。

(3) 血清肌酐的监测：术后1天、3天、7天监测血清肌酐。

684．治疗心律失常的非药物方法有哪些？

答：心脏电复律、心脏起搏、射频消融以及外科治疗。

685．电生理检查的目的有哪些？

答：(1) 研究心律失常的发生机制。

(2) 为选择心律失常的治疗方法提供依据。

(3) 筛选有效的抗心律失常药物。

(4) 为介入性治疗方法选择适应证和适当的功能参数。

(5) 为心律失常的外科治疗提供必要依据。

686．电生理检查的禁忌证有哪些？

答：全身感染、腹股沟三角区局部化脓、感染性心内膜炎、严重心功能障碍、出血性疾病和严重出血倾向、严重肝肾功能不全、电解质紊乱、恶病质等。

687．电生理检查术前的准备工作有哪些？

答：(1) 术前向患者说明检查目的和步骤，并签署知情同意书，帮助患者消除恐惧，以取得其配合。

(2) 检查前完善相关辅助检查。

(3) 检查前根据药物半衰期停用各种抗心律失常药物。

(4) 术前护理准备：

① 术前禁食4小时。

② 测量生命体征。

③ 开通静脉通道。

④ 术前排便。

⑤ 摘除义齿。

⑥ 去除金银饰品及内衣内裤。

⑦ 患者仅穿病号服。

688．心腔内电生理检查前为何要停用抗心律失常药物？

答：停用抗心律失常药物以免影响：

(1) 心脏的传导性、自律性、兴奋性。

(2) 电生理检查结果及手术疗效判断。

689．射频消融术前如何控制停用抗心律失常药物的时间？

答：从药物动力学来讲，一个药物需要停用 5 个半衰期才会从血液中清除，不至于影响术中电生理检查结果。不同抗心律失常药物的半衰期各不相同，如胺碘酮的半衰期为14～28天。

690．心脏电生理射频消融术的优点有哪些？

答：(1) 创伤小、恢复快。

(2) 成人常规使用局部麻醉。

(3) 患者术后 12 小时即可床下活动，第 2～3 天即可出院，1 周内可恢复正常工作。

(4) 为某些心律失常的根治性治疗方法。

691．心脏电生理射频消融的机制是什么？

答：射频消融是利用射频电流的热效应，将射频能量转化为热能，使局部组织温度升高，使细胞内、外液蒸发，局部组织发生凝固性坏死。

692．心脏电生理射频消融的适应证有哪些？

答：(1) 室上性心动过速：房性心动过速、心房扑动、心房颤动、房室结折返性心动过速、房室折返性心动过速。

(2) 室性心律失常：室性早搏、室性心动过速。

693．心律失常射频消融术的禁忌证有哪些？

答：(1) 急性心肌梗死。

(2) 稳定型心绞痛。

（3）严重感染。

（4）严重心力衰竭。

（5）严重凝血功能障碍及出凝血疾病。

（6）精神障碍性疾病无法配合手术。

694．心脏电生理射频消融术常见的并发症有哪些？

答：（1）血管穿刺并发症：出血、血肿、动静脉瘘、假性动脉瘤、感染、气胸或血气胸、神经损伤等。

（2）与导管操作相关并发症：心脏压塞、心肌穿孔、心脏瓣膜损害、心律失常、大动脉损伤与栓塞等。

（3）与射频消融相关并发症：房室传导阻滞、血栓栓塞、冠状动脉损伤、迷走反射等。

（4）非血管穿刺并发症：喉痉挛（导丝进入颈内静脉过深）、迷走反射、血栓形成及栓塞、肺栓塞等。

695．室性早搏射频消融治疗的适应证有哪些？

答：（1）室性早搏症状明显。

（2）室性早搏引起心脏增大、心功能不全等心脏结构改变。

（3）频发室性早搏24小时动态心电图记录超过10000次或24小时室性早搏占总心搏大于10%。

（4）单形性室性早搏。

（5）药物治疗效果不佳。

696．非瓣膜性心房颤动射频消融治疗的适应证有哪些？

答：（1）阵发性房颤：症状性阵发性房颤，至少一种Ⅰ类或Ⅱ类抗心律失常药物治疗效果不佳或不能耐受。

（2）持续性房颤：症状性持续性房颤，抗心律失常药物治疗无效或不能耐受；或使用抗心律失常药物前，权衡药物与导管消融风险及疗效，导管消融可作为一线治疗。

（3）对于症状性长程持续性房颤或无症状阵发性房颤或持续性房颤患者，权衡导管消融风险及疗效后，均可行导管消融术。

697．心房颤动冷冻消融的原理及优点是什么？

答：（1）原理：通过球囊封堵肺静脉，在球囊内释放液态一氧化二氮，使周围组织冷冻、细胞坏死形成瘢痕。

（2）优点：与射频消融相比，冷冻球囊用于肺静脉消融具有导管稳定性更好、产生的瘢痕边界连续均匀、瘢痕表面内膜损伤小、相邻组织完整性好、患者不适感少等。

698．冷冻消融适合心房颤动的哪种类型？

答：主要针对症状明显、反复发作、药物控制不佳的阵发性房颤。由于冷冻球囊技术的针对性治疗区域仍然局限于肺静脉以及前庭，尚不能在持续性房颤患者中推荐使用。

699．冷冻消融的并发症有哪些？

答：（1）膈神经损伤。

（2）心房食管瘘。

（3）心脏压塞。

（4）血栓栓塞。

（5）血管并发症。

700．射频消融术后护理有哪些？

答：（1）予心电血压监护，观察记录心律、心率、血压、呼吸、伤口敷料情况、末梢血运情况。

（2）术侧肢体制动，伤口予沙袋压迫 6 小时，术后 6 小时翻身，12 小时下床。

（3）指导患者进食低脂、清淡、易消化的食物，避免进食产气食物。

（4）观察患者排便排尿情况，及时解除尿潴留。

（5）注意倾听患者主诉，观察术后并发症，如房室传导阻滞、窦性停搏、血栓与栓塞、气胸、心脏压塞等。

（6）术后 24 小时伤口换药。

701．射频消融术后，迷走神经亢进引起的低血压与心脏压塞引起的低血压的症状有哪些区别？

答：（1）迷走神经亢进引起的低血压症状：

① 心率、血压同时降低，患者面色苍白，主诉胸闷不适、打哈欠、有便意。

② 嘱患者用力咳嗽和使用升压药后心率、血压会上升，血压上升后脉压基本正常。

③ 大汗淋漓，烦躁不安。

（2）心脏压塞引起的低血压症状：

① 早期心率增快，血压降低，患者面色苍白，主诉胸闷不适、打哈欠。

② 使用升压药，血压上升不明显，脉压减小。

③ 出汗,全身皮肤湿冷。

④ 烦躁不安后很快进入神志淡漠、呼之不应状态。

⑤ X线下心脏影像扩大、收缩微弱。

702. 为什么左心耳是血栓形成的好发部位?

答:左心耳是一个狭长的管状盲腔,形状不规则,存在多段曲折,大小与拇指相当,开口大小为 10~40 mm,心耳内存在丰富的梳状肌及肌小梁,表面不光滑,故其内血流产生涡流及流速减慢,是血栓形成的好发部位。90%非瓣膜性房颤患者的血栓来自左心耳。

703. 什么是左心耳封堵术?

答:左心耳封堵术是经股静脉穿刺入路,行房间隔穿刺后,通过导引系统将左心耳封堵器植入左心耳中,待封堵器完全内皮化后,预防因左心耳血栓造成血栓栓塞事件的微创手术。

704. 左心耳封堵术的意义是什么?

答:研究表明非瓣膜性房颤患者 90%血栓来源于左心耳,左心耳封堵之后,可避免因左心耳血栓脱落造成的脑卒中等血栓栓塞事件。

705. 左心耳封堵术的适应证有哪些?

答:自身不能服用或不愿服用抗凝药物的高出血风险非瓣膜性房颤患者:

(1) 房颤发生时间超过 3 个月,阵发性/持续性房颤,或是长期持续性和永久性非瓣膜房颤患者。

(2) 超过 18 岁。

(3) 非瓣膜病性心房颤动患者发生脑卒中的危险评分(CHA$_2$DS$_2$-VASc 评分)[①]≥2 分。

(4) 心房颤动抗凝治疗出血风险评分系统(HAS-BLED 出血评分)[②]≥3 分。

(5) 可长期服用氯吡格雷和阿司匹林。

(6) 有抗凝药应用禁忌证或无法长期服用抗凝药。

---

① C代表左室功能障碍或者充血性心力衰竭,积 1 分;H代表高血压,积 1 分;A代表患者的实际年龄,一般大于等于 75 岁积 2 分,如果患者的年龄在 65—74 岁之间,积 1 分;D代表糖尿病,积 2 分;S代表血栓栓塞、一过性脑缺血发作或者脑卒中病史,积 1 分;V代表血管疾病,积 1 分;Sc 代表性别,女性积 1 分。

② H代表高血压(收缩压超过 160mmHg),积 1 分;A代表肾功或肝功异常,积 1~2 分;S代表卒中,积 1 分;B代表出血病史,积 1 分;L代表 INRs 易变或高于平均反应时限,积 1 分;E代表年龄,通常 60 岁积 1 分;D代表药物或酒精,尤其是长期服用抗血小板药物及非甾体类消炎药根据情况积 1~2 分。

706．左心耳封堵术前准备有哪些？

答：(1) 完善常规化验及检查,如超声心电图(ultrasound cardiogram,UCG)、心电图(electrocardiography,EKG)、血常规、生化Ⅱ、凝血象、免疫组合、胸部摄片等。房颤患者需行食管超声检查确认心房内无血栓方可手术。

(2) 向患者介绍手术目的、方法及注意事项,减轻患者紧张心理,取得患者配合。

(3) 术前嘱患者练习床上使用便器。

(4) 术日更换清洁衣裤,取下所有饰品及活动义齿。

(5) 需全麻者术前禁食水 6 小时,其他患者术前 4 小时禁食,2 小时禁水。

(6) 术前测量生命体征,排空膀胱。

(7) 在左上肢建立静脉通路。

707．左心耳封堵术前经食管超声的目的是什么？

答：(1) 排除左心房及左心耳血栓。

(2) 识别左心耳形状,预估手术难度,制定手术策略。

708．左心耳封堵术常见的并发症有哪些？

答：心脏压塞、空气栓塞、导管血栓、股动静脉瘘、器械血栓、器械栓塞(脱落)。

709．心房颤动射频消融联合左心耳封堵一站式手术的适应证有哪些？

答：心房颤动射频消融和左心耳封堵适应证,符合两者适应证且无相反指征者,可选择一站式手术。

(1) 房颤射频消融适应证:对于症状明显、药物治疗无效的阵发性房颤,导管消融可以作为一线治疗。

① 对于病史较短、药物治疗无效、无明显器质性心脏病的症状性持续性房颤,导管消融可作为合理选择。

② 对反复发作的阵发性房颤,权衡药物与导管消融风险及疗效后,导管消融可以作为一线治疗。

③ 对于存在心力衰竭或 LVEF 降低的症状性房颤患者,导管消融可作为合理选择,但其主要症状和心力衰竭应与房颤相关。

(2) 经皮左心耳封堵适应证:CHA_2DS_2-VASc 评分≥2 分的房颤患者,同时具有下列情况之一:

① 不适合长期口服抗凝药者。

② 服用华法林,INR 达标的基础上仍发生脑卒中或血栓栓塞事件者。

③ HAS-BLED 评分≥3 分者。

710．心房颤动射频消融联合左心耳封堵一站式手术有哪些优势?

答:与单行左心耳封堵或单行房颤射频消融相比,房颤"一站式"内科介入治疗的优势在于:左心耳封堵术后,相对于单一的口服抗凝药物或房颤射频消融,患者在不需终身服用抗凝药物的情况下仍能获得良好的卒中预防效果;再结合导管射频消融恢复并维持窦性心律进而改善房颤患者症状,可使患者获得稳定的远期治疗效果。

711．心脏起搏器的功能有哪些?

答:(1) 治疗缓慢性心律失常。

(2) 治疗快速性心律失常。

(3) 治疗伴有 QRS 波增宽的慢性收缩性心力衰竭。

(4) 某些具有特殊功能的起搏器,可以预防及治疗血管迷走性晕厥、梗阻性肥厚型心肌病。

712．心脏起搏的目标是什么?

答:(1) 正确感知。

(2) 有效起搏。

713．安置临时起搏器的适应证有哪些?

答:(1) 严重病态窦房结综合征、房室传导阻滞伴明显血流动力学障碍及出现严重脑缺血临床症状者。

(2) 心律不稳定的患者在安置永久心脏起搏器之前,先行心脏临时起搏以保证安全。

(3) 急性心肌梗死、急性心肌炎、药物中毒、电解质紊乱等疾病引起的缓慢性心律失常。

(4) 心脏直视手术引起的三度房室传导阻滞。

(5) 治疗无效的由心动过缓诱发的 Tdp、持续性室性心动过速等。

(6) 预期将出现心动过缓的高危患者。

(7) 起搏器依赖患者在更换心脏起搏器时进行支持起搏。

714．安装临时起搏器的禁忌证及并发症有哪些?

答:应用临时心脏起搏治疗,一般无绝对禁忌证。

并发症主要包括:心律失常、心肌穿孔、心脏压塞、血栓栓塞等。

715. 临时起搏器的术后护理有哪些?

答:(1) 向患者强调绝对卧床。插管侧大腿弯曲不应超过 30°,床头抬高也不应超过 30°,以防导管打折或移位。应鼓励和协助患者在限制允许的范围内多移动。

(2) 安慰鼓励患者,为患者创造一个安静的、能够充分休息的环境非常重要。在条件允许的情况下可以遵医嘱给予镇静药。

(3) 心电血压监护。

(4) 妥善固定临时起搏器,告知患者及家属勿擅自调节相关参数。

(5) 协助患者在床上大小便。

(6) 观察并发症:穿刺点相关并发症,下肢静脉血栓、电极感知功能不良、导线折断等。

716. 心脏永久起搏器系统的组成及起搏原理是什么?

答:(1) 起搏系统的组成:

① 脉冲发生器:常将脉冲发生器单独称为起搏器。起搏器主要由电池和电路组成,是起搏系统的主体,能感知心电信号发放脉冲电流。

② 电极导线:是外有绝缘层包裹的导电金属线,其功能是将起搏器的电脉冲传导至心肌,将心脏的电信号传导至起搏器的感知放大器。

(2) 起搏原理:脉冲发生器定时发放一定频率的脉冲电流,通过导线和电极传输到电极接触的心肌,使局部心肌细胞受外来电刺激产生兴奋,并通过细胞间的缝隙连接或闰盘连接向周围心肌传导,使整个心房或心室兴奋,进而产生收缩活动。需要强调的是,心肌必须具有兴奋、传导和收缩功能,心脏起搏方能发挥作用。

717. 永久起搏器植入的术前准备有哪些?

答:(1) 完善常规化验及检查,如 UCG、EKG、血常规、生化Ⅱ、凝血象、免疫组合、胸部摄片等。

(2) 向患者介绍安置起搏器的方法、目的,说明注意事项,争取患者配合。

(3) 术前嘱患者练习床上使用便器。

(4) 术日更换清洁衣裤,取下所有饰品及活动义齿。

(5) 术前 4 小时禁食,2 小时禁水。

(6) 术前测量生命体征,排空膀胱。

(7) 术前在下肢建立静脉通路,术前半小时使用抗生素。

(8) 对于正在服用抗凝药物的患者,术前 3～5 天停用抗凝药物。如不能停用药物者,术前应准备止血药,以备术中使用。

718. 永久起搏器术后并发症有哪些?

答:(1) 锁骨下静脉穿刺并发症:气胸、误穿入锁骨下动脉、静脉空气栓塞、皮下气肿等。

(2) 臂丛神经损伤。

(3) 心脏穿孔。

(4) 心律失常。

(5) 起搏器相关并发症:电极移位、导线折断、囊袋感染、出血、膈肌及腹壁肌抽动等。

719. 如何根据电极导线植入的部位及功能对起搏器进行分类?

答:(1) 按电极导线植入部位分类:

① 单腔起搏器:起搏电极导线单独植入心房或心室,如心房抑制型起搏(atrial inhibited pacing,AAI)、心室抑制型起搏(ventricular inhibited pacing,VVI)。

② 双腔起搏器:起搏电极导线分别植入心房和心室,能提供房室顺序起搏。

③ 三腔起搏器:起搏电极导线除常规植入右心房和右心室外,通常需通过冠状静脉窦植入特殊电极起搏左心房或左心室。现有的三腔起搏器均用于单心房双心室同步起搏治疗心力衰竭。

(2) 按起搏器功能分类:

① 抗心动过缓起搏器:普通起搏器主要用于治疗各种缓慢性心律失常。

② ICD:用于治疗恶性室性心律失常,如室性心动过速、心室颤动等。同时具有所有抗心动过缓起搏器功能。

③ 心脏再同步起搏器/心脏再同步除颤器:用于治疗慢性收缩性心力衰竭,具有除颤功能者可预防及治疗恶性室性心律失常。

720. 单极起搏与双极起搏的特点分别是什么?

答:(1) 单极起搏为电极导线的顶端电极作负极发放电流,电流流过心脏后回流到起搏器外壳(正极)构成回路。特点是回路长,脉冲振幅高。

(2) 双极起搏为电极导线的顶端作负极发放电流,电流经心脏回流至环状电极构成回路。特点是回路短,脉冲振幅小。

721. 什么是心脏再同步治疗?

答:心脏再同步化治疗,又称为双心室起搏治疗,是一种非药物治疗心力衰竭的方法。术中分别植入右心房、右心室和左心室电极导线,通过起搏的方法使心房和左、右心室按顺序激动,以恢复心脏收缩的同步性,是治疗心力衰竭的重要措施。

722. 心脏再同步化治疗的作用机制及作用是什么?

答: CRT 采用最佳的 AV 间期和 VV 间期,恢复房室、室间、室内同步收缩,减少二尖瓣反流,增加心搏量。CRT 可以改善合并心脏收缩不同步的慢性心力衰竭患者的临床症状,改善患者生活质量及远期预后,降低心力衰竭患者死亡率。

723. 心脏再同步化治疗(推荐类别Ⅰ,证据等级 A)的适应证是什么? (基于《中国心力衰竭诊断和治疗指南(2018)》)

答:(1)窦性心律,QRS≥150 ms,左束支传导阻滞,射血分数≤35%(药物优化治疗 3～6 个月),症状性心力衰竭患者。

(2)需要高比例(大于 40%)心室起搏的射血分数降低的心力衰竭患者。

724. 什么是埋藏式心脏复律除颤器?

答: 埋藏式心脏复律除颤器是目前临床上唯一可靠并被广泛使用的心室颤动转复方法,能够有效地帮助患者恢复正常心律,避免发生心脏性猝死。患者在植入 ICD 以后,可受到 ICD 持续不间断的心电监测,一旦发生心室颤动等恶性心律失常,ICD 便能通过植入患者体内的除颤电极第一时间发放电击进行治疗。

725. 埋藏式心脏复律除颤器植入术后并发症有哪些?

答:(1)与导线有关的并发症:电极脱位、电极断裂等。

(2)与静脉通路相关的并发症:气胸等。

(3)与起搏器囊袋有关的并发症:血肿、感染、囊袋破溃等。

(4)起搏器综合征、起搏器系统故障、心律失常、肢体功能障碍。

726. 什么是起搏器综合征? 临床表现有哪些?

答:(1)**定义:**起搏器综合征是指安装人工心脏起搏器的患者出现起搏前没有的心悸、气短、晕厥,头颈部跳痛、发胀、胸痛、冷汗、低血压等现象的一组病症,多见于安装 VVI 型起搏者。

(2)临床表现:

① 头晕:约 92%以上的起搏器综合征患者可出现头晕。其中,60%为持续性,其余为间断性。

② 眩晕:约85%的患者可出现发作性眩晕。

③ 晕厥:约49%的患者可出现晕厥先兆;38%的患者出现晕厥。

④ 其他:呼吸困难、心悸、嗜睡、胸痛。

727．起搏器综合征如何护理?

答:(1) 尽量选择生理性起搏方式,在保证安全并且不影响心功能的情况下,尽量降低起搏频率,使自身的心率出现。

(2) 术后给予心电监护,密切观察患者心率、血压等病情变化。

(3) 认真听取患者主诉,如发现问题及时通知医生,并协助医生调整起搏器工作状态及药物治疗。

728．永久起搏器术后护理要点有哪些?

答:(1) 休息与活动:植入起搏器者,术后初期需卧床12小时,如患者平卧产生极度不适,可适当抬高床头。术侧肢体不宜过度活动,勿用力咳嗽,以防电极脱位。

(2) 监测:术后描记12导联心电图,进行心电监护,监测心率、心律、心电图变化及患者自觉症状,及时发现有无电极导线移位或起搏器起搏、感知障碍。

(3) 伤口护理与观察:植入起搏器者伤口局部以沙袋加压6小时。保持切口处皮肤清洁干燥,严格无菌换药,术后24小时换药1次。观察起搏器囊袋有无肿胀,伤口有无渗血、红肿,有无局部疼痛、皮肤变暗发紫、局部波动感等,监测体温变化,以便及时发现出血、感染等并发症。

(4) 药物应用:围手术期常规应用抗生素预防感染;禁用活血化瘀药物,防止囊袋血肿。

729．如何安排起搏器术后的随访时间?

答:术后第1、3、6个月各检查1次,以后每年检查1次,接近电池使用年限时应每3个月检查一次。

730．如何处理起搏系统感染?

答:(1) 移出起搏系统:适应证为无论置入位置如何,对于确定起搏系统感染的患者(包括瓣膜或者电极心内膜炎、败血症),以及没有全身感染症状,仅有局部囊袋感染者,都需移出起搏系统。因为遗留的任何部分都会导致感染复发率升高。

(2) 抗生素的应用:装置移除后所有患者应进行血培养,多数感染由葡萄球菌引起。根据药敏结果静脉使用抗生素7~10天。

731. 起搏导线拔除指征有哪些?

答:(1) 感染:包括囊袋感染、感染性心内膜炎、菌血症或败血症等。

(2) 血栓和静脉狭窄导致严重血栓栓塞事件或妨碍新电极植入。

(3) 废弃电极或功能电极引发致命性心律失常;电极设计缺陷或故障,可能立即威胁患者安全;电极干扰心律植入装置的正常工作。

(4) 电极干扰恶性肿瘤的治疗。

732. 什么是先天性心脏病的介入治疗?

答:是经皮穿刺外周血管,在 X 线透视引导和超声心动图的辅助下,将导管推送至心脏病变的相应部位进行治疗的方法。根据病变的治疗类型分类,包括球囊扩张术(适用于肺动脉狭窄、主动脉狭窄、肺动脉瓣狭窄等)和经导管封堵术(适用于房间隔缺损、室间隔缺损、动脉导管未闭等)两种。

733. 先天性心脏病的介入术前准备有哪些?

答:(1) 常规化验及检查,如 UCG、EKG、血常规、生化 Ⅱ、凝血象、免疫组合、胸部摄片等。成人房缺患者需行食管超声检查,确认心房内无血栓方可手术。

(2) 向患者介绍手术目的、方法及注意事项,舒缓患者紧张心理,取得其配合。

(3) 术前嘱患者练习床上使用便器。

(4) 术日更换清洁衣裤,取下所有饰品及活动义齿。

(5) 不配合幼儿需全麻,术前禁食水 6 小时。

(6) 术前测量生命体征,排空膀胱。

(7) 在左上肢建立静脉通路。

734. 先心封堵术的适应证有哪些?

答:(1) 房间隔缺损:

① 继发孔型 ASD 直径为 5~36 mm,伴右心容量负荷增加,直径≤36 mm 的左向右分流 ASD。

② 缺损边缘至冠状静脉窦,上、下腔静脉及肺静脉的距离≥5 mm,至房室瓣≥7 mm。

③ 房间隔的直径大于所选用封堵伞左房侧的直径。

④ 不合并必须外科手术的其他心脏畸形。

(2) 室间隔缺损(ventricular septal defect,VSD):

① 有血流动力学异常的单纯性 VSD,直径为 3~14 mm。

② VSD 上缘距主动脉右冠瓣≥2 mm,无主动脉右冠瓣脱入 VSD 及主动脉瓣反流。

③ 超声在大血管短轴五腔心切面 9～12 点位置。

④ 肌部 VSD>3 mm。

⑤ 外科手术后残余分流。

（3）动脉导管未闭（patent ductus arteriosus,PDA）:绝大多数均可。

735. 房间隔缺损介入治疗可能出现的并发症有哪些?

答:残余分流、血栓栓塞、气体栓塞、头痛或偏头痛、穿刺部位血肿和股动静脉瘘、心脏压塞、封堵器移位或脱落、心律失常、主动脉至右心房和左心房瘘、溶血、其他少见并发症。

736. 室间隔缺损介入治疗可能出现的并发症有哪些?

答:心导管术并发症、心律失常、封堵器移位或脱落、腱索断裂、右房室瓣关闭不全、主动脉瓣反流、残余分流、溶血、急性心肌梗死、心脏及血管穿孔、神经系统并发症、局部血栓形成及周围血管栓塞。

737. 动脉导管未闭介入治疗可能出现的并发症有哪些?

答:封堵器脱落、溶血、残余分流和封堵器移位、降主动脉狭窄、左肺动脉狭窄、心前区闷痛、一过性高血压、血管损伤、声带麻痹、感染性心内膜炎。

738. 如何进行先天性心脏病的介入术后护理?

答:（1）术后即刻护理:协助搬运患者,给予患者平卧位;若患者对平卧位不适应,可抬高床头 30°。

（2）予心电血压监护,每 30 分钟观察记录 1 次心律、心率、血压、呼吸、伤口敷料情况、末梢血运情况,记录 4 轮如均平稳后每班记录 1 次。做 12 导联心电图,观察手术效果。

（3）高危患者需持续心电监护,观察有无心律失常。

（4）术侧肢体制动,伤口予沙袋压迫 6 小时,术后 6 小时翻身,12 小时下床。

（5）协助患者进食低脂、清淡、易消化食物,避免进食产气食物,满足生活需要。全麻幼儿术后 4 小时方可进食。

（6）观察患者排便情况,及时解除尿潴留,并观察小便颜色和有无溶血。

（7）注意倾听患者主诉,观察术后并发症,如残余分流、溶血、血栓与栓塞、出血、封堵器脱落、房室传导阻滞或束支传导阻滞、感染性心内膜炎等。

（8）遵医嘱予抗生素治疗。室缺患者术后应用激素 3～5 天,防止心肌水肿致心律失常发生。

（9）抗凝、抗栓治疗：ASD 和较大 VSD 患者术后遵医嘱应用肝素或低分子量肝素进行 3～5 天抗凝治疗，口服阿司匹林 3～5 mg/(kg·d)进行 6 个月的抗栓治疗。

（10）术后 24 小时伤口换药。

739. 房间隔穿刺术的适应证有哪些？

答：（1）二尖瓣球囊成形术。

（2）房颤导管消融术。

（3）起源于左心系统的其他心律失常的导管消融术。

（4）左心房股动脉循环支持。

（5）经皮左心耳封堵术。

（6）经皮经导管主动脉瓣及二尖瓣置换术。

740. 什么是经导管主动脉瓣置入术？

答：经导管主动脉瓣置入术(transcatheter aortic valve implantation，TAVI)是指将组装好的主动脉瓣经导管置入到主动脉根部，替代原有主动脉瓣，在功能上完成主动脉瓣的置换，故也称经导管主动脉瓣置换术(transcatheter aortic valve replacement，TAVR)。

741. 经导管主动脉瓣置换术术前准备有哪些？

答：（1）了解术前各项检查的情况，如血常规、生化、免疫组合、凝血象、EKG、胸部摄片等。

（2）术前行经食管超声心动图、CT、冠脉造影术等，予主动脉根部评价、动脉粥样硬化负荷评价和胸腹主动脉全程及髂股动脉分支评价，排除手术禁忌证。

（3）术前宣教：介绍手术的目的、穿刺部位、手术简要过程、手术配合要点，并向患者及家属说明瓣膜置换以后抗凝知识及其重要意义。

（4）全麻患者术前禁食水 6～8 小时。

（5）术前监测生命体征。

（6）术前保留导尿。

（7）在患者左上肢建立静脉留置针通道，术前遵医嘱静脉应用抗生素预防感染。

（8）指导患者穿病员服并去除金属饰品。

（9）评估患者心理状况。

742. 经导管主动脉瓣置换术的适应证有哪些？

答：（1）经典适应证：

① 重度主动脉瓣狭窄：主动脉瓣口面积<0.8 cm²，主动脉瓣跨瓣压差≥40 mmHg 或瓣口血流速度≥4.0 m/s。

② 有心血管疾病症状，NYHA 分级 Ⅱ 级以上。

③ 两名外科专家认为不能耐受外科手术或存在手术禁忌证。

④ 解剖学指标的特定范围内(18～25 mm)。

(2) 拓宽适应证：外科生物瓣膜置换术后再狭窄；主动脉瓣关闭不全；二叶式主动脉瓣。

743. 经导管主动脉瓣置换术的禁忌证有哪些？

答：(1) 左心室内血栓。

(2) 左心室流出道梗阻。

(3) 30 天内发生心肌梗死。

(4) 左心室射血分数<20%，严重右心室功能不全。

(5) 主动脉根部解剖形态不适合 TAVR。

744. 经导管主动脉瓣置换术术后常见并发症有哪些？

答：传导阻滞、瓣周漏、脑卒中、局部血管并发症、冠状动脉阻塞及心肌梗死、其他并发症(如心包积液，主动脉夹层、撕裂，瓣膜的脱落及移位，急性肾功能损伤)。

745. 经导管主动脉瓣置换术术后护理要点有哪些？

答：术后即刻护理，协助患者取舒适平卧位。

(1) 病情观察：

① 严密观察并记录心电、血压、呼吸、血氧饱和度情况，尤其是心率、心律的变化。

② 对植入临时起搏器的患者，严密观察其临时起搏器工作状态是否良好，并妥善固定临时起搏器，防止脱落。

③ 按要求做好术后各项检查，如 12 导联心电图，术后每日晨测凝血酶原时间。

(2) 伤口的护理和观察：

① 局部 1 kg 盐袋压迫 6～8 小时。

② 保持伤口处清洁干燥，术后 24 小时换药一次。

③ 遵医嘱应用抗生素。

④ 术后注意观察伤口有无红、肿、热、痛、出血等，观察足背动脉搏动、肢体皮肤颜色、温度、感觉等。

(3) 休息与活动：

① 卧床休息 12 小时，术肢伸直制动，6 小时后术肢伸直侧卧位，避免用力咳嗽。

② 术后 12 小时即可下床。

（4）饮食护理：术后禁食水 4 小时,4 小时后可进食低盐、低脂、清淡易消化饮食,忌食辛辣刺激性、易致肠胀气的食物。

（5）基础护理：

① 根据自理能力评分,正确指导并协助完成生活护理。

② 指导患者在床上活动,预防静脉血栓形成。

③ 保持导尿管在位通畅,妥善固定,观察尿液的量、色、性状等。

（6）用药护理：术后常规抗凝治疗,并注意观察药物疗效及有无不良反应。

（7）特殊管道护理：如有深静脉置管,加强深静脉置管护理。

（8）注意倾听患者主诉,观察术后并发症,如:心律失常、瓣周漏、主动脉瓣返流、冠状动脉阻塞及心肌梗死等。

746. 心脏压塞的主要临床表现有哪些?

答:(1)快速心包积液时可引起急性心脏压塞,出现明显心动过速、血压下降、脉压变小和静脉压明显上升,如心排血量显著下降,可产生急性循环衰竭、休克等。

（2）如积液积聚较慢,可出现亚急性或慢性心脏压塞,表现为体循环静脉淤血、颈静脉怒张、静脉压升高、奇脉等。

747. 急性心包填塞护理常规有哪些?

答:(1)协助取半卧位或端坐位。

（2）高流量吸氧。

（3）心电血压氧饱和度监护,密切观察并记录生命体征。

（4）建立静脉通道,遵医嘱准确用药。

（5）备心包穿刺包,迅速配合医生行心包穿刺术,穿刺部位常取剑突下或心前区第 5 肋间,穿刺成功后准确记录引流量、性质并妥善固定引流管。

（6）及时与心脏外科联系,经紧急处理后仍有继续出血、血压降低难以维持正常水平、症状恶化者,立即协助转入外科手术。

（7）用药护理:肝素过量者可使用鱼精蛋白对抗,每 1 mg 鱼精蛋白可拮抗 100 单位肝素。

（8）心理护理:护士应具有爱心和同情心,以高度的责任感和业务水平取得患者的信任,以良好的沟通技巧和广博的知识及时给患者以心理疏导,帮助患者克服不良情绪和心理。

748．心包穿刺的目的是什么？

答：(1) 引流心包腔内积液，降低心包腔内压，是治疗急性心包填塞的急救措施。

(2) 通过穿刺抽取心包积液，做生化测定，涂片寻找细菌和病理细胞；做结核杆菌或其他细菌培养，以鉴别诊断各种性质的心包疾病。

(3) 通过心包穿刺，注射抗生素等药物进行治疗。

749．心包穿刺术的常用穿刺部位是哪里？

答：(1) 剑突下与左肋缘相交的夹角处。

(2) 左侧第 5 肋间，心浊音界内侧 1～2 cm 处。

750．超声定位时，如何估算心包积液量？

答：(1) 少量心包积液：液体量 50～200 mL，液性暗区位于房室沟，未达到心尖部，液性暗区宽度在 10 mm 以下。

(2) 中等量心包积液：液体量 200～500 mL，积液超过心尖部，液性暗区宽度在 10～19 mm。

(3) 大量心包积液：液体量超过 500 mL，积液到达心尖部、左心室侧壁、后壁及右心室前壁前方，液性暗区宽度大于 20 mm。

751．心包穿刺的注意事项有哪些？

答：(1) 术前超声波检查明确诊断，排空小便。

(2) 消除顾虑，避免咳嗽和深呼吸，术前可口服地西泮(安定)和可待因。

(3) 协助取卧位或半卧位。叮嘱患者术中如有不适，应立即告诉医生，以便给予相应的处理。

(4) 观察患者生命体征的变化，注意有无头晕、出汗、心悸等不适。

(5) 观察穿刺点及抽取液的出血情况。

(6) 密切配合手术医生做好心包抽液及心包内注入药物治疗等。

(7) 心包积液每次引流不超过 1000 mL，一般第一次抽液量为 200～300 mL，心包积液不足 25 mL/d 时拔除导管。

(8) 摄 X 线胸片以排除气胸，确定导管位置。

(9) 术后观察患者心律、心率、体温、血压、脉搏、呼吸，有无呼吸困难、意识丧失、胸闷等情况。

752. 心包穿刺术的并发症有哪些?

答:(1) 肺水肿:一次大量抽取积液导致回心血量骤增。

(2) 胸膜感染:化脓性心包炎穿刺后引起。

(3) 麻醉不充分,因疼痛致神经反射性休克。

(4) 损伤心脏并发心肌损伤、心律失常甚至心搏骤停。

(5) 穿刺针损伤心脏、大血管致心包积血。

753. 心包引流管脱出的应急预案包含哪些内容?

答:(1) 脱管穿刺口消毒后,用无菌纱布覆盖。

(2) 测量患者生命体征,询问患者有无不适。

(3) 立即报告医生,配合医生行床边 B 超检查。

(4) 必要时配合医生重新安置心包引流管。

(5) 安慰患者和家属,交代注意事项,妥善固定管路;若患者情绪烦躁,应用约束带适当加以约束,以防再次脱落。

754. 什么是医源性假性动脉瘤?

答:医源性假性动脉瘤(pseudoaneurysm,PSA)是指因医源性原因导致血液通过动脉壁未闭合的裂口进入血管周围组织形成一个或多个腔隙(瘤腔),收缩期动脉血液经过动脉与瘤腔之间的通道(瘤颈部)流入瘤腔内,舒张期血液回流到动脉内的一种病理现象。PSA 的组成是急性期瘤腔内为新鲜血肿形成的瘤壁,亚急性期及慢性期为机化血栓与纤维包裹形成瘤壁。

755. 假性动脉瘤的临床特点有哪些?

答:(1) 发生假性动脉瘤患者的危险因素:

① 与介入操作无关的危险因素有老年、女性、肥胖、收缩压增高、术后过早活动、使用抗凝药物等。

② 与介入操作相关的危险因素有穿刺部位偏低、压迫止血不当、动脉导管或鞘管的型号过大、反复穿刺,多个破口、球囊导管回抽不充分时拔出损伤动脉。

(2) 主要临床表现:局部肿胀,触摸疼痛、搏动性包块伴有震颤和血管杂音,可进行性增大压迫周围神经、感染甚至是瘤体破裂。

756．假性动脉瘤的治疗方法有哪些？

答：(1) 徒手或超声引导下加压包扎法：

① 直接用手或机械持续性压迫 30 分钟至数小时,有效的指标是压迫或包扎后血管杂音消失,优点是操作简单,费用低、并发症少,适用于小的(1～2 cm)单纯性假性动脉瘤。也可利用血管超声明确瘤颈部位并加以压迫。局部成功压迫后,还需加压包扎至少 12 小时。

② 超声引导下按压修复(ultrasound-guided compression repair,UGCR)。超声检查辨别出假性动脉瘤颈部,将探头置于颈部的上方,在超声监控下压迫直至其封闭或无血流通过,同时保持股动脉通畅。一般持续压迫 20～30 分钟后缓慢减压,再应用弹力绷带包扎 12～24 小时。UGCR 能治愈的 PSA 的直径通常小于 2～3 cm。

(2) 超声引导下注射凝血酶(ultrasound-guided thrombin injection,UGTI)。在彩色多普勒引导下,将注射器针尖刺入假性动脉瘤内,并向瘤体内缓慢注入凝血酶 100～400 U 以促使动脉瘤内血栓形成。

(3) 行带膜支架植入术。

(4) 外科手术行假性动脉瘤切除或动脉修补术。

757．假性动脉瘤的护理要点有哪些？

答：(1) 一般护理：

① 体位：卧床制动休息,保持平卧位,患肢足背背屈运动。

② 饮食：宜进食清淡、富含营养、易消化的食物。

③ 排便：保持排便通畅,必要时给予服缓泻药。

(2) 病情监测：

① 生命体征的变化,有无发热、血压下降。

② 穿刺局部瘤体有无进行性扩大。

③ 患肢体温、颜色的变化。

④ 患肢足背动脉搏动情况。

⑤ 弹力绷带加压包扎局部皮肤,注意观察有无水疱、破溃情况。

(3) 心理护理：

① 加强巡视、主动关心,保持患者心情舒畅。

② 医护人员主动向患者讲解该病的治疗方法、预后,消除患者因担心疾病预后等紧张、焦虑的情绪。

758．什么是动静脉瘘？其临床表现有哪些？

答：(1) 定义：股动静脉是心血管介入诊疗最常用的入路途径,动静脉瘘是股动静脉穿刺带来的一种并发症,主要是由于穿刺针同时穿透并行的股动脉和股静脉且使两者之间产生一个通道,动脉血液流进邻近静脉腔内形成动静脉瘘。动静脉瘘形成可有不断增大和破裂的危险,需要积极处理。

(2) 临床表现:腹股沟穿刺部位疼痛、包块形成,听诊可闻及连续性吹风样血管杂音,甚至是震颤。由于分流,患者会出现心动过速或舒张压降低,有些患者合并动脉内膜炎。

759. 动静脉瘘的治疗方法有哪些?

答:(1) 对多普勒超声测到分流较小的动静脉瘘,可采取保守治疗,部分患者能自愈。

(2) 直接徒手或超声指导下压迫,多数动静脉瘘可自行闭合。压迫后,仍需给予弹力绷带"8"字包扎,无须过分强调肢体制动。

(3) 对弹力绷带加压包扎不能愈合或多普勒超声测到分流较大的动静脉瘘,转外科行血管修补术。

760. 动静脉瘘的护理要点有哪些?

答:(1) 常规护理:

① 环境:安静、减少探视、注意保暖。

② 排便:必要时给予服缓泻药,保持排便通畅。

③ 体位:绷带包扎期间,可下床适度活动。

④ 吸氧:必要时给予氧气吸入。

⑤ 饮食:以清淡、富含营养、易消化食物为主。

(2) 病情监测:

① 生命体征的变化,有无发热、血压下降。

② 患肢体温、颜色的变化。

③ 患肢足背动脉搏动情况。

④ 局部皮肤有无水疱、破溃情况。

(3) 心理护理:

① 经常巡视、主动关心,保持患者心情舒畅。

② 运用通俗易懂的语言向患者讲解疾病相关知识,消除患者因担心疾病预后等紧张、焦虑的情绪。

761. 自体瓣膜心内膜炎外科治疗的适应证有哪些?

答:(1) 紧急手术(24 小时内)适应证:主动脉瓣或二尖瓣伴有急性重度反流、阻塞或瓣周瘘导致难治性肺水肿、心源性休克。

（2）外科手术（7天内）适应证：

① 主动脉瓣或二尖瓣伴有急性重度反流、阻塞引起伴有症状的心衰或超声心动提示血流动力学异常。

② 未能控制的局灶性感染灶（脓肿、假性动脉瘤、瘘、不断增大的赘生物）。

③ 真菌或多重耐药菌造成的感染。

④ 规范抗感染、控制脓毒血症转移灶治疗措施情况下仍存在血培养阳性。

⑤ 二尖瓣或主动脉瓣的 IE 在正确抗感染治疗下出现超过 1 次栓塞事件，且赘生物长度＞10 mm。

⑥ 二尖瓣或主动脉瓣的赘生物＞10 mm，严重瓣膜狭窄或反流。

⑦ 二尖瓣或主动脉瓣的 IE 伴有单个巨大赘生物（长度＞30 mm）。

⑧ 二尖瓣或主动脉瓣的 IE 伴有单个巨大赘生物（长度＞15 mm），可考虑外科手术。

762. 人工瓣膜心内膜炎再置换术的适应证有哪些？

答：（1）因瓣周漏、瓣膜关闭不全致中至重度心力衰竭。

（2）真菌感染。

（3）充分抗生素治疗后持续有菌血症。

（4）急性瓣膜阻塞。

（5）X 线透视发现人工瓣膜不稳定。

（6）新发生的心脏传导阻滞。

763. 什么是经皮室间隔心肌消融术？

答：经皮室间隔化学消融术（percutaneous transluminal septal myocardial ablation，PTSMA）是在经冠状动脉间隔支注入无水酒精造成该供血区域心室间隔心肌坏死，此法可望减轻部分患者左心室流出道梗阻及二尖瓣反流，改善心力衰竭症状。其适应证大致同室间隔切除术。由于消融范围的不确定性，部分患者需要重复消融，长期预后尚不清楚，目前主要针对年龄过大、手术耐受差、并发症多的患者和医院缺乏精良手术医师的情况。

764. 经皮室间隔心肌消融术的原理是什么？

答：通过将专用球囊导管送至肥厚心肌的供血血管（常为第一间隔支），在供血血管内缓慢注射一定量的无水酒精，导致肥厚心肌部分坏死，肥厚心肌变薄、收缩力减弱，流出道梗阻减轻，达到治疗目的。

765. 经皮室间隔心肌消融术的适应证有哪些?

答:(1) 超声心动图检查符合肥厚型梗阻性心肌病诊断标准,梗阻位于室间隔基底段,静息左心室流出道压力阶差(left ventricular out flow tract gradient,LVOTG)≥50 mmHg或激发 LVOTG≥70 mmHg。

(2) 冠状动脉造影术检查间隔支动脉适于行 PTSMA 治疗。

(3) 年老体弱、外科手术风险高或禁忌,不能接受心脏外科手术的 HOCM 患者,应考虑PTSMA 治疗。

(4) 对室间隔显著增厚(≥30 mm)患者的疗效不肯定,通常不考虑,建议外科室间隔切除术,PTSMA 作为候选方案。

766. 经皮室间隔心肌消融术的禁忌证有哪些?

答:(1) 肥厚型非梗阻性心肌病。

(2) 合并需同时进行心脏外科手术的疾病,如严重二尖瓣病变、冠状动脉多支病变等。

(3) 室间隔弥漫性明显增厚。

(4) 终末期心力衰竭。

(5) 年幼及高龄患者应慎重。

767. 经皮室间隔心肌消融术中疼痛的观察及处理方法有哪些?

答:无水乙醇到达心肌时,在短时间内使心肌细胞缺血、坏死,患者可感到不同程度的胸痛,由于几分钟后可缓解,大部分患者可以忍受,也有部分患者由于间隔支供血范围较大,难以忍受疼痛,出现类似心肌梗死症状,需要对症处理。护士应根据患者疼痛的表现及主诉进行疼痛评估,分值较高的患者可给予吗啡静脉注射,观察用药后反应,并给予心理护理。

768. 经皮室间隔心肌消融术的术后护理有哪些?

答:(1) 入住监护病房,予心电血压监护,密切观察血压、心率、心律、呼吸变化。

(2) 术后桡动脉穿刺处加压包扎,股静脉植入临时起搏器者予以术肢制动;观察穿刺处有无渗血,局部有无肿胀,术肢远端皮肤温度、色泽、动脉搏动。

(3) 卧床期间指导患者进行床上肢体活动,以防止下肢深静脉血栓形成或发生肺栓塞,使用气垫床预防压力性损伤。

(4) 饮食上可给予低盐、低脂、易消化、产气少食物,进食不可过饱,因卧床而引起便秘的患者,可予以缓泻剂应用。

(5) 对安装临时起搏器的患者,密切监测起搏器工作状态。因临时起搏导管一般需保留 48～72 小时,要加强起搏导管穿刺部位的护理,防止临时起搏导管脱位和穿刺部位感染。

(6) 倾听患者主诉,观察有无并发症发生:胸痛、传导阻滞、出血、感染等。

769. 经皮室间隔心肌消融术术后的并发症护理措施有哪些?

答:(1) 胸痛的护理措施:告知患者 PTSMA 人为引起小灶性心肌梗死而导致胸痛属正常反应,同时评估疼痛的范围、性质、时间。术后密切监测心肌酶谱、肌钙蛋白及全导联心电图,注意心电图 ST 段及心肌酶谱的动态变化过程。判断有无大范围心肌梗死出现,以便处理。

(2) 传导阻滞的护理措施:术中无水酒精使间隔支闭塞,致使心脏传导系统的血流受到影响,即房室和房室结以下的左右束支。传导阻滞并发症,多为暂时性,1～7 天可恢复,其中以右束支传导阻滞较为常见,三度房室传导阻滞最为严重。因此,需加强心电监护,若发生三度房室传导阻滞,立即通知医生进行紧急处理。

(3) 穿刺部位出血的护理措施:术后穿刺部位易发生出血,因此需加压包扎,术肢制动,不可用力及弯曲移动。严密观察术后患者的敷料有无渗血、渗液,局部有无疼痛、肿胀等出血现象,并观察双侧足背动脉搏动是否一致,以及远端肢体皮温、皮色是否正常。

(4) 感染的护理措施:由于介入手术的操作、术后卧床及留置尿管等多因素影响,细菌性心内膜炎、肺部感染及尿路感染等并发症较为常见,术后除常规抗感染治疗,还应加强营养,提高机体免疫力。

770. 导管室管理指标(行业指导)有哪些?

答:(1) 导管室介入手术间环境、空气、物品表面监测合格率≥95%。

(2) 患者身份识别正确率100%。

(3) 手术安全核查正确率100%。

(4) 择期手术患者术前感染筛查率100%(急诊患者除外)。

(5) 无菌物品的检测合格率100%。

(6) 手卫生正确率100%,手卫生依从率85%。

(7) 导管室急救物品合格率100%。

(8) 一次性耗材供应及时率100%。

(9) 各类药品安全使用率100%。

(10) 一类切口部位感染率<0.5%。

771. 导管室手术间的空气消毒方法有哪些?

答:(1) 空气层流净化。

（2）紫外线灯照射。

772．如何管理导管室的高危药品？

答：高危药品是指药理作用显著且迅速，易危害人体的药品。对其管理包括以下三点：

（1）定点放置、专人管理、定数量品种、定期检查。

（2）存放处粘贴高危标识。

（3）配置时双人复核。

773．介入手术部位的消毒铺单规范有哪些？

答：（1）手术区域：消毒范围要包括手术切口周围 15 cm 区域，以保证医生手术时不接触未消毒的皮肤。

（2）覆盖无菌手术巾：

① 所有部位均应覆盖无菌手术巾。

② 无菌手术巾一旦放置在合适位置就不能移动。

③ 手术巾铺置 4 层，四周下垂超过 35 cm。

774．导管室医务人员的无菌操作规范有哪些？

答：（1）手术过程中应严格遵守无菌操作原则。

（2）手术野正确消毒铺单。

（3）无菌器械台保持干燥。

（4）影像增强器、球管、铅屏风、手控板等均应套无菌机套，摄片定位时应严防无菌区污染。

（5）手术人员暂离操作间时应注意保持手套、手术衣无菌。一旦污染，应立即更换。

775．放射防护三原则是什么？

答：（1）放射实践正当性。

（2）放射防护最优化。

（3）个人剂量限值。

776．外照射防护三原则是什么？

答：（1）时间防护。

（2）距离防护。

（3）屏蔽防护。

777．什么是标准预防？

答：工作中，认定患者的血液、体液、分泌物、排泄物均具有传染性，接触者必须采取防护措施。

778．保护性隔离措施有哪些？

答：（1）接触血液、体液须戴手套。

（2）戴口罩和眼罩预防血液、体液溅落。

（3）小心处理针头及锐器，避免双手回套护针帽。

（4）沾染血液、体液及脱手套后立即洗手。

779．被锐器刺伤后如何处理？

答：（1）用力挤血（由近心端向远心端）。

（2）向远心端用流动水冲洗伤口。

（3）碘酒消毒伤口。

（4）抽血化验。

（5）针对性预防。

（6）报告登记。

（7）持续观察。

780．医疗垃圾的处理流程有哪些？

答：分类—保管—收集—运送—终末处理。

781．高值耗材管理原则包括哪些内容？

答：（1）控制库存。

（2）控制耗损。

（3）控制基数。

（4）规范制度。

（5）规范流程。

782．无菌物品的存放制度包括哪些内容？

答：(1) 灭菌后的手术器械包及敷料包及时放入无菌物品存放区。

(2) 无菌物品分类放置。

(3) 按灭菌日期,顺序摆放。

(4) 每日专人清点,核查有效期。

(5) 每日清洁擦拭无菌柜。

783．桡动脉入路的优势有哪些？

答：(1) 患者舒适度高:不卧床,痛苦少。

(2) 护理方便:即刻拔管,不影响患者行动;易于观察。

(3) 并发症少:血肿、假性动脉瘤发生率低。

(4) 精神负担小:住院时间短,费用少。

784．冠状动脉介入治疗对导引导丝的性能要求有哪些？

答：导引导丝应具有调节力、柔顺性、推送力和支持力等。

785．指引导管在经皮冠状动脉介入治疗手术中的作用有哪些？

答：(1) 为输送器材提供支撑。

(2) 输送器材和钢丝的通道。

(3) 注射造影剂。

(4) 监测压力。

786．冠状动脉介入手术前的准备工作有哪些？

答：(1) 做好患者心理准备:予以术前宣教、术中配合指导等。

(2) 器械准备:手术器械、抢救器械等。

(3) 材料准备:导管材料、抢救耗材等。

(4) 药品准备:盐酸肾上腺素注射液、盐酸去甲肾上腺素注射液、硝普钠、硝酸甘油注射液、硫酸阿托品、盐酸多巴胺注射液、地塞米松注射液等。

(5) 静脉通路准备:首选非手术侧肢体静脉留置针。

787. 冠状动脉介入术中,如何及早发现患者的病情变化?

答:(1)患者出现咳嗽、气短、寒战、打哈欠、表情淡漠、躁动、问话不应等要及早判断。

(2)关注患者状态:精神、症状、体征变化。

(3)有创压力监测:压力下降,同时要排除因导管没有校准零点,以及导管嵌顿、打折因素。

(4)心电监护:密切观察生命体征,当心电监护仪报警时立即查看。

788. 冠状动脉介入治疗时,发生再灌注性心律失常的类型有哪些?

答:(1)快速性心律失常:

① 室性心动过速。

② 心室颤动。

③ 室性早搏合并非阵发性室性心动过速。

(2)缓慢性心律失常:

① 窦性心动过缓。

② 窦性停搏。

③ 交界性逸搏心律。

④ 二度以上房室传导阻滞。

789. 急性心肌梗死急诊经皮冠状动脉介入治疗时,突然出现心率、血压下降等情况的处理策略有哪些?

答:(1)鼓励患者用力咳嗽(起效快)。

(2)静脉推注或冠状动脉内推注 0.1 mg 盐酸肾上腺素注射液,临床可以根据患者的心率、血压情况增加频次。

(3)避免向冠状动脉内推注造影剂。

(4)静脉推注硫酸阿托品注射液。

(5)血压不能随心率上升时静脉泵入盐酸多巴胺注射液。

(6)补液以扩充血容量。

(7)鉴别指引导管是否嵌顿并提醒医生。

790. 针对冠状动脉穿孔要做哪些前期准备?

答:(1)准备抢救器材。

(2)准备心包穿刺包。

（3）准备猪尾导管等特殊器械。

（4）准备覆膜支架，包括无菌剪、3M 贴膜等制作覆膜支架的原材料。

（5）准备抢救用药（盐酸肾上腺素、盐酸去甲肾上腺素、盐酸多巴胺）。

（6）配血。

（7）准备特殊药品和材料：鱼精蛋白、明胶海绵等。

（8）确保输液通路畅通。

791．冠状动脉穿孔的危险因素中有哪些属于器械因素？

答：（1）导引导丝导致。

（2）冠状动脉球囊导致：球囊过大或压力过高。

（3）切割球囊导致。

（4）旋磨磨头、激光消融装置导致。

（5）冠状动脉支架导致：支架过大或压力过高。

792．冠状动脉介入治疗中与冠状动脉相关的常见并发症有哪些？

答：（1）冠状动脉痉挛、冠状动脉急性闭塞、冠状动脉边支闭塞。

（2）冠状动脉穿孔、冠状动脉夹层、冠状动脉支架脱载。

（3）支架内血栓、无复流现象。

（4）心脏压塞、空气栓塞、再灌注损伤等。

793．冠状动脉穿孔时，选择覆膜支架的要点有哪些？

答：（1）覆膜支架直径不小于原支架，尽可能选比原支架长一点、粗一点的覆膜支架。

（2）送入覆膜支架前一定要充分扩张破口近端血管及支架（特别是钙化病变、成角病变或支架膨胀不全处），可以应用非顺应性球囊进行预扩张。

794．冠状动脉破裂的抢救处理策略有哪些？

答：（1）心脏压塞：出现心脏压塞时，立即穿刺引流，引流出的血液可经动脉鞘注入以维持血容量。

（2）球囊封堵：球囊置于破口前方，球囊内压力为 2～4 个大气压，持续 10～15 分钟，需长时间扩张时使用灌注球囊防止心肌缺血。

（3）肝素中和：出血不止可用等量鱼精蛋白中和肝素。

（4）血流动力学支持：循环不稳时可使用 IABP。

（5）带膜支架植入：若球囊扩张不能封闭破口，可植入带膜支架。

（6）栓塞治疗。

（7）若以上措施无效，应立即外科手术修补。

795．冠状动脉夹层应如何处理？

答：（1）低压力球囊再扩张。

（2）冠状动脉内用支架覆盖和挤压夹层。

（3）冠状动脉旁路移植术。

796．当发生冠状动脉夹层时，什么情况下需要紧急行冠状动脉旁路移植术？

答：冠状动脉夹层发生后，尤其是多支冠状动脉病变发生严重内膜撕裂者，无法植入支架，患者血流动力学不稳定时，需要紧急行冠状动脉旁路移植术。

797．什么是冠状动脉无复流？

答：冠状动脉无复流是指在心外膜冠状动脉大血管实现理想再通的情况下，心肌组织水平发生低灌注或无灌注的一种病理生理现象。

798．当术中发生冠状动脉慢血流或无复流时，患者会出现哪些症状？

答：当术中发生冠状动脉慢血流或无复流时，患者会出现即刻胸痛、血压下降、心率减慢、ST段抬高、心律失常甚至心室颤动、阿-斯综合征、心源性休克等。

799．发生冠状动脉严重无复流的原因有哪些？

答：（1）血栓负荷重。

（2）球囊反复扩张使血栓碎裂，血栓碎屑堵塞末梢血管。

（3）每次球囊或支架扩张后即刻推注造影剂。

800．为什么反复推注造影剂容易引起或加重无复流？

答：原因是不能携带氧气的造影剂黏稠、流动缓慢，不易于排空，容易滞留在血管远端，从而加重慢血流或无复流。

801．将脱载的支架从冠状动脉内取出的方法有哪些？

答：（1）小球囊低压扩张。当导引导丝仍在脱落的支架内时，可尝试用一个小球囊套入支架,原位小压力(3个大气压以下)扩张后将其取出。

(2) 双导丝支架远端缠绕技术。

(3) 应用抓捕器直接抓捕脱载的支架。

(4) 外科手术切开取出。

802. 如何预防抽吸导管回撤过程中血栓脱落至相邻的非靶血管?

答:回撤前将指引导管深插超选进入靶血管内,或使指引导管头端尽量与靶血管保持同轴,在全程充足负压下撤出抽吸导管。

803. 如何确定血栓抽吸终点?

答:(1) 抽吸后血栓负荷明显减轻或 TIMI 血流 2~3 级。

(2) 反复抽吸效果不理想,仍有大量血栓负荷。

(3) 操作时间过长或抽出血量较多(如回抽总血量超过 200 mL)。

804. 球囊导管的种类有哪些?

答:(1) **按顺应性**:高顺应性、半顺应性、非顺应性。

(2) **按结构**:整体交换球囊(over the wire,OTW)和快速交换球囊。

(3) **按特殊性**:切割球囊、双导丝球囊、棘突球囊、灌注球囊、药物球囊。

805. 冠状动脉球囊的作用是什么?

答:(1) 撕裂与扩张病变。

(2) 保护边支。

(3) 刺破后可于冠状动脉内注入药物。

(4) 锚定时可增加器械支撑力。

(5) 挤压与固定微导管。

(6) 修饰后扩张支架。

(7) 冠状动脉穿孔时可起到暂时的封堵作用等。

806. 心脏电生理检查中常用的电刺激方法有哪些?

答:(1) 分级递增刺激。

(2) 连续递增刺激。

(3) 程控期前刺激。

（4）短阵猝发刺激。

807．如何定位颈内静脉穿刺点的位置？

答：常选右侧颈内静脉。患者去枕平卧，头转向左侧，由锁骨、胸锁乳突肌锁骨头和胸骨头构成的三角的顶点为穿刺点。

808．锁骨下静脉穿刺点的标志是什么？

答：锁骨中内 1/3 交点的外下 1～2 cm 处。

809．股静脉穿刺的解剖位置在哪？

答：髂前上棘与耻骨结节连线的中、内段交界点下方 2～3 cm 处，股动脉内侧 0.5～1.0 cm。

810．股动脉穿刺的解剖位置在哪？

答：股动脉搏动最明显处正下方，即腹股沟韧带中部下方 2～3 cm，股动脉与腹股沟皮肤褶皱交点。

811．常规心腔内电生理检查术前应停用洋地黄类药物多久？

答：心腔内电生理检查术前洋地黄类药物需要停用 7 天，洋地黄才能全部从体内代谢。

812．心脏电生理检查常规使用标测电极有哪些？

答：（1）高位右心房二级或四级标测电极。
（2）希氏束四极标测电极。
（3）右心室四极标测电极。
（4）冠状窦十极标测电极。

813．希氏束标测电极常规放置于哪些位置？

答：希氏束标测电极常位于房间隔右侧下部，靠近三尖瓣口上部，将电板导管送入右心室再缓慢回撤，局部记录到 A 波和 V 波，AV 中间存在二相或三相的 H 波。

814．冠状窦标测电极常规放置于哪些位置？

答：冠状窦标测电极放置于冠状静脉中。正位下将电极送入右心房中部，在左前斜45°

下调整导管指向左侧,旋转导管指向左后并向冠状静脉窦口推送,见导管上下弹跳进入冠状静脉窦。

815. 慢快型房室结折返性心动过速发作时体表心电图有哪些特点?

答:(1) 突然发作、突然终止,心率每分钟140～250次。

(2) QRS波形态及时限均正常。

(3) P波为逆行性(Ⅱ、Ⅲ、aVF导联倒置),常埋藏于QRS波群内或位于其终末部分;RP≤70毫秒。

816. 各种旁路传导的特点有哪些?

答:(1) 显性旁路:具有前传功能,且心电图显示心室预激。

(2) 隐性旁路:具有前传功能,但心电图无心室预激表现。

(3) 隐匿性旁路:只能逆向传导而无前传功能。

(4) 间歇性旁路:心电图间断显现心室预激图形。

817. 房性心动过速时P波的方向与定位有何意义?

答:(1) 于aVL导联为正向,则异位点多起自右心房。

(2) 于aVL导联为负向,或于V$_1$导联多为正向,则异位点多起自左心房。

(3) 于Ⅱ、Ⅲ、aVF导联为正向,则异位点多起自心房上部。

(4) 于Ⅱ、Ⅲ、aVF导联为负向,则异位点多起自心房下部。

818. 房性心动过速的好发部位有哪些?

答:(1) 右心房:界嵴(CT),冠状窦口(CS),三尖瓣环(TA),右心耳(RAA),上腔静脉,房间隔。

(2) 左心房:肺静脉(PV),二尖瓣环(MA),左心耳(LAA),Marshall韧带。

819. 顺向型房室折返性心动过速发作时的心电图如何定位旁路及进行鉴别诊断?

答:(1) 窄QRS波后可见明确的逆传P′波,RP′<P′R;RP′间期>70毫秒提示房室旁路。

(2) P′在Ⅰ、aVL导联为负向提示旁路位于左侧游离壁。

(3) P′在Ⅱ、Ⅲ、aVF导联为正向提示旁路靠前。

(4) P′在Ⅱ、Ⅲ、aVF导联为负向提示旁路靠后。

(5) 无明显可辨P′波或P′落在QRS波的终末,RP′间期<70毫秒。支持房室结折返性

心动过速。

（6）房性心动过速时异位 P 波与 QRS 波可呈现各种 PR 关系，可存在房室传导阻滞但心动过速不能终止。

820．什么是房室结折返性心动过速的跳跃征特点？

答：在进行心房程序刺激时当早搏刺激的偶联间期减少 5 毫秒或 10 毫秒时，AH 间期突然跳跃延长（≥50 毫秒），提示 AH 传导由快径转为慢径，称为"跳跃征"，此时常诱发慢快型房室结折返性心动过速。

821．房室旁路的常见消融靶点有哪些？

答：房室旁路消融靶点的选择主要根据旁路的电生理特性及术者操作习惯。对于具有前传功能的房室旁路，可于瓣环室侧标测最早的心室激动点，即旁路的心室插入点进行消融；当房室旁路仅有逆传功能时，可于瓣环心房侧标测到最早的心房激动点，即旁路的心房插入点作为消融靶点。

822．心腔内射频消融局部麻醉的优点及局限性有哪些？

答：（1）优点：方便沟通，适时了解患者不适症状；局部麻醉药物对心脏电生理特性影响小，但不会干扰检查及治疗结果的判断。

（2）局限性：消融治疗时患者会产生不适，必要时需辅以镇静药物或麻醉药物来减轻患者痛苦。

823．心腔内射频消融常用的血管穿刺路径有哪些？

答：（1）股静脉。

（2）股动脉。

（3）锁骨下静脉。

（4）颈内静脉。

824．心腔内射频消融时股动脉、股静脉穿刺常见的并发症有哪些？

答：（1）皮肤瘀斑、局部血肿。

（2）动静脉瘘。

（3）假性动脉瘤。

（4）栓塞与缺血。

（5）出血。

（6）局部感染。

（7）腹膜后血肿。

（8）神经损伤。

825．射频消融术中心脏压塞的常见原因有哪些？

答：（1）心室穿孔。

（2）冠状静脉窦穿孔。

（3）左、右心房穿孔。

（4）房间隔穿刺时导管经主动脉窦进入心包。

（5）上腔静脉穿孔。

（6）消融时局部组织温度过高发生爆裂伤。

826．先天性心脏病介入治疗有哪些优势？

答：（1）不需要开胸，不留瘢痕，不影响美观。

（2）并发症少，安全性高。

（3）住院时间短，治疗效果好。

827．左心耳封堵术中推荐的活化凝血时间是多久？目的是什么？

答：术中应维持 ACT 在 250～300 秒水平，以防止术中鞘管及器械表面形成血栓。

828．左心耳封堵术中监测左心房压力的目的是什么？

答：评价左心耳充盈状态，防止充盈不足造成左心耳开口及深度测量错误。推荐左心房压＞10 mmHg。

829．起搏器手术经静脉入路可选择的静脉有哪些？

答：（1）浅静脉有：头静脉、颈外静脉。

（2）深静脉有：锁骨下静脉、腋静脉、颈内静脉。

通常多首选优势手对侧的腋静脉或锁骨下静脉，如不成功，选择头静脉或优势手侧血管。

830．起搏器术中导线参数测试包括哪些内容？

答：（1）感知阈值。

(2) 起搏阈值。

(3) 导线阻抗。

(4) 损伤电流(可选)。

(5) 膈肌刺激试验(可选)。

831．电极阻抗的正常范围是多少？

答：正常范围为 $300\sim1000\ \Omega$(不同公司产品略有不同,可为 $200\sim2000\ \Omega$)。

832．起搏器电极导线通常放置的位置是哪里？

答：(1) 右心室导线：放置于右心室心尖部或右心室间隔部。

(2) 心房导线：放置于右心耳或房间隔。

833．左心室电极导线植入步骤是什么？

答：(1) 寻找冠状静脉窦口。

(2) 冠状静脉逆行造影。

(3) 靶静脉选择。

(4) 电极导线选择及植入。

(5) 参数测试。

(6) 切撕鞘管。

834．什么是起搏阈值？

答：起搏阈值是指能够持续引起处于不应期之外的心脏除极的最低脉冲强度。

835．什么是感知阈值、感知灵敏度和感知安全度？

答：感知阈值是电极放置于心腔内探测到自主心肌除极波的能力。感知灵敏度是起搏器对心电信号的感知能力。感知安全度是感知阈值与程控的感知灵敏度的比值。感知灵敏度值越高,起搏器能感知的心电信号振幅越小,安全度越大;感知灵敏度越低,其感知的心电信号振幅越大,安全度越小。

836．什么是起搏器过感知？

答：起搏器感知到除自身 P 波和 R 波以外的各种干扰信号称为过感知,过感知会抑制起搏脉冲发放。

837. 起搏器植入术中,建议的心房和心室起搏阈值分别是多少?

答:植入术中心房起搏阈值<1.5 V;心室起搏阈值<1.0 V。

838. 起搏器植入术中,要求心房和心室感知灵敏度分别是多少?

答:植入术中心房感知值>2.0 mV;心室感知值>5.0 mV。

839. 电磁干扰会产生哪些问题?

答:(1) 脉冲发生器损坏:无输出、输出改变、频率改变、模式改变、电重置等。

(2) 患者伤害:起搏阈值或感知阈值改变、心肌穿孔、心室颤动、心肌损伤等。

840. 三磷酸腺苷快速输注时常见的不良反应及处理方法有哪些?

答:(1)不良反应:胸部压迫感、头晕、恶心、呼吸困难、面部潮红、血压下降、窦性心动过缓、房室传导阻滞、窦性停搏。

(2) 处理方法:停药,嘱患者咳嗽,应用腺苷受体拮抗剂(氨茶碱5~15 mg 稀释成 20 mL 于1~2 分钟内注入),若氨茶碱不能消除缺血反应,使用硝酸酯类药物。

第四部分　心血管专科技能知识

841. 如何做好抢救器械和药品管理?

答:(1) 严格执行"五定"制度,即定品种数量、定点安置、定专人管理、定期消毒灭菌、定期检查维修,保证抢救时使用。

(2) 抢救物品一律不得外借,值班护士班班交接,并做记录。护士熟悉抢救器械的性能和使用方法,并能排除一般故障,保证急救物品完好率。

(3) 抢救用物使用后,要及时清理,归还原处,并及时补充,要保持清洁、整齐。如抢救传染病患者,应按传染病要求进行消毒、处理,严格控制交叉感染。

842. 心电图检查的目的有哪些?

答:(1) 发现各种心律失常,如窦性心动过速、房早、室早、室速、室上性心动过速、房颤、房扑、预激综合征、窦性心动过缓、窦性停搏,各种传导阻滞等以明确心悸原因。

(2) 发现是否有心脏肥大,如左、右心房肥大,左、右心室肥厚。

(3) 诊断胸痛原因:除外心肌缺血、心肌梗死、肺梗死。

(4) 辅助诊断电解质异常:低血钾、高血钾、高血钙等。

843. 心电图检查的原理是什么?

答:心电图是利用心电图机从体表记录心脏每一心动周期所产生的电活动变化图形的技术。心电图是临床常用的检查之一,应用广泛。

844. 18 导联心电图如何定位?

答:(1) V_1:胸骨右缘第 4 肋间。

(2) V_2:胸骨左缘第 4 肋间。

(3) V_3:在 V_2 和 V_4 的中点。

(4) V_4:左锁骨中线第 5 肋间。

（5）V_5：平 V_4 于左腋前线。

（6）V_6：平 V_4 左腋中线。

（7）V_7：平 V_4 于左腋后线。

（8）V_8：平 V_4 于左肩胛线。

（9）V_9：平 V_4 于左脊柱旁线。

（10）V3R、V4R、V5R 对应 V_3、V_4、V_5 左胸位置。

（11）肢体导联：右上肢、左上肢、左下肢、右下肢。

845. 做心电图的注意事项有哪些？

答：（1）心电图机应定点放置，由专人保管，定期检查。

（2）连接导联线时，应选择患者皮肤完整无破溃处。

（3）如患者体毛浓密过多，应进行备皮。

（4）操作者应对常见的异常心电图波形有所了解，以便在最短时间内对患者的情况作出判断，赢得抢救时间。

（5）描记常规 12 导联心电图后，如Ⅲ导联有异常 Q 波（即 Q 波大于 1/4 R 波），应加做吸气描记。如 V_1、V_2 导联 R 波较高，或可疑后壁心肌梗死，应加做 $V_7 \sim V_9$ 导联；可疑右室梗死，应加做 V3R～V5R 导联。

（6）连接导联线时，不能用酒精擦拭皮肤，因其会使皮肤干燥而增加电阻。

（7）遇突发情况不能处理时，应及时联系相关人员，确保医疗安全。

（8）患者病情危重且使用设备数量较多时，应使用心电图机内的蓄电池，以免出现示波干扰现象。

846. 心电监护的目的是什么？

答：是为了 24 小时连续监测患者的生命体征，如心率、心律、呼吸、血压、血氧饱和度等，并进行分析，及时发现危重患者的病情变化，为临床诊断和救治患者提供重要的参考依据。

847. 5 导联心电监护如何定位？

答：（1）右上侧：胸骨右缘锁骨中线第 1 肋间。

（2）右下侧：右侧锁骨中线肋缘处。

（3）左上侧：胸骨左缘锁骨中线第 1 肋间。

（4）左下侧：左侧锁骨中线肋缘处。

（5）中间：一般贴放在胸骨左缘第 4 肋间。

848．心电监护的干扰原因有哪些？

答：(1) 肌电干扰(情绪过分紧张、寒战或有甲亢及帕金森综合征等)。

(2) 交流电干扰(手机、电器干扰等)。

(3) 基线浮移(患者活动时、线路连接不良、过度呼吸、电极片与皮肤接触不良等)。

(4) 低电压(肥胖、胸腔积液、心包积液等)。

849．心电监护的注意事项有哪些？

答：(1) 心电极导线应从颈前引出，以免因患者翻身时牵拉电极；血氧饱和度指套应避免与测量血压肢体同侧。

(2) 密切观察测压肢体有无肿胀、回流不畅，粘贴心电电极片处的皮肤有无破损；血氧饱和度指套局部有无皮肤破损、缺血缺氧坏死等并发症，如有异常及时给予对症处理。

(3) 报警通道持续处于开启状态，合理设置报警限值。

(4) 监测过程中避免各种干扰因素所致的伪差。

850．什么是有创动脉压监测？

答：有创动脉压监测(invasive blood pressure，IBP)是在周围动脉穿刺置管，通过压力显示器与监护仪连接，反映每个心动周期的血压变化情况，可直接显示收缩压、舒张压和平均动脉压数值。

851．有创动脉压监测的目的有哪些？

答：(1) 持续、动态、直接监测动脉压力的变化过程，不受人工加压、袖带宽度及松紧度影响，准确可靠，随时取值。

(2) 根据动脉波形变化判断心肌收缩能力。

(3) 应用血管活性药物时可及早发现动脉压力的变化，及时调整药物剂量。

(4) 方便采集动脉血气标本，减少患者痛苦。

852．有创动脉压监测的注意事项有哪些？

答：(1) 严防动脉内血栓形成。

(2) 保持测压管路通畅：

① 妥善固定套管延长管及置管侧肢体，防止导管受压或扭曲。

② 使三通开关保持在正确方向。

③ 不能有任何气泡和凝血块,最好持续冲洗,条件不允许时可2小时冲洗一次。

(3) 严格执行无菌技术操作:

① 穿刺部位每24小时消毒及更换一次敷料,并用无菌透明贴膜覆盖,防止污染。局部污染时应按上述方法及时处理。

② 由动脉内留取血标本时,导管接头处应严格消毒,不得污染。

③ 测压管道系统应始终保持无菌状态。

(4) 在调试零点、采血等操作中严防气体进入动脉内造成栓塞。

(5) 妥善固定动脉针及测压管路,对于躁动患者,给予适当约束及镇静镇痛,严防导管脱出。

(6) 每日评估留置管道的必要性及置管时间。

853. 有创动脉压监测时如何预防动脉内血栓形成?

答:除以肝素盐水持续冲洗测压管路外,还应做好以下几点:

(1) 每次经测压管路抽取动脉血后,均应立即用肝素水进行快速冲管,以防凝血。

(2) 管道内如有血块堵塞时应及时予以抽出,切勿将血块推入,以防发生动脉栓塞。

(3) 动脉置管时间长短与血栓形成呈正相关,待患者循环功能稳定后,应及早拔除。

(4) 防止管路漏液,测压管路的各个接头应连接紧密,压力袋内肝素水袋漏液时,应及时更换,各个三通开关保持在正确方向,以确保肝素盐水的滴入。

854. 有创动脉压监测留置管道时间为多久?

答:动脉置管一般为2~3天,最长不超过7天,应做好动脉置管拔管的动态评估。当患者病情好转、血流动力学稳定时应考虑尽早拔管。

855. 微泵使用时的护理指导有哪些?

答:(1) 告知患者及家属使用微量泵的目的,输入药物的名称、作用、量、所需时间、输液速度及可能出现的副作用。

(2) 患者不宜外出,不要私自搬动或调节微泵,以保证用药安全。

(3) 患者如感觉输液部位有红、肿、热、痛等不适,或微泵发生报警时应立即通知医护人员。

(4) 输液侧肢体不要进行剧烈运动,翻身时注意预留长度,防止牵拉脱出,衣袖勿过紧。

(5) 避免输液管道打折或扭曲,确保药物有效进入体内。

856. 什么是心脏骤停？

答：心脏骤停是指心脏射血功能的突然终止，造成全身血液循环中断、呼吸停止和意识丧失。导致心脏骤停的病理生理机制最常见为快速型室性心律失常（室颤和室速），其次为缓慢型心律失常或心室停搏，较少见的为无脉性电活动。心脏骤停发生后，由于脑血流的突然中断，10秒左右患者即可出现意识丧失，如在4～6分钟黄金时段及时救治存活概率较高，否则将发生生物学死亡，罕见自发逆转者。心脏骤停常是心脏性猝死的直接原因。

857. 心脏骤停的心电图类型？

答：心室颤动，心室静止和心电-机械分离。

858. 什么是院内生存链？

答：及早识别与预防—启动应急反应系统—高质量心肺复苏—除颤—心脏骤停恢复自主循环后治疗—康复。

859. 什么是院外生存链？

答：启动应急反应系统—高质量心肺复苏—除颤—高级心肺复苏—心脏骤停恢复自主循环后治疗—康复。

860. 呼吸心脏骤停的原因是什么？

答：(1) 意外事件，如遭遇雷击、电击、溺水、自缢、窒息等。

(2) 器质性心脏病，如急性广泛性心肌梗死、急性心肌炎等均可导致室速、室颤、三度房室传导阻滞的形成而致心脏停搏。

(3) 神经系统病变，如脑炎、脑血管意外、脑部外伤等疾病致脑水肿、颅内压增高，严重者可因发生脑疝而损害生命中枢致心搏呼吸停止。

(4) 手术和麻醉意外，如麻醉药剂量过大、给药途径有误、术中气管插管不当、心脏手术或术中出血过多致休克等。

(5) 水电解质及酸碱平衡紊乱：严重的高血钾和低血钾均可引起心脏骤停；严重的酸碱中毒可通过血钾的改变最终导致心搏停止。

(6) 药物中毒或过敏，如洋地黄类药物中毒、安眠药中毒、化学农药中毒、青霉素过敏等。

861. 心脏骤停的临床表现有哪些?

答:(1) 意识突然丧失或伴有短阵抽搐。

(2) 大动脉搏动消失。

(3) 心音消失。

(4) 呼吸断续,喘息,随后呼吸停止。

(5) 皮肤苍白或明显发绀,瞳孔散大,大小便失禁。

862. 心肺复苏术的目的是什么?

答:(1) 通过实施基础生命支持技术,建立患者的循环、呼吸功能。

(2) 保证重要脏器的血液供应,尽快促进心跳、呼吸功能的恢复。

863. 心肺复苏的步骤有哪些?

答:心肺复苏(circulation airway breath,CAB)的三个步骤:

(1) C:胸外按压。按压频率每分钟 100～120 次,按压深度成人 5～6 cm,儿童、婴儿至少胸部前后径的 1/3,儿童约 5 cm,婴儿约 4 cm。按压的部位:两乳头连线中点。

(2) A:开放气道。目的是使气道通畅。清除患者口腔、气道内分泌物或异物,有义齿者应取下。方法:仰头举颏法、仰头抬颈法、双手抬颌法。

(3) B:人工呼吸。口对口人工呼吸法为首选方法。频率为每 5～6 秒呼吸 1 次(每分钟呼吸 10～12 次),按压与人工呼吸的比为 30∶2。

864. 开放气道有哪几种方法?

答:(1) 仰头举颏法:抢救者一手的小鱼际置于患者前额,用力向后压使其头部后仰,另一手食指、中指置于患者的下颌骨下方,将颏部向前上抬起。

(2) 仰头抬颈法:抢救者一手抬起患者颈部,另一手以小鱼际部位置于患者前额,使其头后仰,颈部上托。

(3) 双手抬颌法:抢救者双肘置患者头部两侧,持双手食、中、无名指放在患者下颌角后方,向上或向后抬起下颌。

865. 如何判断胸外按压有效性?

答:(1) 能扪及大动脉(股、颈动脉)搏动,血压维持在 8 kPa(60 mmHg)以上。

(2) 呼吸逐渐恢复。

（3）室颤波由细小变为粗大，甚至恢复窦性心律。

（4）瞳孔随之缩小，有时可有对光反应。

（5）口唇、面色、甲床等颜色由发绀转为红润。

（6）昏迷变浅，出现反射或挣扎。

866．心肺复苏术的注意事项有哪些？

答：（1）复苏过程中头后仰，持续保持呼吸道通畅。

（2）以仰头抬颏法开放气道时，手指不要深压下颌软组织，以免阻塞气道。颈椎损伤患者，应采取推举下颌法开放气道保护颈椎。

（3）人工呼吸时送气量不宜过大，以免引起患者胃部胀气。

（4）胸外按压部位要准确，确保足够的频率和深度，尽可能不中断胸外按压。

（5）按压时肩、肘、腕在一条直线上，并与患者身体长轴垂直。按压时，手掌掌根不能离开胸廓壁；放松后让胸廓充分回弹，以保证心脏得到充分的血液回流。

（6）密切观察有无胸骨骨折、肋骨骨折、血气胸、肝脾破裂等并发症的发生，做好对症处理。

867．心脏骤停后，脑复苏的主要措施有哪些？

答：（1）降温：低温治疗是保护神经系统和心脏功能的最重要治疗策略，复苏后昏迷患者应将体温降低至32～34 ℃，并至少维持24 小时。

（2）脱水：应用渗透性利尿剂配合降温处理，以减轻脑组织水肿和降低颅内压，有助于大脑功能恢复。

（3）防治抽搐：通过应用冬眠药物控制缺氧性脑损害引起的四肢抽搐、用药以及降温过程的寒战反应。

（4）高压氧治疗：通过增加血氧含量及弥散，提高脑组织氧分压，改善脑缺氧，降低颅内压。

（5）促进早期脑血流灌注：抗凝以疏通微循环，用钙通道拮抗剂解除脑血管痉挛。

868．阿-斯综合征的临床表现是什么？

答：阿-斯综合征即心源性脑缺血综合征，临床表现如下：

（1）如发作短暂，仅持续2～3秒，患者出现一时性眩晕及意识混乱。

（2）若脑缺氧持续5～6秒，患者可发生突然跌倒。

（3）若脑缺氧长达12秒，则出现全身抽搐。

（4）缺氧2～3分钟，则出现发绀，脉搏和血压测不到，瞳孔散大，对光反射消失等症状，危及患者生命。

869．阿斯综合征的处理原则是什么？

答：(1) 发生心搏骤停，立即行胸外心脏按压。

(2) 迅速行心电、血压、呼吸等监护，根据心电波形选择治疗措施。

(3) 如心率过慢者，可静脉注射阿托品或静脉滴注异丙肾上腺素等药物，完全性房室传导阻滞药物治疗无效，如心率过快，血流动力学不稳定可立即予以电除颤，静脉使用利多卡因、胺碘酮等抗心律失常药物或射频消融治疗。

(4) 阿-斯综合征反复发作者，可考虑安置人工心脏起搏器或除颤器。

870．什么是心脏性猝死？

答：是指急性症状发作后1小时内发生的以意识骤然丧失为特征的、由心脏原因引起的自然死亡。无论是否知道患者有无心脏病，死亡的时间和形式未能预料。心脏骤停常是心脏性猝死的直接原因。

871．心脏性猝死的病因、病理生理机制分别是什么？

答：绝大多数心脏性猝死发生在有器质性心脏病的患者。在西方国家，心脏性猝死中约80%由冠心病(其中75%有心肌梗死病史)及其并发症引起。心肌梗死后左室射血分数降低、频发性与复杂性室性期前收缩是心脏性猝死的高危因素。各种心肌病是冠心病易患年龄前(35岁以下)心脏性猝死的主要原因。冠状动脉粥样硬化是最常见的病理表现。

872．心脏性猝死的应急预案有哪些？

答：(1) 住院患者因病情变化发生猝死时，护理人员应根据具体情况进行就地抢救。

(2) 首先要判断和证实患者发生心脏骤停，其最主要的特征为突然意识丧失，大动脉搏动消失。其次要紧急呼叫其他医务人员参与抢救。

(3) 若患者为室颤造成心脏骤停时，首先给予胸外心脏按压，其他医务人员准备除颤仪进行非同步电击转复心律。若未转复为窦性心律可反复进行除颤。

(4) 若患者非室颤造成心脏骤停时，应立即采取胸外心脏按压、口对口人工呼吸、加压给氧、气管插管后机械通气、心电监护等心肺复苏抢救措施，直至恢复心跳和自主呼吸。

(5) 及时建立静脉通道，遵医嘱应用抢救药物。

(6) 及时采取脑复苏，头部置冰袋或戴冰帽以保护脑细胞。

(7) 抢救期间护士应严密观察患者的生命体征、意识和瞳孔的变化，及时报告医生采取措施，并有一人随时做好有关抢救的观察记录。

（8）患者心肺复苏成功,神志清楚,生命体征逐渐平稳后,护士要做好患者的基础护理,保持口腔和皮肤的清洁。关心、安慰患者和家属,为其提供心理护理。

（9）患者抢救不成功,予临终处理,关心、安慰家属。

（10）在抢救结束6小时内,据实、准确地记录抢救过程。

873. 什么是心源性休克?

答:心源性休克是指由于心脏功能极度减退,导致心输出量显著减少并引起严重的急性周围循环衰竭的一组综合征。

874. 心源性休克的病因是什么?

答:（1）心肌收缩力极度降低,包括大面积心肌梗死、急性暴发性心肌炎、原发性及继发性心肌病、心肌抑制因素、药物、心瓣膜病晚期、严重心律失常。

（2）心室射血障碍,包括大块或多发性大面积肺梗死、乳头肌或腱索断裂、瓣膜穿孔所致严重的心瓣膜关闭不全、严重的主动脉口或肺动脉口狭窄。

（3）心室充盈障碍,包括急性心包压塞,严重二、三尖瓣狭窄,心房肿瘤（常见的如黏液瘤）或球形血栓嵌顿在房室口,心室内占位性病变,限制型心肌病等。

（4）混合型,即同一患者可同时存在两种或两种以上原因,如急性心肌梗死并发室间隔穿孔或乳头肌断裂。

875. 心源性休克的诊断标准是什么?

答:（1）严重的基础心脏病,如广泛心肌梗死、心肌炎、心包填塞、心律失常、机械瓣失灵等。

（2）休克的典型临床表现,如低血压、少尿、意识改变等。

（3）经积极扩容治疗后,低血压及临床症状无改善或恶化。

（4）血流动力学指标符合以下典型特征:

① 平均动脉压<8 kPa(60 mmHg)。

② 中心静脉压正常或偏高。

③ 左室舒张末期充盈压或肺毛细血管楔压升高。

④ 心输出量极度降低。

876. 心源性休克的临床表现有哪些?

答:根据心源性休克发生发展过程,大致可分为早、中、晚三期。

（1）休克早期:由于机体处于应激状态,儿茶酚胺大量分泌入血,交感神经兴奋性增高。

患者常表现为烦躁不安、恐惧和精神紧张,但神志清醒、面色或皮肤稍苍白或轻度发绀、肢端湿冷、大汗、心率增快,可有恶心、呕吐,血压正常甚至可轻度增高或稍低,但脉压变小、尿量稍减。

(2) 休克中期:休克早期若不能及时纠正,则休克症状进一步加重,患者表情淡漠,反应迟钝,意识模糊,全身软弱无力,脉搏细速无力或不能扪及,心率常超过每分钟 120 次,收缩压 <80 mmHg(10.64 kPa),甚至测不出,脉压 <20 mmHg(2.67 kPa),面色苍白发绀,皮肤湿冷发绀或出现大理石样改变,尿量 <17 mL/h 或无尿。

(3) 休克晚期:可出现弥散性血管内凝血和多器官功能衰竭的症状。前者可引起皮肤黏膜和内脏广泛出血;后者可表现为急性肾、肝和脑等重要脏器功能障碍或衰竭等相应症状。肺功能衰竭可表现为进行性呼吸困难和发绀,吸氧不能缓解症状,呼吸浅速而规则,双肺底可闻及湿啰音和呼吸音降低,产生急性呼吸窘迫综合征的征象。脑功能障碍和衰竭可引起昏迷、抽搐、肢体瘫痪、病理性神经反射、瞳孔大小不等、脑水肿和呼吸抑制等征象。肝衰竭可引起黄疸、肝功能损害和出血倾向,甚至出现昏迷。

877. 心源性休克的护理要点有哪些?

答:(1) 对所有疑似心源性休克的患者立即进行心电图、超声心动图检查。

(2) 应迅速将患者转移至有条件(有心脏监护室/重症监护室,可进行心导管治疗、机械循环辅助装置治疗)的监护室。

(3) 协助医生积极寻找病因,如急性冠状动脉综合征引起,推荐行急诊冠状动脉造影,争取行冠状动脉血运重建。

(4) 给予持续的心电和血压监测。

(5) 治疗主要包括容量复苏与管理、正性肌力药物和血管收缩药,应持续监测脏器灌注和血流动力学指标,及时调整治疗。补液应严格掌握补液量及速度,在血流动力学监测指导下更好。如果患者无明显容量负荷过重的表现,应快速补液(每 15~30 分钟补充生理盐水或乳酸林格液超过 200 mL)。

878. 什么是心脏电复律?

答:心脏电复律也称心脏电除颤,指在严重异位快速型心律失常时,用额定短暂高压强电流通过心脏,使全部或大部分心肌细胞在瞬间同时除极,造成心脏短暂的电活动停止,然后由最高自律性的起搏点(通常为窦房结)重新主导心脏节律的治疗过程。可分为同步、非同步电复律,也可分为胸内除颤和胸外除颤。

879. 电复律的适应证有哪些?

答:适应证主要包括两大类:各种严重的甚至危及生命的恶性心律失常,以及各种持续时间较长的快速型心律失常。包括恶性室性心律失常、符合条件的心房颤动、心房扑动、经其他处理不能纠正且因发作持续时间长使血流动力学受到影响的室上性心动过速。

880. 不同的心律失常如何进行电复律与电除颤能量选择？

答：电能高低的选择主要根据心律失常的类型和病情，不同心律失常的单向波复律能量选择如下：

(1) 心房扑动50～100 J。

(2) 心房颤动100～200 J。

(3) 室上性心动过速100～150 J。

(4) 室性心动过速100～200 J。

(5) 心室颤动200～360 J或200 J（双向波）。

881. 儿童电除颤时如何选择能量？

答：对于初次电除颤能量选择应该为2 J/kg，第二次电击建议4 J/kg。后续电除颤操作过程中，最大能量应≥4 J/kg，最高甚至可以达到10 J/kg。

882. 电除颤时常用的电极板位置及要求是什么？

答：(1) 前后位：即一块电极板放置于背部肩胛下区，另一块放在胸骨左缘3～4肋间水平。这种方式通过心脏电流较多，所需使用电能较少，潜在的并发症也可减少。选择性电复律术宜采用这种方式。

(2) 前侧位：一块电极板放在胸骨右缘2～3肋间（心底部），另一块放在左腋中线内第5肋间（心尖部）。这种方式迅速便利，适用于紧急电击除颤。

(3) 电极板与皮肤应紧密接触，两电极板间距应大于10 cm，除颤部位皮肤需完好无破损，无潮湿。

883. 电除颤时按压电极板需给予多大压力？

答：电极板与皮肤应紧密接触，双臂伸直，每个电极板上施加10～12 kg重量。

884. 同步及非同步电除颤的区别是什么？

答：(1) 同步：放电时电流正好与R波同步，即电流刺激落在心室肌的绝对不应期，从而避免在心室的易损期放电导致室速或室颤。主要用于除心室颤动以外的快速型心律失常。

(2) 非同步：临床上用于心室颤动。此时已无心动周期，也无QRS波，更无从避开心室易损期,应即刻在任何时间放电。

885. 电复律与电除颤所用之单相波与双相波的区别是什么?

答:电除颤和电复律的基本原理其实是相同的,都是通过一次强电击令心肌细胞全部去极化后,使其自主恢复窦性心律的治疗方式。

单相波和双相波的区别:单相波在放电时,电流从一个电极板流向另一个电极板,这个过程中电流不改变方向。双相波在放电时电流会改变一次方向,并不是一直是单向流动的。目前认为双相波能以更低的电能获得更高的除颤成功率,相对造成的心肌损伤也较小。

886. 电复律的并发症有哪些?

答:心律失常、急性肺水肿、低血压、体循环栓塞和肺动脉栓塞、血清心肌酶增高、皮肤烧伤等。

887. 除颤后并发栓塞的原因及主要处理措施有哪些?

答:(1)原因:除颤易使心腔内新形成的栓子脱落,而造成栓塞。右心腔栓子脱落易造成肺循环栓塞,左心腔栓子脱落,易造成体循环栓塞。一般在电除颤24～48小时或2周后发生。

(2)主要处理措施:休息;给氧;止痛;抗休克;治疗心力衰竭;溶栓;抗凝;外科手术摘除栓子。

888. 房颤患者处于哪些情况时可以选择电复律?

答:(1)心房颤动病史小于1年者,既往窦性心率不低于每分钟60次。

(2)心房颤动后心力衰竭或心绞痛恶化和不易控制者。

(3)心房颤动伴心室率较快,且药物控制不佳者。

(4)原发病(如甲状腺功能亢进)已得到控制,心房颤动仍持续存在者。

(5)风湿性心脏病瓣膜病置换或修复后3～6个月或以上,先天性心脏病修补术后2～3个月或以上仍有房颤者。

(6)预激综合征伴发的心室率快的心房颤动应首选。

889. 房颤患者处于哪些情况时不适宜选择电复律?

答:(1)病情危重且不稳定,如严重心功能不全或风湿活动,严重电解质紊乱和酸碱失衡。

（2）心房颤动发生前心室率显著缓慢，疑诊病态窦房结综合征者，或心室率可用药物控制，尤其是老年患者。

（3）洋地黄中毒引起的心房颤动。

（4）不能耐受预防复发的药物，如胺碘酮、普罗帕酮等。

890．简易呼吸囊的使用目的有哪些？

答：（1）维持和增加机体通气量。

（2）纠正威胁生命的低氧血症。

（3）改善组织缺氧状态。

891．简易呼吸囊的适应证有哪些？

答：（1）心肺复苏。

（2）各种中毒所致的呼吸抑制。

（3）神经、肌肉疾病所致的呼吸肌麻痹。

（4）各种电解质紊乱所致的呼吸抑制。

（5）各种大型的手术。

（6）运送病员适用于机械通气患者作特殊检查，进出手术室等情况。

（7）临时替代呼吸机遇到呼吸机因障碍、停电等特殊情况时，可临时应用简易呼吸器替代。

892．如何检查呼吸囊？

答：（1）面罩清洁干燥，大小合适，弹性好，充盈度适当（1/2～2/3）。

（2）挤压球囊，自主回弹。

（3）将出气口用手堵住，挤压球囊，球体不易被压下，说明球囊无漏气。

（4）将出气口用手堵住，关闭压力安全阀，挤压球体时，球体不易被压下。打开压力安全阀，挤压球体，有气体自压力安全阀溢出，说明进气阀、压力安全阀、球体功能良好。

（5）挤压球体，球体易被压下，鸭嘴阀张开，将手松开，球体很快自动弹回原状，说明鸭嘴阀、进气阀功能良好。

（6）将储氧袋接在患者接头处，挤压球体，鸭嘴阀张开，使储氧袋膨胀，分离储氧袋，堵住储氧袋出口，挤压储氧袋，储氧袋无漏气。

（7）将储氧袋接在患者接头处，挤压球体，使储氧袋膨胀，挤压储氧袋，可见呼气阀打开，气体自呼气阀溢出，说明呼气阀功能良好。

（8）连接氧气，氧流量 10 L/min，使储氧袋膨胀，说明储氧阀功能良好，挤压储氧袋，气体自储氧安全阀溢出,说明储氧安全阀(泄漏阀)功能良好。

(9) 关闭氧气,堵住进氧管处,挤压球体,发现进气阀闪动,说明空气进入(进气)阀功能良好。

(10) 将储氧袋接在出气口,挤压球体,使储氧袋膨胀,再将储氧袋接上储氧阀,反复挤压球体,简易呼吸气囊单向通气。

893. 使用呼吸囊时"三看一感觉"指的是什么?

答:一看患者胸廓是否起伏;二看患者嘴唇与面部颜色的变化,在呼气当中,面罩内是否呈雾气状;三看单向阀工作是否正常;感觉手挤压呼吸囊的阻力,以判断气道是否通畅。

894. 使用呼吸囊时潮气量的要求是什么? 氧流量的要求是什么? 送气频率为多少?

答:成人每次潮气量 500~600 mL,儿童每次潮气量 150~200 mL(8 mL/kg),婴儿每次潮气量 30~50 mL。

氧流量>10 L/min。

成人送气频率为每分钟 10~12 次(每 5~6 秒送气 1 次),已有高级气道后则可按每分钟 8~10 次进行;儿童及婴儿送气频率为每分钟 12~20 次(每 3~5 秒送气 1 次)。

895. 使用呼吸囊的注意事项有哪些?

答:(1) 充分开放气道,用 EC 手法固定人工呼吸器使其不漏气。挤压时使胸廓起伏超过 1 秒,胸廓起伏表示潮气量已足够,过度通气会出现胃胀气等并发症。

(2) 人工呼吸囊通气频次,成人应为每分钟 10~12 次,每 5~6 秒挤压呼吸囊 1 次。恢复自主呼吸后患者取平卧位,头偏向一侧,预防误吸。

(3) 定时检查、测试、维修和保养,避免因活瓣漏气引起无效通气。

(4) 挤压呼吸囊时,压力不可过大,约挤压呼吸囊的 1/2~2/3 为宜,亦不可时大时小、时快时慢,以免损伤肺组织,影响呼吸功能恢复。

(5) 发现患者有自主呼吸时,应按患者的呼吸动作加以辅助,以免影响患者的自主呼吸。

(6) 呼吸器使用后,应按院感要求处理,保证一人一用一消毒。

896. 建立人工气道的目的是什么?

答:(1) 解除气道梗阻。

(2) 及时清除呼吸道内分泌物。

(3) 防止误吸。

(4) 严重低氧血症和高碳酸血症时实行正压通气治疗。

897．气管插管的目的是什么？

答：(1) 便于机械通气。

(2) 解除呼吸道梗阻,清除呼吸道分泌物,保持呼吸道通畅。

(3) 气管内给药。

898．气管插管的适应证有哪些？

答：(1) 各种先天和后天性上呼吸道梗阻,需立即建立可控制的人工气道者。

(2) 各种原因造成的下呼吸道分泌物潴留需要引流者。

(3) 各种药物中毒反应性痉挛窒息者。

(4) 喉痉挛者。

(5) 各种原因导致的新生儿呼吸困难者。

(6) 其他外科手术施行气管内麻醉者:气管内给药给氧,使用呼吸器者;小儿支气管造影前需保持呼吸道通畅者。

899．气管插管的禁忌证有哪些？

答：(1) 喉头水肿、气道急性炎症、喉头黏膜下血肿、插管创伤引起的严重出血等。

(2) 咽喉部烧灼伤、肿瘤或异物存留者。

(3) 主动脉瘤压迫气管者,插管易造成动脉瘤损伤出血。

(4) 下呼吸道分泌物潴留难以从插管内清除者,应行气管切开置管。

(5) 颈椎骨折、脱位者。

900．护士应当如何配合医生检查气管插管是否在位？

答：(1) 操作者面部靠近导管口感觉有无气流或用棉絮观察是否运动。

(2) 若患者无自主呼吸用简易呼吸器挤压,胸部有起伏运动。

(3) 听诊双肺呼吸音对称,说明在气管内;如果不对称,说明插管过深,应调整插管深度。

901．气管插管的注意事项有哪些？

答：(1) 插管前要充分评估选择合适的导管型号,成人应选6～8号,8岁以下患儿宜选择无气囊的气管导管。

(2) 备齐急救药品及器械:呼吸机、氧气、吸引器、简易呼吸器、听诊器等急救物品,抢救车备于床旁。

（3）插管前要检查患者口腔有无破溃、牙齿松动、义齿、张口困难、颈部活动障碍、气管压迫等。

（4）插管过程中应密切观察患者的病情变化，动作应轻柔，以防损伤软组织。

（5）气管插管前暂停肠内营养，必要时予胃肠减压。插管过程中观察痰液量、颜色及性状，评估有无胃内容物反流。

（6）注意观察患者意识变化，防止非计划拔管。对躁动者适当约束或应用镇静剂。

（7）对应用机械通气治疗的患者，更换体位时，注意调整呼吸机管道，防止因牵拉造成管路的脱出。

（8）密切配合，分工明确，高效、迅速地完成操作。

902．气管插管的并发症是什么？

答：（1）动作粗暴可致牙齿脱落或损伤口鼻腔和咽喉部黏膜，引起出血或造成下颌关节脱位。

（2）浅麻醉下进行气管插管，可引起剧烈咳嗽或喉、支气管痉挛；有时因迷走神经过度兴奋产生心动过缓、心律失常，甚至心脏骤停；有时也会引起血压剧升。

（3）导管过细使呼吸阻力增加，甚至因压迫、扭曲而使导管堵塞；导管过粗则容易引起喉头破损。

（4）导管插入过深误入一侧支气管内，可引起另一侧肺不张。

903．如何进行人工气道的管理？

答：（1）固定好插管，防止脱落移位。

（2）详细记录插管的日期和时间、插管型号、插管外露的长度、气囊的最佳充气量等。

（3）在拔管及气囊放气前，必须清除气囊上滞留物，以防误吸、呛咳和窒息。对长期机械通气患者，需注意观察气囊有无漏气现象。

（4）每日定时口腔护理，以预防口腔病原菌所致的呼吸道感染。

（5）做好胸部物理治疗，注意环境消毒隔离。

904．无创呼吸机的使用目的是什么？

答：（1）简便、迅速地增加有效通气量，改善肺换气，从而有效地纠正缺氧、高碳酸血症及酸碱失衡等。

（2）应用于急性呼吸衰竭早期患者、慢性呼吸衰竭稳定期患者、睡眠呼吸暂停综合征患者及早期拔管的辅助等。

905．无创呼吸机辅助通气的适应证有哪些？

答：(1) 轻症呼吸衰竭。

(2) 呼吸衰竭"前期"已存在明显的呼吸肌疲劳,但尚未达到呼吸衰竭的标准,动脉血氧分压(PaO_2)大于 60 mmHg。

(3) 慢性呼吸衰竭:慢性阻塞性肺疾病引起者。

(4) 成人呼吸窘迫综合征。

(5) SARS。

(6) 心源性肺水肿呼吸睡眠暂停。

(7) 肺间质纤维化。

906．无创呼吸机使用的禁忌证有哪些？

答:意识障碍、呼吸微弱或停止、无力排痰、严重的脏器功能不全(上消化道大出血、血流动力学不稳定等)、未经引流的气胸或纵隔气肿、严重腹胀、上气道或颌面部损伤/术后/畸形,不能配合无创呼吸机等。

907．无创呼吸机使用的并发症及防治方法有哪些？

答:(1) 胃肠胀气:主要是因为气道压力高(气道压力≥25 cmH₂O 时有可能超过食管贲门的压力)或张口呼吸、反复咽气引起。有明显胃肠胀气者,可考虑采取以下措施:避免吸气压≥25 cmH₂O,告知患者闭口呼吸,遵医嘱给予药物治疗及胃肠减压治疗。

(2) 呕吐物误吸:患者进食后,适当休息 20～30 分钟,防止因进食后立即进行面罩加压呼吸引起呕吐,并密切观察和询问患者有无恶心、呕吐。如患者发生呕吐,立即协助其头偏向一侧,松开面罩,给予鼻导管或面罩吸氧,清理呕吐物。如有误吸,立即行负压吸引。

(3) 面罩压伤:主要因面罩压迫局部尤其是鼻梁部引起。面罩固定带松紧适宜,于鼻梁及鼻翼两侧使用减压贴等措施可预防。

(4) 排痰障碍:无创呼吸机不应影响患者的正常饮水、咳痰、进食等。应用无创呼吸机时应保证足够的液体量,鼓励患者少量、多次饮水,及时添加湿化器内蒸馏水,间歇让患者主动咳嗽(将呼吸机与面罩的连接暂时断开)。此外,还可进行胸部物理治疗,以辅助患者排痰(拍背时取下面罩,给予鼻导管吸氧);某些呼吸机可连接雾化装置,给予患者持续雾化吸入。对痰不易咳出有排痰障碍者,可给予经口吸痰。

908．无创呼吸机使用时的注意事项有哪些？

答:(1) 保证患者开展安全、有效的无创通气治疗:

① 与患者进行充分沟通,反复讲解操作目的、注意事项。

② 无创通气治疗时患者应取半卧位或坐位。

③ 应注意面罩位置及固定带的松紧度,以使面罩与患者面部贴合不漏气为宜。

④ 保证监测模式压力下有效通气量。

⑤ 观察患者的意识状态、动脉血气分析和血氧饱和度的变化,确保充足的通气和氧合,观察患者呼吸频率、节律和形态。

⑥ 观察患者有无并发症的发生,如面部皮肤压力性损伤、胃肠胀气、刺激性结膜炎、窒息。

(2) 停电或机器故障时迅速解下面罩,防止患者窒息。

(3) 及时评估患者上机后病情改善状态,若无改善及时通知医生准备有创机械通气。

909. 呼吸机辅助呼吸时气道压力升高的原因有哪些?

答:(1) 潮气量设置过大。

(2) 气道内分泌物堵塞。

(3) 呼吸机管道受挤压或扭曲。

(4) 肺部并发症,致使肺顺应性降低。

(5) 药物治疗效果不佳。

910. 保持呼吸道通畅的措施有哪些?

答:(1) 清除呼吸道分泌物及异物。

(2) 昏迷患者采用头偏向一侧,防止舌根后坠及误吸。

(3) 缓解支气管痉挛:用支气管舒张药,如 β_2 肾上腺素受体激动药、糖皮质激素等缓解支气管痉挛。急性呼吸衰竭患者需静脉给药。

(4) 建立人工气道,如上述方法不能有效地保持气道通畅,可采用简易人工气道或气管内导管(气管插管和气管切开)。

911. 正压机械通气常见的并发症有哪些?

答:(1) 呼吸机相关性肺损伤:包括气压-容积伤、剪切伤和生物伤。

(2) 血流动力学影响:胸腔内压力升高,心输出量减少,血压下降。

(3) 呼吸机相关性肺炎。

(4) 气囊压迫导致气管-食管瘘。

912．什么是体外膜肺氧合？

答：是以体外循环系统为基本设备，采用体外循环技术进行操作和管理的一种辅助治疗手段。ECMO将血液从体内引到体外，经膜式氧合器氧合后用离心泵将血液灌回体内，能有效改善低氧血症及循环灌注不足，从而使全身的氧供和血流动力学处于相对稳定的状态。ECMO可进行长时间的心肺辅助支持，让心脏和肺得到充分休息，为积极治疗原发病，促使心肺功能恢复赢得宝贵时间。

913．体外膜肺氧合应用的目的是什么？

答：(1) 保障组织灌注，改善低氧血症。

(2) 等待心肺功能恢复。

(3) 等待心肺移植。

914．体外膜肺氧合的禁忌证有哪些？

答：(1) 不能全身抗凝及存在无法控制的出血。

(2) 存在中、重度慢性肺部疾病。

(3) 恶性肿瘤。

(4) 多器官功能衰竭和中枢神经系统损坏。

915．体外膜肺氧合的转流途径是什么？

答：(1) 静脉-静脉转流(V-V)：支持单纯呼吸辅助，无循环辅助。插管位置常采用右颈内静脉-右股静脉插管方式。

(2) 静脉-动脉转流(V-A)：可同时支持呼吸辅助和循环辅助。插管位置常采用股静脉-股动脉插管方式。

916．EMCO患者如何做好凝血管理？

答：监测患者APTT及ACT，APTT维持在50～70秒，ACT维持在140～180秒，如果有出血倾向，及时汇报医生调整抗凝策略。

917．血管活性药物的分类有哪些？

答：(1) 血管加压药：多巴胺、肾上腺素、间羟胺、异丙肾上腺素、去甲肾上腺素。

(2) 正性肌力药：多巴酚丁胺、米力农、洋地黄类。

（3）血管扩张剂：硝普钠、硝酸甘油、钙离子拮抗剂、卡托普利、酚妥拉明、乌拉地尔。

918．多巴胺的剂量及效应关系是什么？

答：（1）小剂量：小于 $3\ \mu g/(kg \cdot min)$，作用于多巴胺受体，使肾及肠系膜血管扩张，肾血流量及肾小球滤过率增加，尿量及钠排泄量增加。

（2）中等剂量：$3\sim5\ \mu g/(kg \cdot min)$，直接激动 β_1 受体，间接促使去甲肾上腺素释放，对心肌产生正性肌力作用，使心肌收缩力及心搏出量增加，最终使心排血量增加、收缩力升高，冠脉血流及耗氧改善。

（3）大剂量：超过 $5\ \mu g/(kg \cdot min)$，激动 α 受体，心排血量及周围血管阻力增加，使收缩压、舒张压均增高。

919．使用多巴胺的注意事项有哪些？

答：（1）一般只采用静脉给药，穿刺时和输液过程中严防药液外渗。

（2）静滴速度从慢速开始逐渐增加，大剂量时可能发生肾脏缺血，在静滴过程中应注意观察患者的反应并监测血压及尿量。

（3）静滴结束后，仍需要观察给药局部有无变化。发现有水肿等可疑情况时，应每 30 分钟观察 1 次或酌情对局部进行热敷或 α 受体阻断药（酚妥拉明）对抗。

920．间羟胺的药理作用及适应证分别是什么？

答：（1）是人工合成的非儿茶酚胺类药，直接的 α 受体兴奋作用，较弱的 β_1 受体活性，从而间接使神经末端释放去甲肾上腺素（norepinephrine，NE）。该药增强心肌收缩力，有较强的缩血管作用，心率影响不明显，给药后血压明显升高，升压作用较 NE 弱而持久，还可肌注，常用为 NE 的代用品。

（2）适用于各种类型休克、心脏手术后低排综合征等引起的低血压。使用后可提高血压，增加心脑等重要器官灌注。

921．使用间羟胺的注意事项有哪些？

答：（1）本药的最大作用不能立即出现，用药 10 分钟以上方可根据血压调节速度和药量。

（2）可引起肾脏和皮肤缺血，应严密观察心率、血压、尿量及有无头痛、手脚震颤等不良反应。

（3）升高肺动脉压力，使肺动脉高压恶化。

（4）可引起心肌缺血和心律失常,升高血糖,恶化糖尿病。

922. 肾上腺素的药理作用是什么?

答:肾上腺髓质产生的儿茶酚胺,直接兴奋 α 和 β 受体,其作用呈剂量依赖性,并随剂量增加效应增强。

（1）小到中剂量[0.03～0.09 μg/(kg·min)]会引起 β 受体兴奋,扩张阻力血管,降低心脏后负荷,从而改善心肌做功,使静脉系统容量血管收缩,静脉回心血量增加,从而提高心排量。

（2）较大剂量时,兴奋 α 受体,使阻力血管收缩,收缩压和舒张压均明显升高,改善冠脉血流量;兴奋 β₁ 受体,使冠脉扩张,心肌供血供氧改善,从而提高心脏复苏成功率。

（3）兴奋 β₂ 受体,使支气管和肠道平滑肌舒张松弛,并抑制肥大细胞释放过敏性物质,具有抗过敏作用。

923. 肾上腺素应用于心脏骤停时的作用机制是什么?

答:主要治疗作用机制是其 α 受体兴奋作用,舒张冠状血管,改善心肌的血液供应,且作用迅速,可提高心脏复苏的成功率。

924. 使用肾上腺素的注意事项有哪些?

答:(1) 本药性质不稳定,遇光易分解,应避光贮存于阴凉处保存。如被氧化变为粉红色或棕色,则药液失效不可再用。

（2）本药作用强,使用时需严格控制给药剂量及途径。

（3）不能与碱性药物同管,否则会失效。

（4）给药后应严密观察血压、脉搏、患者面色及情绪的变化。

925. 肾上腺素在心肺复苏中的使用方法是什么?

答:复苏时首先选用 1 mg 肾上腺素静脉注射;效果不佳时,可每 3～5 分钟重复静脉注射用药,每次 1～2 mg,总剂量通常不超过 10 mg。

926. 血管活性药物外渗的应急预案是什么?

答:1. 认真执行中心静脉穿刺留置适应证。选择大血管,禁止钢针和下肢穿刺,避免加压输液装置,如是血管条件差的患者,应通知医生、静脉输液小组,安排专业人员实施中心静脉置管。

2. 一旦发生药物外渗,立即停止输注,保留针头接注射器,尽量回抽漏于皮下的药液,然后拔出针头。另外开放静脉通道继续用药。

3. 如多巴胺、去甲肾上腺素、间羟胺等药物外渗,立即用 0.9% 生理盐水 10 mL 加酚妥拉明 5 mg 局部封闭,再用 654-2 注射液 10 mg 加生理盐水 8 mL 湿敷,以达到改善和疏通微循环的目的。

4. 行局部热敷,以扩张血管,对抗血管收缩剂的收缩血管作用,防止皮下组织坏死。

5. 报告护士长,护士长报告学科护士长、护理部。必要时邀请医师、药剂师、护理专家会诊。填写不良事件上报表,科室 1 周内讨论分析,提出改进措施。

6. 一旦发生药物外渗,应严格交接班,密切观察局部变化,做好护理记录。

927. 什么是连续性血液净化?

答:CRRT 是所有能连续、缓慢清除机体过多水分和溶质,对脏器功能起支持作用的各种血液净化技术的总称。

928. 连续性血液净化的目的是什么?

答:(1) 持续、稳定地控制氮质血症,调节水电解质及酸碱平衡。

(2) 清除炎性递质,减轻组织水肿,改善供氧和器官功能。

(3) 维持血流动力学稳定。

(4) 防止肾脏进一步损伤,保护残余肾功能。

929. 连续性血液净化的注意事项有哪些?

答:(1) 操作应严格遵守无菌原则及标准预防原则。妥善固定体外循环通路,保持体外循环管路密闭、通畅;保持穿刺部位的清洁、干燥,以减少导管相关性感染的发生。

(2) 开始治疗时血流量可设置为 60~80 mL/min,如患者生命体征稳定,可逐步增加血流量至医嘱要求量,防止因容量丢失所引起的低血压。

(3) 机器运转 30 分钟后查患者凝血功能,及时调整肝素用量,维持 ACT 在 150~180 秒。

(4) 严密监测体外循环管路的压力变化,以便及时发现管路或滤器凝血并立即更换。

(5) 开启加温器并监测体温以防医源性低体温。

(6) 严密监测患者生命体征、凝血功能 ACT、电解质、血气分析、肝肾功能,为调整抗凝剂血滤参数提供依据。

(7) 严密观察患者术侧肢体的皮肤颜色、温度、动脉搏动情况,注意观察患者皮肤、黏膜有无出血倾向。

930. 日常生活活动能力评定的目的是什么？

答：(1) 确定患者日常生活活动能力(activity of daily living，ADL)方面的独立程度。

(2) 根据评定结果，结合患者及家属的意愿和要求，制定康复目标，确定治疗方案。

(3) 评价康复效果。

(4) 判断患者的功能预后。

931. 什么是能量代谢当量？

答：能量代谢当量(metabolic equivalent，MET)是以安静且坐位时的能量消耗为基础，表达各种活动时相对能量代谢水平。1METs＝3.5 mL 耗氧量/(kg·min)。

932. 什么是心脏康复？

答：心脏康复是通过特殊的治疗使患者恢复到最佳生理、心理和职业状态，尽可能延长患者的寿命，并恢复患者的活动和工作能力。

933. 心脏康复有哪几种模式？

答：住院康复模式、家庭康复模式、门诊康复模式。

934. 心脏康复的五大处方是什么？

答：药物、饮食、运动、戒烟、心理。

935. 心脏康复的获益有哪些？

答：(1) 心脏康复能降低心肌梗死后患者全因死亡率8%～37%和心血管病死率7%～38%。

(2) 心脏康复能够延缓动脉粥样硬化发展进程，降低急性缺血性冠状动脉事件的发生率和住院率。

(3) 接受心脏康复治疗的急性心肌梗死患者1年内猝死风险降低45%。

936. 心脏康复的核心内容是什么？

答：(1) 控制心血管疾病的危险因素。

(2) 治疗性的生活方式改变。

(3) 以运动康复为核心。

937．冠心病康复治疗的具体内容有哪些？

答：（1）生活方式改变：主要包括指导患者戒烟、合理饮食、科学运动及睡眠管理。

（2）双心健康：注重患者心脏功能康复和心理健康的恢复。

（3）循证用药：根据《稳定性冠心病心脏康复药物处方管理专家共识》循证规范用药是心脏康复的重要组成部分。

（4）生活质量评估与改善：冠心病康复的目的是提高患者生活质量，使患者尽可能恢复正常或接近正常的生活质量水平。

（5）职业康复：冠心病康复的最终目标是使患者回归家庭、回归社会。

938．心脏康复运动训练的原则有哪些？

答：（1）个体化原则。

（2）循序渐进原则。

（3）持之以恒原则。

（4）兴趣性原则。

（5）全面性原则。

939．运动处方包括哪几个部分？

答：运动强度、运动频率、运动时间、运动类型。

940．运动康复程序一般包括哪三步？

答：热身运动，运动训练，放松运动。

941．冠心病患者运动康复的危险因素有哪些？

答：（1）不可控因素：年龄、性别、遗传、环境因素（如雾霾）等。

（2）可控因素：糖尿病[增加口服葡萄糖耐量（oral glucose tolerance test，OGTT）试验、快速血糖、糖化血红蛋检测]、高血压（测量血压、靶器官损害）、高脂血症[极低密度脂蛋白（very low density lipoprotein，VLDL）、低密度脂蛋白、高密度脂蛋白、胆固醇）]、超重/肥胖、吸烟。

942．有氧运动对冠心病的治疗作用如何体现？

答：（1）使冠状动脉管径增大、弹性增加。

（2）改善血管内皮功能,从而改善冠状动脉的结构和功能。

（3）促进冠状动脉侧支循环建立,代偿性地改善冠状动脉供血供氧能力。

（4）稳定冠状动脉的斑块,增加血液流动性,减少新发病变。

（5）有益于防控冠心病的危险因素,如高血压、血脂异常、糖尿病及肥胖等。

943．如何管理不愿意戒烟的冠心病患者?

答：（1）相关性:尽量帮助吸烟者懂得戒烟是与个人密切相关的事。

（2）风险:让吸烟者知道吸烟可能造成的对其本人短期和长期的负面影响以及吸烟对环境的危害。

（3）益处:应当让吸烟者认识戒烟的潜在益处,并说明和强调戒烟与吸烟者最可能相关的益处。

（4）障碍:医生应告知吸烟者在戒烟过程中可能遇到的障碍及挫折,并告知吸烟者如何处理。

（5）重复:每遇到不愿意戒烟患者,都应重复上述干预。

944．冠心病患者开始运动康复的参考标准是什么?

答：（1）过去8小时内没有新的或再发胸痛。

（2）肌钙蛋白水平未进一步升高。

（3）没有出现新的心力衰竭失代偿征兆(静息时呼吸困难伴湿啰音)。

（4）过去8小时内没有新的明显的心律失常或心电图动态改变。

（5）静息心率:每分钟50～100次;静息血压:90～150 mmHg/60～100 mmHg;血氧饱和度＞95%。

945．冠心病运动康复的形式有哪些?

答：（1）有氧运动:常见的有行走、慢跑、骑自行车、游泳、爬楼梯及在器械上完成行走、踏步、划船等。

（2）抗阻运动:为一系列中等负荷、持续、缓慢、大肌群、多次重复的阻抗力量训练,常用方法:哑铃或壶铃、运动器械及弹力带。

（3）高强度间歇运动:是高强度有氧训练与被动恢复或积极恢复交替进行的训练方式,能显著提高有氧运动耐力,被广泛应用于竞技体育领域,但尚未在心脏康复领域广泛应用。

946．冠心病康复运动分期的具体内容是什么?

答：（1）第Ⅰ期(院内康复期):一般为2周,于入院24小时内开始,病情不稳定者可延迟至3～7天后。

（2）第Ⅱ期（院外早期康复或门诊康复期）：一般在出院后 1～6 个月进行，PCI 或 CABG 后常规 2～5 周进行。Ⅱ期康复为冠心病康复的核心阶段，是Ⅰ期康复的延续和Ⅲ期康复的基础。

（3）第Ⅲ期（院外长期康复期）：为心血管事件 1 年后的院外患者提供预防和康复服务。

947. 经皮冠状动脉介入治疗术后患者运动康复的评估项目包括哪些？

答：详尽的病史、一般功能评估、有氧运动能力评估、骨骼肌力量评估、柔韧性评估、协调性评估、平衡能力评估、心理评估。

948. 经皮冠状动脉介入治疗术后运动康复危险分层高危的标准是什么？

答：存在下面任何一项即为高危：

（1）低水平运动（低于 5METs）或恢复期出现心绞痛症状或心电图缺血改变。

（2）休息或运动时出现复杂室性心律失常。

（3）急性心肌梗死，行 PCI 或 CABG 后合并心源性休克或心力衰竭。

（4）严重心理障碍。

（5）左室射血分数<40%。

（6）峰值摄氧量<15 mL/(kg·min)。

（7）峰值摄氧量百分预计值<65%。

（8）AT<12 mL/(kg·min)。

（9）心肌肌钙蛋白浓度升高。

（10）急诊 PCI、部分重建 PCI、多支病变。

949. 6 分钟步行试验的概念是什么？

答：6 分钟步行试验是让患者采用徒步运动方式，测试其在 6 分钟内以能承受的最快速度行走的距离，用来评价心力衰竭患者功能状态和心力衰竭严重性的一种测试方法，适合年老、虚弱以及功能严重受限的慢性心力衰竭、肺动脉高压的患者。

950. 6 分钟步行试验的分级内容是什么？

答：美国较早进行试验的专家将患者 6 分钟步行距离划分为 4 个等级：1 级为小于 300 m；2 级为 300～374.9 m；3 级为 375～449.5 m；4 级为大于 450 m。级别越低，心肺功能越差。

951. 6 分钟步行试验的禁忌证是什么？

答：（1）绝对禁忌证：未控制的急性冠状动脉综合征，急性心力衰竭，有症状的重度主动脉瓣狭窄、严重主动脉缩窄或降主动脉瘤，急性主动脉夹层急性心肌炎、心包炎或心内膜炎，有症状或血流动力学不稳定的心律失常，急性下肢深静脉血栓，急性肺栓塞及肺梗死，急性呼吸衰竭，未控制的哮喘，急性感染性疾病，急性肝、肾衰竭，精神异常不能配合。

（2）相对禁忌证：已知的冠状动脉左主干50%以上狭窄或闭塞，中到重度主动脉瓣狭窄无明确症状，缓慢性心律失常或高度及以上房室传导阻滞，肥厚型梗阻性心肌病，严重的肺动脉高压，静息心率每分钟超过120次，收缩压>180 mmHg或舒张压>100 mmHg。

952. 6分钟步行试验的适应证有哪些？

答：（1）功能评价（单次测试）：

① 心血管系统疾病：冠心病、肺动脉高压、心力衰竭、心房颤动、经导管主动脉瓣植入术后、经导管二尖瓣修复术后、肺静脉阻塞性疾病/肺毛细血管瘤病、外周动脉疾病、起搏器置入术后等。

② 呼吸系统疾病：慢性阻塞性肺疾病、囊肿性纤维化、间质性肺病、矽肺等。

③ 其他：帕金森病、卒中、肌萎缩侧索硬化、脊髓灰质炎、外科术后肺部并发症的预测、腹部手术后的康复、纤维肌痛症、2型糖尿病、老年及残疾等。

（2）疗效评价（多次测试）：心力衰竭、肺动脉高压、冠心病、起搏器置入术后、经导管二尖瓣及主动脉瓣介入术后、慢性阻塞性肺疾病、间歇性跛行等疾病的疗效评价，以及心脏康复、肺康复及其他康复疗效评价等。

（3）疾病预后评估：

① 心血管系统疾病：心力衰竭、肺动脉高压、冠心病、经导管主动脉瓣置入术后、左心室辅助装置置入后、重度主动脉瓣狭窄、外周动脉疾病等。

② 呼吸系统疾病：慢性阻塞性肺疾病、肺囊性纤维化支气管扩张、特发性肺纤维化、放射性肺毒性等。

③ 其他：慢性肝病、肝移植等。

（4）医疗干预资格评估：心脏移植术、ICU获得性虚弱、肺移植术、肺减容术等。

953. 6分钟步行试验的影响因素有哪些？

答：（1）减少6分钟步行试验的因素：高龄，身材矮小，肥胖，女性，缺乏动力、抑郁，较短的走廊（转弯次数增多），不舒适的步行鞋，认知功能障碍，慢性呼吸道疾病，慢性血管疾病，慢性肌肉骨骼疾病等。

（2）增加6分钟步行试验的因素：身材高大，男性，强大的动力（测试过程中的鼓励），有测试经验，测试前用药（硝酸酯类、曲美他嗪等药物），给运动中出现低氧血症的受试者补充氧等。

954. 6分钟步行试验的操作步骤有哪些?

答:(1) 在试验前10分钟到达试验地点,起点处放一把椅子,让患者坐下休息。核实是否有禁忌证,确认衣着合适,测量血压、脉搏、指末氧饱和度。

(2) 患者站立,用Borg量表评分基础状态呼吸困难程度。

(3) 指导患者如何走路:尽可能走,勿奔跑,从起点开始。

(4) 记录:返回起点时记录圈数。

(5) 结束时,评估Borg疲劳指数和呼吸困难指数。

(6) 计算总路程,"四舍五入"法,单位为m。

955. 6分钟步行试验的注意事项有哪些?

答:(1) 将抢救车安放于适当位置,操作者熟练掌握心肺复苏技术,能够对紧急事件迅速做出反应。

(2) 出现以下情况考虑终止试验:

① 胸痛。

② 不能耐受的喘憋。

③ 步态不稳。

④ 大汗。

⑤ 面色苍白。

(3) 测试前不应进行"热身"运动。

(4) 勿停用患者日常服用的药物。

(5) 测试时,操作者集中注意力,勿和他人交谈,不能错记患者的折返次数。

(6) 为减小不同试验日期间的差异,测试应在每天中的同一时间点进行。

(7) 如一名患者在同一天进行2次测试,至少间隔2小时。患者不能于同一天进行3次测试。

956. 6分钟步行试验的测试终止指标是什么?

答:测试终止指标:在测试过程中测试者需密切观察受试者的步态、反应及生命体征等情况。出现下述情况时需停止测试:

(1) 受试者出现胸痛、不能忍受的呼吸困难、肌挛缩、步态不稳、面色苍白等。

(2) 心电监护提示频发室性早搏、短阵室性心动过速等严重心律失常。

(3) 外周血氧饱和度(SpO_2)下降,低于85%。

(4) 血压下降≥10 mmHg(1 mmHg=0.133 kPa)。

957. 柔韧性训练的注意事项有哪些?

答:柔韧性训练宜每天进行,训练前应开展不少于5分钟的热身运动,避免损伤。训练原则应以缓慢、可控制的方式进行,并逐渐加大活动范围,每次训练8～10个主要肌群,期间正常呼吸,强度以有拉伸的感觉但不疼痛为宜。

958. 什么是心肺运动试验?

答:心肺运动试验(cardiopulmonary exercise testing,CPET)能综合评价人体呼吸系统、心血管系统、血液系统、神经生理以及骨骼肌系统对同一运动刺激的整体反应,能够测定人体在休息、运动及运动结束时恢复期的每一次呼吸的氧摄取量(VO_2)、二氧化碳排出量(VCO_2)和通气量(VE),以及心率、血压、心电图,是一种结合患者运动时出现的症状,全面客观把握患者的运动反应、心肺功能储备和功能受损程度的检测方法。

959. 心肺运动试验的临床意义是什么?

答:(1)评估心肺功能和储备功能。

(2)判断运动耐量。

(3)进行危险分层。

(4)制定运动处方。

(5)判断治疗效果。

(6)评估是否耐受手术。

(7)评估是否需要心脏移植。

960. 心肺功能的评估方法包括哪些?

答:(1)静态心功能和肺功能检测。

(2)运动心功能和肺功能检测。

(3)心脏储备功能和肺储备功能评估。

961. 心肺运动试验的绝对禁忌证是什么?

答:(1)急性心肌梗死(2天内)。

(2)高危的不稳定型心绞痛。

(3)有症状的未控制的心律失常,或引发血流动力学不稳定。

(4)活动性心内膜炎。

（5）有症状的严重主动脉狭窄。

（6）失代偿的心力衰竭。

（7）急性肺栓塞或肺梗死。

（8）急性心肌炎或心包炎。

（9）急性主动脉夹层。

（10）急性非心源性疾病,可能会影响运动效果或使其加重。

（11）残疾人有安全隐患、妨碍准确测试或患者不同意。

962. 心肺储备功能检测的"金标准"是什么?

答:心肺运动试验。

963. 心肺运动试验常用的运动方案的选择有哪些?

答:（1）低水平运动试验。

（2）亚极量运动试验。

（3）症状限制运动试验。

（4）极量运动试验。

964. 什么是无氧阈?

答:无氧阈(anaerobic threshold,AT)值是指机体随着运动负荷的增加,有氧代谢不能满足全身组织的能量需求,组织必须通过无氧代谢提供更多能量,这时血乳酸开始升高、血pH 开始下降,此时的临界点称为 AT。

965. 心脏康复的评估时间包括哪五点?

答:初始基线评估,每次运动治疗前评估,针对新发或异常体征/症状的紧急评估,心脏康复治疗周期中每 30 天再评估和结局评估。

966. 体适能评估的内容包括哪些?

答:包括身体成分、心肺适能、肌肉适能、柔韧性适能、平衡适能等。

967. 身体成分评估的常用指标包括哪些?

答:体重、身高、体重指数、腰围、臀围和腰臀比。

968. 常用的徒手柔韧性适能评估方法包括哪些?

答:坐椅前伸实验、抓背实验、改良转体实验。

969. 常用的徒手肌肉适能评估方法包括哪些?

答:握力测试、原地坐下站立实验、俯卧撑、30秒手臂屈曲实验、30秒椅子站立实验。

970. 常用的徒手平衡适能评估方法有哪些?

答:功能性前伸实验、单腿站立实验、2.4m起身行走实验。

971. 体适能评估的注意事项有哪些?

答:(1) 测试前1~2天避免剧烈运动。

(2) 测试前24小时禁止饮酒。

(3) 继续常规服用药物。

(4) 测试前一餐不宜过饱,餐后1~2小时测试。

(5) 测试时着运动装、运动鞋。

(6) 携带日常使用的步行辅助工具。

972. 体适能评估的禁忌证有哪些?

答:(1) 近1月发生不稳定型心绞痛或心肌梗死。

(2) 近期未控制的关节痛、胸痛、头晕。

(3) 重度心力衰竭。

(4) 恶性心律失常。

(5) 未控制的高血压(收缩压>160 mmHg和(或)舒张压>100 mmHg)。

(6) 合并其他不宜运动的疾病。

973. 体适能评估的终止指征是什么?

答:(1) 患者无法耐受或无法忍受的呼吸困难。

(2) 下肢痉挛或步履蹒跚。

(3) 胸闷或胸痛。

(4) 明显的心悸不适。

(5) 麻木感。

（6）各种疼痛不适。

（7）肌肉失去控制或失去平衡。

（8）虚汗或面色苍白。

（9）恶心呕吐。

（10）视物模糊。

（11）患者要求终止。

974．运动负荷试验的目的是什么？

答：评估健康状态、评价运动耐力、疾病鉴别诊断、评价治疗措施的作用、制定运动处方及评估外科手术的危险性。

975．运动疗法的绝对禁忌证是什么？

答：（1）生命体征不平稳、病情危重需要抢救。

（2）不稳定型心绞痛、近期心肌梗死或者急性心血管事件病情未稳定者。

（3）血压反应异常，如直立引起血压明显变化伴有症状，运动中收缩压不升反降超过 10 mmHg 或血压过高、收缩压＞220 mmHg。

（4）存在严重的血流动力学障碍。

（5）未控制的心律失常。

（6）三度房室传导阻滞。

（7）急性心力衰竭或慢性失代偿性心力衰竭。

（8）夹层动脉瘤。

（9）急性心肌炎或心包炎。

（10）可能影响运动或因运动加重病情的非心源性疾病（如感染、血栓性疾病等）。

976．临床常用的确定运动强度的方法有哪些？

答：无氧阈法、心率储备法、耗氧量储备法、峰值摄氧量法、代谢当量法、目标心率法等。

977．抗阻运动的时期选择有哪些？

答：（1）PCI 术后至少 3 周，且应在连续 2 周有医学监护的有氧运动之后进行。

（2）CABG 术后至少 5 周，且应连续 4 周有医学监护的有氧运动训练之后进行。

（3）CABG 术后 3 个月内不应进行中到高强度上肢力量训练。

978. 抗阻运动强度调整的原则是什么？

答：当患者能轻松完成 12～15 次动作，可上调 5% 的负荷重量。

979. 如何控制运动风险？

答：(1) 遵循运动三部曲。

(2) 运动过程中严密观察(包括血压、血氧、有无胸痛等)。

(3) 避免运动损伤。

(4) 循序渐进，逐渐增量。

980. 急性心肌梗死患者终止运动的条件是什么？

答：(1) 异常血压变化，包括收缩压降低≥10 mmHg 或者收缩压增加>40 mmHg，舒张压≥110 mmHg。

(2) 显著的室性或房性心律失常。

(3) 出现二度或三度房室传导阻滞。

(4) 出现运动不耐受的症状或体征，包括心绞痛、显著呼吸困难或心电图显著改变提示心肌缺血。

981. 增强型体外反搏的概念是什么？

答：增强型体外反搏(enhanced external counterpulsation，EECP)是一种用于治疗缺血性疾病的无创性辅助循环方法，执行部件主要包括三副充气囊套，分别包扎于小腿、大腿及臀部，在心电 R 波的触发下，气囊自小腿、大腿、臀部自下而上序贯充气，挤压人体下半身的动脉系统，将血流于心脏的舒张期驱回至人体上半身，达到改善心、脑等重要脏器血流灌注的目的。

982. 体外反搏的工作原理是什么？

答：在心电 R 波的同步触发下，于心室舒张期气囊自小腿、大腿、臀部自下而上以约 50 毫秒的时差序贯充气，挤压人体下半身的血管系统，尤其是动脉血管，使血流于心脏舒张期驱回至人体上半身，达到改善心、脑等重要脏器血流灌注的目的；同时因静脉系统同步受压，因而右心的静脉回流增加，提高心脏的每搏量和心输出量。当心脏进入收缩期，三级气囊同时排气，下肢减压后，动脉舒张，接纳来自主动脉的血液，因而心脏的后负荷得以减轻。

983．增强型体外反博治疗的禁忌证是什么？

答：（1）中至重度主动脉瓣关闭不全。

（2）胸腹主动脉瘤、夹层动脉瘤。

（3）活动性静脉炎、下肢深静脉血栓形成。

（4）严重肺动脉高压（平均肺动脉压＞50 mmHg）。

（5）各种出血性疾病或出血倾向，或用抗凝剂，INR＞3.0。

（6）反搏肢体有感染。

（7）未控制的高血压（血压＞170/110 mmHg）。

（8）伴有可能干扰 EECP 设备心电门控功能的心律失常。

（9）失代偿性心衰。

（10）孕妇。

984．增强型体外反博治疗的适应证是什么？

答：（1）冠心病心绞痛、心肌梗死、心源性休克、心功能不全稳定期。

（2）PCI 术后、CABG 术后康复。

（3）冠状动脉病变严重、弥漫、不能行 PCI 或 CABG 术。

（4）脑动脉硬化、脑梗死、脑供血不足。

（5）突发性耳聋、耳鸣、眼底动脉栓塞。

（6）糖尿病、糖尿病足、缺血性肾病。

（7）头晕、失眠。

（8）男性性功能障碍。

（9）疲劳综合征。

985．增强型体外反博的适宜人群有哪些？

答：（1）各种缺血性疾病患者（证据等级 A）。

（2）心脑血管疾病高危人群的预防（证据等级 B）。

（3）各种亚健康人群和中老年保健（证据等级 C）。

986．心脏康复风险控制患者健康教育的内容是什么？

答：（1）指导患者了解自己在运动康复过程中身体的预警信号，包括胸部不适、头痛或头晕、心律不齐、体重增加和气喘等。

（2）对于患者出现的身体不适及时给予评估和治疗。

（3）强调遵循运动处方运动的重要性，即运动强度不超过目标心率或自感用力程度，并应注意运动时间和运动设备的选择。

（4）强调运动时热身运动和整理运动的重要性，这与运动安全性有关。

（5）提醒患者根据环境的变化调整运动水平，比如冷热、湿度和海拔变化。

987．如何提高运动康复的依从性？

答：（1）在大型会议中设置心脏康复专场，加强对医务人员培训及对心脏康复的认识。

（2）在普及以医院为单位心脏康复的同时，重视基层医疗机构如社区卫生服务中心的作用。

（3）护理人员可通过每周讲堂向患者和家属讲解心脏康复的相关理论、目的、实施过程及最终获益，分享成功案例，让他们认识到心脏康复的重要性以及他们在其中扮演的重要角色。

（4）将心脏康复的具体过程、注意事项、配合要点等相关知识制成健康教育手册分发给患者和家属，并定期随访。

（5）向患者和家属介绍可穿戴设备的应用方法，教会患者及家属熟练应用设备，并及时接收患者反馈，加强沟通。

988．烟草戒断症状的主要表现有哪些？

答：戒烟后出现烦躁不安，易怒、焦虑、情绪低落、注意力不集中、失眠、心率降低、食欲增加、体重增加、口腔溃疡、咳嗽流涕等戒断症状，一般戒烟后1天内出现，戒烟14天最为强烈，1个月后减弱。

989．什么是肥胖症？

答：肥胖症是一组常见的代谢症群。当人体进食热量多于消耗热量时，多余热量以脂肪形式储存于体内，其量超过正常生理需要量，且达一定值时遂演变为肥胖症。

990．医学营养治疗的目的是什么？

答：医学营养治疗的目标是控制血脂、血压、血糖和体重，降低心血管病危险因素的同时增加保护因素。

991．指导患者改变膳食习惯和生活方式的"四A"原则是什么？

答：评价（assessment），询问（ask），劝告（advice），随访（arrangement）。

992. 男性及女性腰围的控制标准分别是什么?

答:男性<90 cm,女性<85 cm。

993. 标准体重的计算公式是什么?

答:标准体重(男)=[身高(cm)−100]×0.9(kg)。

标准体重(女)=[身高(cm)−100]×0.9(kg)−2.5(kg)。

994. 体重指数的计算公式是什么?

答:体重指数=体重(kg)÷身高的平方(m)。

995. 什么是慢病的三级预防?

答:亦称临床预防,可以防止伤残和促进功能恢复,提高生存质量,延长寿命,降低病死率。手段包括对症治疗和康复治疗。

996. 什么是抑郁症?

答:抑郁症是一类以情绪或心境低落为主要表现的疾病总称,伴有不同程度的认知和行为改变,可伴有精神病性症状。

997. 临床常用的精神心理状态的评估量表包括哪些?

答:患者健康9项问卷(PHQ-9)、广泛焦虑问卷(GAD-7)、综合医院焦虑抑郁量表(HAD)、躯体化自评量表等。

998. 如何识别患者的精神心理问题?

答:(1) 问题筛查:

① 是否睡眠不好,已经明显影响日间精神状态或需要用药?

② 是否有心烦不安,对以前感兴趣的事情失去兴趣?

③ 是否有明显身体不适,但多次检查都没有发现能够解释的原因?

上述3个问题中如果有2个回答为"是",符合精神障碍的可能性为80%左右。

(2) 采用评价情绪状态量表筛查:躯体化症状自评量表、GAD-7、PHQ-9 量表、HAD 等。

999．心血管疾病患者常用的抗焦虑药物包括哪几类？

答：(1) 单胺氧化酶抑制剂。

(2) 三环类抗抑郁药和四环类抗抑郁药。

(3) 选择性5-羟色胺(5-HT)再摄取抑制剂。

(4) 5-HT受体拮抗和再摄取抑制剂。

(5) 5-HT和去甲肾上腺素再摄取抑制剂。

(6) 去甲肾上腺素和特异性5-HT受体拮抗剂。

(7) 多巴胺和去甲肾上腺素再摄取抑制剂。

(8) 氟哌噻吨美利曲辛复合制剂。

1000．如何对冠心病患者进行情绪管理？

答：(1) 医生应有意识评估患者的精神心理状态。

(2) 了解患者对疾病的担忧，以及患者的生活环境、经济状况和社会支持对患者病情的影响。

(3) 通过一对一方式或小组干预对患者进行健康教育和咨询。

(4) 促进患者伴侣和家庭成员、朋友等参与干预支持。

(5) 轻度焦虑抑郁治疗以运动康复为主；对焦虑和抑郁症状明显者给予对症药物治疗，或转诊至精神专科治疗。

参 考 文 献

［1］ 葛均波,徐永健,王辰.内科学［M］.9 版.北京:人民卫生出版社,2022.
［2］ 尤黎明,吴瑛.内科护理学［M］.7 版.北京:人民卫生出版社,2022.
［3］ 张波,桂莉.急危重症护理学［M］.4 版.北京:人民卫生出版社,2017.
［4］ 中华医学会心血管病学分会,中华心血管病杂志编辑委员会.急性 ST 段抬高型心肌梗死诊断和治疗指南(2019)［J］.中华心血管病杂志,2019,47(10):766-783.
［5］ 侯桂华,陆芸岚.心血管病护理及技术专业知识:心血管介入护理分册［M］.北京:北京大学医学出版社,2019.
［6］ 中国康复医学会心血管病专业委员会.中国心脏康复与二级预防指南(2018)［M］.北京:北京大学医学出版社,2018.
［7］ 中国心血管健康与疾病报告编写组.《中国心血管健康与疾病报告(2022)》概要［J］.中国介入心脏病学杂志,2023,31(7):485-508.
［8］ 李海燕,李帼英.心血管介入标准化护理管理手册［M］.2 版.北京:科学出版社,2017.
［9］ 中国心血管病预防指南(2017)写作组,中华心血管病杂志编辑委员会.中国心血管病预防指南(2017)［J］.中华心血管病杂志,2018,46(1):10-25.
［10］ 中国康复医学会心脏康复专业委员会.稳定性冠心病心脏康复药物处方管理专家共识［J］.中华心血管病杂志,2016,44(1):7-11.
［11］ 丁荣晶,胡大一,马依彤.冠心病患者运动治疗中国专家共识［J］.中华心血管病杂志,2015,43(7):575-588.
［12］ 丁荣晶.心脏康复评估技术［J］.中国实用内科杂志,2017,37(7):590-593,598.
［13］ 苏媛媛,张伟宏,宋晓月,等.抗阻运动对心血管疾病患者心脏康复作用的研究进展［J］.中华护理杂志,2017,52(2):154-157.
［14］ 饶辰飞,郑哲.2015 年《美国心脏协会冠状动脉旁路移植术二级预防共识》解读［J］.中国循环杂志,2015,30(10):936-940.
［15］ 王俊红,杨巧芳,张振香.急性心肌梗死患者心脏康复依从性影响因素与干预措施的研究进展［J］.护理学杂志,2017,32(23):103-105.
［16］ 吴佳奇,曹小翠,陈洁红,等.冠心病患者运动康复参与现状及其影响因素研究进展［J］.中国护理管理,2021,21(8):1245-1249.
［17］ 张英,彭芬芬,郑翠玉,等.徒手肌力评估联合三级平衡评定指导下的康复运动方案在心脏术后患者康复中的应用［J］.现代临床护理,2023,22(6):53-59.
［18］ 潘萌,张新霞.体外反搏在心脏康复中的应用进展［J］.中国心血管杂志,2016,21(2):158-161.
［19］ 周方,王磊.心脏运动康复相关作用机制的研究进展［J］.中国康复,2016,31(3):222-225.
［20］ 梁塑臻,钱孝贤.增强型体外反搏在心血管疾病康复中的应用与研究进展［J］.新医学,2022,53(4):229-233.
［21］ 王华,梁延春.中国心力衰竭诊断和治疗指南(2018)［J］.中华心血管病杂志,2018,46(10):760-789.
［22］ 徐凤玲.危重症护理技术操作规范［M］.合肥:中国科学技术大学出版社,2019.
［23］ 卢喜烈,李中健,石亚君.21 世纪临床心电图教学图谱［M］.济南:山东科学技术出版社,2003.
［24］ 李小寒,尚少梅.基础护理学［M］.7 版.北京:人民卫生出版社,2022.
［25］ 国家药典委员会.中华人民共和国药典(2020 版)［M］.北京:中国医药科学技术出版社,2020.
［26］ 陈新谦,金有豫,汤光.新编药物学［M］.18 版.北京:人民卫生出版社,2018.

[27] Hinck S M. Implementing the Infusion Therapy Standards of Practice. Home Healthcare Now. 2021,39(5):295.

[28] 吴玉芬,杨巧芳,夏琪.静脉输液治疗专科护士培训教材[M].2版.北京:人民卫生出版社,2021.

[29] 卢根娣,杨亚娟.静脉输液质量控制指南[M].上海:第二军医大学出版社,2015.

[30] 李春燕.美国INS2016版《输液治疗实践标准》要点解读[J].中国护理管理,2017,17(2):150-153.

[31] 韩雅玲.中国经皮冠状动脉介入治疗指南(2016)[J].中华心血管病杂志,2016,44(5):382-400.

[32] 中华医学会心血管病学分会,中华心血管病杂志编辑委员会.非ST段抬高型急性冠状动脉综合征诊断和治疗指南(2016)[J].中华心血管病杂志,2017,45(5):359-376.

[33] 柴珂,王华,李莹莹,等.老年射血分数保留的心力衰竭患者合并冠心病的心脏病理学特征[J].中华心血管病杂志,2017,45(8):710-715.

[34] 李莹莹,朱婉榕,柴珂,等.85岁及以上射血分数保留的心力衰竭患者心肌淀粉样物质沉积分析[J].中华心血管病杂志,2018,46(6):438-443.

[35] 王华,方芳,柴珂,等.80岁及以上老年冠心病患者临床病理特点分析[J].中华心血管病杂志,2015,43(11):948-953.

[36] 庄耀宇,谢颖,黄美春.ICU无创机械通气患者口渴感水平及影响因素分析[J].护理学杂志,2019,34(7):19-21.

[37] 宣风琦,王祖禄.《中国心血管病一级预防指南》解读[J].临床军医杂志,2022,50(6):551-553.

[38] 刘佳文,涂惠,李欣,等.经皮冠状动脉介入治疗患者心脏康复健康教育的最佳证据总结[J].中华护理教育,2023,20(2):210-217.

[39] 李瑾,杨玉婷,张培珍.5种运动方式对心血管疾病及高风险中老年人心功能影响的网状Meta分析[J].护理学杂志,2022,37(22):36-43,82.

[40] 祁祥,卢健棋,温志浩,等.心脏康复运动训练在临床的应用进展[J].实用心脑肺血管病杂志,2022,30(9):17-22.

[41] 于亚琳,郭瑞莹,张雪琰,等.抗阻运动对中老年人群心血管危险因素影响的Meta分析[J].中国全科医学,2022,25(13):1651-1658.

[42] 杨琦琦,孙阳.抗阻运动对老年心脏康复作用的研究进展[J].心脏杂志,2021,33(4):452-455.

[43] 侯欣宇,李奇峰,李桂华,等.多中心急性心肌梗死患者心脏康复依从性及其相关影响因素分析[J].中国介入心脏病学杂志,2023,31(7):514-520.

[44] 张杰,张新峰,赵芳,等.急性心肌梗死患者PCI术后康复治疗的研究现状[J].中国循证心血管医学杂志,2022,14(6):757-758,760.

[45] 黄丹丹.急性心肌梗死PCI术后心脏康复依从性的研究进展[J].中国卫生标准管理,2021,12(17):163-165.

[46] 胡强,韩雪松,李安娜,等.冠心病心脏康复患者的关注焦点和影响因素分析[J].临床心血管病杂志,2022,38(10):817-822.

[47] 李莺,冯雪,杜柳,等.Ⅱ期心脏康复对冠心病术后患者的干预效果[J].中国护理管理,2021,21(12):1790-1795.

[48] 齐喜玲,许海燕,于子凯,等.冠心病患者出院后居家心脏康复依从性分析[J].中国康复医学杂志,2021,36(1):100-102.

[49] 田云,郑艳,黄玉兰,等.冠心病患者心脏康复治疗模式及依从性的研究概述[J].现代预防医学,2020,47(1):189-192.

[50] 张华胜,王钰.心脏康复治疗冠心病的临床应用进展[J].心血管病学进展,2020,41(7):701-705.

[51] 滕晓焕,赵兰蒂.增强型体外反搏在心脏康复中的应用[J].安徽医药,2020,24(2):217-220.

[52] 柴珂,杨杰孚.心力衰竭诊断和治疗的现状和思考[J].心脑血管病防治,2020,20(1):10-12,24.

[53] 柳俊,王夷.明明白白心电图[M].5版.广州:广东科技出版社,2023.

[54] 赵连友,孙英贤,李悦,等.经皮冠状动脉介入治疗术后血压管理中国专家共识[J].中华高血压杂志,2022,30(6):506-513,500.

[55] 孙冠群,朱莎,刘国杰.心力衰竭患者口渴困扰现状及影响因素研究[J].护理学杂志,2020,35(16):25-28.

[56] 罗勤,柳志红.《中国肺动脉高压诊断与治疗指南(2021版)》解读:动脉性肺动脉高压的治疗[J].中国实用内科杂志,2022,42(3):210-214.